早期
リハビリテーションの
実践
予後改善のためのアプローチ

監修
西田　修
藤田保健衛生大学 医学部 麻酔・侵襲制御医学講座 主任教授

編集
飯田有輝
JA愛知厚生連 海南病院 リハビリテーション科

MEDICAL VIEW

本書では，厳密な指示・副作用・投薬スケジュール等について記載されていますが，これらは変更される可能性があります．本書で言及されている薬品については，製品に添付されている製造者による情報を十分にご参照ください．

Practical Guide to Early Rehabilitation in the Intensive Care Unit
（ISBN 978-4-7583-1901-0 C3047）

Chief Editor : Osamu Nishida
Editor : Yuki Iida

2018. 1. 30 1st ed.

©MEDICAL VIEW, 2018
Printed and Bound in Japan

Medical View Co., Ltd.
2-30 Ichigayahonmuracho, Shinjyukuku, Tokyo, 162-0845, Japan
E-mail ed@medicalview.co.jp

監修の序

　本書の編者の飯田有輝先生は，早期リハビリテーションの関心が高まる以前の 2003 年に私が新規に立ち上げた JA 愛知厚生連海南病院のクローズドシステム ICU において，開設当初から早期リハビリテーションに 2 人 3 脚で取り組んできた同士である。人工呼吸中の患者を立たせたりする試みは当時から積極的に行った。必要に応じ 365 日，即時対応可能なリハビリテーションシステムを構築し，彼らを中心に看護スタッフの勉強会も頻回に行い，日々のカンファランスは多職種で行った。鎮静を浅くし，自己抜管を恐れず，抑制帯は極力排除した。患者家族を交えたリハビリテーションや筋力をつけるための早期からの栄養管理も徹底して行った。科学的根拠に基づいたデータを取り，学会発表や論文執筆も積極的に行った。日本集中治療医学会は当時，職種別に発表が分けられていたが，リハビリテーションの部門など存在しないため，医師部門で果敢に発表を行ってもらった。

　最近になって，早期リハビリテーションへの関心が一気に高まり，今や学術集会でも立ち見の聴衆が出るほどになっている。これはこれで素晴らしいことであるが，重要性の認識の広まりほどには，実践に際しての具体的な方法や直面する問題点に対して，多くの医療人が飢えていることを示している。「何からどのように始めていいかわからない」「鎮静を浅くしたのはいいが，患者の不安や不穏に対応できない」「適応のある症例，開始のタイミングや中止の基準を具体的に知りたい」など，明日からの診療に活かせる情報が不足している。本書は，重症患者に関わるすべての職種の方々の疑問に答えるように，具体的にかつわかりやすく，写真や図をふんだんに盛り込んで解説されている。また，理論的な背景がわかるように高度な内容もわかりやすく解説されている。さらには，単に技術的な側面だけでなく，精神的な側面や家族との関わりにも言及されている点が素晴らしい。自ら患者さんとさらには病態と対話しながら今も活動を続ける，この分野のパイオニアである飯田先生の編集された本書は，まさに，現場のニーズにあった真に優れた実用書である。早期リハビリテーションは，集中治療の大きな柱であり多職種によるチーム医療が必要な分野である。

　本書が，集中治療に携わる人々のバイブルとなり，一人でも多くの重症患者さんが社会復帰されることを願ってやまない。

　2018 年元旦

藤田保健衛生大学　医学部　麻酔・侵襲制御医学講座　主任教授

西田　修

編集の序

「ICUで…リハビリですか？」

　私が十数年前，とある学会でICUにおけるリハビリテーションの効果について報告したときの会場の反応です。当時，いっしょに仕事をさせていただいていた私の恩師，現在藤田保健衛生大学医学部主任教授の西田修先生に連れられて参加した学会では，最終日ポスターセッションの最後の方でまばらに集まった人たちを前に，まずはリハビリテーションとは何かを一生懸命説明したことを憶えています。

　2009年Schweickertらにより，ICUにおける集中的なリハビリテーションがせん妄発生や人工呼吸器装着期間を減らし日常生活自立度を改善すると報告されてから，ここ数年で早期リハビリテーションに対する関心は非常に高くなりました。わが国でも，早期リハビリテーションの実施可能性について多くの報告がされています。そして，日本集中治療医学会では早期リハビリテーション検討委員会が設置され，『早期リハビリテーション・エキスパートコンセンサス』が作成されました。今は「ICUで人工呼吸器を装着したまま歩いています」と言ったところで，それほど驚かれることはありません。集中治療は日進月歩ですので，今後も挑戦的な検証は増えるだろうと思われます。

　しかし10数年前，私が学会会場で投げかけられた問いに，今は答えることができているのでしょうか。救命が最優先されるICUでなぜリハビリテーションが必要になったのか，私たちは本当に予後を改善しているのか，リハビリテーションの本当の意味に立ち返って効果の検証が必要です。そして集中治療領域の標準的な介入として，早期リハビリテーションを確立していかなければなりません。

　本書の目指すところは，そのタイトルに示すとおり，「予後改善」にあります。本書は各項とも，集中治療の最前線で活躍しているエキスパートたちが，最新の知見に基づいた介入の考え方と具体的な実践について詳述しています。ICUで早期リハビリテーションに取り組み始めた医療者だけでなく，もう一歩踏み込んだ介入を模索しているICUスタッフに，本書がその糸口になれば幸いです。

　最後になりましたが，本書の発刊の機会を与えていただきましたメジカルビュー社，ならびに編集企画においてご協力頂きました編集部の野口真一氏にお礼申し上げるとともに，今回執筆していただいた早期リハビリテーションのエキスパートの方々に感謝申し上げます。

2018年1月

JA愛知厚生連 海南病院 リハビリテーション科

飯田有輝

執筆者 一覧

監 修
西田 修　藤田保健衛生大学 医学部 麻酔・侵襲制御医学講座 主任教授

編 集
飯田有輝　JA 愛知厚生連 海南病院 リハビリテーション科

執筆者（掲載順）

高橋哲也　東京工科大学 医療保健学部 学部長補佐 / 理学療法学科 学科長 / 教授
飯田有輝　JA 愛知厚生連 海南病院 リハビリテーション科
森沢知之　兵庫医療大学 リハビリテーション学部 理学療法学科 講師
松木良介　関西電力病院 リハビリテーション部 理学療法士
福家良太　東北医科薬科大学 医学部 感染症学教室
児島範明　関西電力病院 リハビリテーション部 作業療法士
端野琢哉　関西電力病院 救急集中治療センター 部長
普天間 誠　那覇市立病院 看護部 主任看護師 / 集中ケア認定看護師
布宮 伸　自治医科大学医学部 麻酔科学・集中治療医学講座 集中治療医学部門 教授
神津 玲　長崎大学大学院医歯薬学総合研究科 医療科学専攻 内部障害リハビリテーション学分野 教授 / 長崎大学病院 リハビリテーション部
福島卓矢　長崎大学病院 リハビリテーション部 理学療法士
東別府直紀　神戸市立医療センター中央市民病院 麻酔科 医長 /NST chairman
常峰かな　京都大学大学院医学研究科 耳鼻咽喉科・頭頸部外科 言語聴覚士
濱本実也　公立陶生病院 集中治療室 看護師長
濱崎伸明　北里大学病院 リハビリテーション部 主任
神谷健太郎　北里大学 医療衛生学部 講師
小山昌利　公立陶生病院 臨床工学部 主任
河合佑亮　藤田保健衛生大学病院 看護部 集中ケア認定看護師
中村智之　藤田保健衛生大学 医学部 麻酔・侵襲制御医学講座
西田 修　藤田保健衛生大学 医学部 麻酔・侵襲制御医学講座 主任教授
笹沼直樹　兵庫医科大学病院 リハビリテーション部 主任技士
松嶋真哉　聖マリアンナ医科大学横浜市西部病院 リハビリテーション部 理学療法士
横山仁志　聖マリアンナ医科大学病院 リハビリテーション部 技術課長補佐
安達裕一　榊原記念病院 理学療法科 主任
齊藤正和　榊原記念病院 理学療法科 科長
山下康次　市立函館病院 リハビリ技術科 技術科長
渡辺伸一　国立病院機構 名古屋医療センター リハビリテーション科 理学療法士
木村雅彦　杏林大学 保健学部 理学療法学科 准教授

CONTENTS

監修の序 ……………………………………………………………………………… iii
編集の序 ……………………………………………………………………………… iv
執筆者一覧 …………………………………………………………………………… v
キーワード一覧 ……………………………………………………………………… x

Ⅰ 早期リハビリテーション概論　　●高橋哲也 …………… 2
Ⅰ　早期リハビリテーションの歴史的発展 ……………………………………… 2
Ⅱ　早期リハビリテーションのエキスパートコンセンサスの臨床応用について ……… 5
Ⅲ　おわりに ……………………………………………………………………… 8

Ⅱ 早期リハビリテーションの進め方　　●飯田有輝 …………… 10
Ⅰ　はじめに ……………………………………………………………………… 10
Ⅱ　早期リハビリテーションの禁忌，開始基準・中止基準について ………… 11
Ⅲ　早期リハビリテーションの実際 …………………………………………… 11
Ⅳ　おわりに ……………………………………………………………………… 17

Ⅲ 早期リハビリテーションのアウトカム　　●森沢知之　松木良介 ………… 19
Ⅰ　早期リハビリテーションの評価指標 ……………………………………… 19
Ⅱ　意識レベル・鎮静深度・せん妄・認知機能 ……………………………… 19
Ⅲ　身体機能：筋力・関節可動域 ……………………………………………… 21
Ⅳ　ADL・QOL ………………………………………………………………… 22
Ⅴ　ICU 経過・予後 …………………………………………………………… 24
Ⅵ　おわりに ……………………………………………………………………… 24

Ⅳ PICS の概念と対策
1 PICS とは　　●福家良太 …………………………………………… 26
Ⅰ　集中治療後症候群（PICS）の概要 ………………………………………… 26
Ⅱ　PICS の疫学 ………………………………………………………………… 30
Ⅲ　PICS の原因とリスク因子 ………………………………………………… 32
Ⅳ　おわりに ……………………………………………………………………… 34

2 ICU-acquired weakness　　●飯田有輝 ………………………… 37
Ⅰ　ICU-AW の概念 …………………………………………………………… 37
Ⅱ　ICU-AW の疫学と臨床的特徴 …………………………………………… 37
Ⅲ　ICU-AW のリスク因子 …………………………………………………… 41
Ⅳ　ICU-AW に対するアプローチ …………………………………………… 43
Ⅴ　ICU-AW に対する早期リハビリテーション介入の実際 ……………… 44

3 ICU 入室患者における重症疾患後の認知機能障害　　●児島範明　松木良介　端野琢哉 ………… 50
Ⅰ　はじめに ……………………………………………………………………… 50
Ⅱ　重症疾患後の認知機能障害（CIACI） …………………………………… 50
Ⅲ　CIACI に対する予防・改善策 …………………………………………… 54
Ⅳ　症例提示 ……………………………………………………………………… 57
Ⅴ　おわりに ……………………………………………………………………… 64

4 メンタルヘルス ●普天間 誠 ……………………… 66
　Ⅰ　PICS におけるメンタルヘルス障害 …………………… 66
　Ⅱ　メンタルヘルス障害について …………………………… 67
　Ⅲ　メンタルヘルス障害の疫学 ……………………………… 69
　Ⅳ　メンタルヘルス障害の原因 ……………………………… 69
　Ⅴ　対策と実践 ………………………………………………… 73
　Ⅵ　症例の紹介と解説 ………………………………………… 78
　Ⅶ　おわりに …………………………………………………… 81

Ⅴ　鎮痛・鎮静・せん妄管理 ●布宮 伸 ……………… 83
　Ⅰ　「鎮痛・鎮静・せん妄管理」の概念 …………………… 83
　Ⅱ　重症患者管理におけるせん妄対策の重要性 …………… 84
　Ⅲ　鎮痛・鎮静管理の役割 …………………………………… 85
　Ⅳ　せん妄対策と実践 ………………………………………… 89
　Ⅴ　おわりに …………………………………………………… 93

Ⅵ　呼吸理学療法 ●神津 玲　福島卓矢 ……………… 96
　Ⅰ　呼吸理学療法の意義と役割 ……………………………… 96
　Ⅱ　適応となる呼吸障害 ……………………………………… 97
　Ⅲ　適用のための評価とその考え方 ……………………… 100
　Ⅳ　呼吸理学療法の手段 …………………………………… 101
　Ⅴ　呼吸理学療法の実際：症例提示 ……………………… 107

Ⅶ　早期リハビリテーションと栄養管理 ●東別府直紀　常峰かな ……110
　Ⅰ　ICU における栄養障害のポイント …………………… 110
　Ⅱ　摂食嚥下障害 …………………………………………… 118

Ⅷ　集中治療室における日常生活動作の構築 ●濱本実也 …126
　Ⅰ　ADL と ADL 障害 ……………………………………… 126
　Ⅱ　ADL 構築に向けての介入 …………………………… 136
　Ⅲ　おわりに ………………………………………………… 140

Ⅸ　神経筋電気刺激療法 ●濱崎伸明　神谷健太郎 ……142
　Ⅰ　神経筋電気刺激療法 …………………………………… 142
　Ⅱ　神経筋障害の原因と病態 ……………………………… 142
　Ⅲ　ICU における NMES の役割 ………………………… 144
　Ⅳ　ICU における NMES の注意点と開始基準および中止基準 ……149
　Ⅴ　対策と実践，効果（症例を通して）………………… 150

Ⅹ 早期モビライゼーションにおける人工呼吸管理 ●小山昌利…155

Ⅰ 概念 155
Ⅱ 人工呼吸器の原理・グラフィックモニタの見方 156
Ⅲ 人工呼吸器の注意点，モニタ・設定上の注意点 162
Ⅳ 症例提示 171

Ⅺ Awake ECMO ●河合佑亮　中村智之　西田　修 176

Ⅰ Awake ECMO の概念 176
Ⅱ ECMO の原理と管理方法 177
Ⅲ ECMO 装着下の注意点 182
Ⅳ Awake ECMO の実践 184

Ⅻ 各論 196

1 ARDS に対する早期リハビリテーション ●笹沼直樹 196
Ⅰ ARDS とは 196
Ⅱ ARDS に対するリハビリテーション 199
Ⅲ 特殊な人工呼吸モード下におけるリハビリテーション 204

2 人工呼吸器離脱困難に対する早期リハビリテーション ●松嶋真哉　横山仁志 210
Ⅰ 概念 210
Ⅱ 原因と病態 211
Ⅲ 実践のポイント 218
Ⅳ 症例提示 221

3 重症心不全に対する早期リハビリテーション ●安達裕一　齊藤正和 226
Ⅰ 概念 226
Ⅱ 原因と病態 227
Ⅲ 実践のポイント 230
Ⅳ 症例提示 232
Ⅴ おわりに 242

4 多発外傷に対する早期リハビリテーション ●山下康次 244
Ⅰ 概念 244
Ⅱ 原因と病態 245
Ⅲ 実践のポイント 247
Ⅳ 症例提示 257

5 重症脳損傷に対する早期リハビリテーション ●渡辺伸一 264
Ⅰ 概念 264
Ⅱ 原因と病態 265
Ⅲ 実践のポイント 268

Ⅳ　症例提示 ……………………………………………………………………………277
Ⅴ　おわりに ……………………………………………………………………………281

6　重症熱傷に対する早期リハビリテーション　●木村雅彦 ……………283
Ⅰ　概念 …………………………………………………………………………………283
Ⅱ　病態 …………………………………………………………………………………285
Ⅲ　実践のポイント ……………………………………………………………………288
Ⅳ　症例提示 ……………………………………………………………………………293

索引 ………………………………………………………………………………………306

キーワード 一覧

あ

意識レベル	19
エキスパートコンセンサス	2
嚥下障害	110
炎症	37

か

外傷後ストレス障害	66
下側肺障害	96
機械的補助循環	226
気道クリアランス手技	96
筋蛋白分解	37
経腸栄養	110
血行動態	226
高蛋白	110
骨格筋	19

さ

酸素供給と酸素消費量	176
重症疾患後の認知機能障害	50
重症心不全	226
重症脳損傷	264
集中治療	2
集中治療後症候群	66
循環作動薬	226
神経筋障害	142
人工呼吸器	155
侵襲	283
身体機能	19
せん妄	19
せん妄評価	83
早期モビライゼーション	196
早期リハビリテーション	2, 10, 37, 83, 226, 244, 264

た

体位管理	96
多職種連携	10
多発外傷	244
段階的離床	10
チーム医療	210
鎮静深度	19, 196
鎮痛・鎮静	83
頭部外傷	264
トリガー	155

な

日常生活動作	126
日常生活支援	126
ニード	176
認知機能	19, 50
熱傷	283
脳卒中	264

は

敗血症	210
肺内シャント	196
瘢痕	283
評価	126
不安・うつ症状	66
不同調	155
プログラム	264

ま

無気肺	96
メンタルヘルス障害	66

ら

理学療法	96, 142
リスク管理	10, 264
リハビリテーション	50, 283

英語

ABCDEバンドル	83
ADL	19, 126
ARDS	196
Awake	176
CIACI	50
ICUダイアリー	66
ICU	142
ICU-AW	26, 37
lung rest	176
NMES	142
PICS	26, 66, 83
PICS-F	26, 66
PTDA	244
PTSD	66
QOL	19, 26
Respiratory ECMO	176
SAT	210
SBT	210

早期リハビリテーション
の実践

早期リハビリテーション概論

高橋哲也

キーワード

早期リハビリテーション，集中治療，エキスパートコンセンサス

キーポイント

①近年，改めて早期リハビリテーションが注目されている。それは　医療機関の機能分化やセデーション管理の進歩が背景にある。

②日本集中治療医学会は「集中治療におけるリハビリテーション〜根拠に基づくエキスパートコンセンサス〜」を発表した。

③早期リハビリテーションの禁忌，開始基準，中止基準を明確に定め，タイムリーなリハビリテーションを行っていく。

④このコンセンサスを基にわが国の早期リハビリテーションのエビデンスの蓄積が必要である。

I　早期リハビリテーションの歴史的発展

2017（平成29）年2月，日本集中治療医学会より『集中治療における早期リハビリテーション〜根拠に基づくエキスパートコンセンサス〜』が発行された[1]。おりしも，わが国では平成26年度診療報酬改定の基本方針の重点課題のなかに，（1）医療機関の機能分化・連携強化，在宅充実等のなかに，「急性期の患者の早期退院・転院やADL（日常生活動作）低下等の予防のため，早期からのリハビテーション実施や退院・転院支援の充実等も重要である」と明記され，早期リハビテーションの充実が社会的命題となっていたため，極めてタイムリーな発行であった。

ADL : activities of daily living

しかし，わが国におけるリハビリテーション関連の診療報酬請求の歴史を振り返ると，1992（平成4）年にはすでに，老人早期理学療法料の請求が可能となっており，早期からのリハビリテーションの重要性は25年前にすでに認識されていたといえる。ベッド上での安静臥床（bedrest）の身体に及ぼす影響が研究され始めたのは1930年代と古く，1968年にはSaltinらが20日間のbedrestを行った際の身体への各種影響を詳細に報告している（図1）[2]。

その歴史の古い早期リハビリテーションが，集中治療領域で最近再び注目を集めているのは，人工呼吸管理のために行われるセデーション管理の進歩にほかならない。過剰な鎮静は，各種廃用症候群に加え，人工呼吸器関連肺

ICU : intensive care unit

SAT : spontaneous awakening trial
SBT : spontaneous breathing trial
ABCトライアル :
Awakening and Breathing Controlled trial

ABCDEバンドル :
Awakening and Breathing Coordination of daily sedation and ventilator removal trials, Choice of sedative or analgesic exposure, Delirium monitoring and management, Early mobility and Exercise

炎の危険因子となったり，せん妄や抑うつの原因にもなることが知られている（**表1**）[3]。2000年前後に人工呼吸器装着患者に対するプロトコルに沿ったセデーション中断のいくつかの臨床試験が行われた（**図2**）[4]。2012年のChest誌の誌上ディベート「Should All ICU Patients Receive Continuous Sedation？」[5] にも登場したBrookらの1999年の報告[6]では，看護師によるセデーション管理プロトコルを行うと，人工呼吸期間とICU在院期間，入院期間の短縮が認められると報告された。また，Kressら[7] の報告では，1日1回セデーションを中止するプロトコルを検証し，医師の指示によってのみセデーションを中止する方法よりも人工呼吸管理期間の短縮と，ICU滞在期間の短縮を認めたと報告している。その後，1日1回セデーションを中止して目を覚まさせるSATの最中に，自発呼吸を行わせるSBTを組み合わせる方法であるABCトライアルのICU期間や入院期間の短縮効果や再挿管率が悪化しないことを認め，セデーション管理の一定のプロトコルに基づいて人工呼吸管理を行う基盤が築かれた[8]。

　セデーション管理の進歩は，人工呼吸器を装着している患者のリハビリテーションにも大きな変化をもたらした。セデーションを中断して，鎮静の深度が浅くなるにつれ患者は目を覚ますが，目を覚ませば不安や不快感，身体各所の痛みなどから，一定の姿勢を保ち，安静にしていることが難しくなる。ときに不穏や興奮症状が現れることもある。しかし，われわれは臨床感覚として治療中によく動く患者ほど，また不穏による体動が激しい人ほど，状態が安定した後の日常生活動作の再獲得が容易であることをよく経験する。つまり，深鎮静による完全な安静臥床は運動機能に決して好影響を及ぼすものではなく，むしろセデーション管理の進歩により，浅い鎮静で自然に動きたくなる，自然な動きが保たれる状況が自然とつくり出され，注意深い観察から身体活動を維持するほうがよいという，セデーション管理の進歩やABCトライアルの副産物として早期リハビリテーションが改めて再認識されたといっても過言ではない。

　2009年のSchweickert[8] の重症患者に対するセデーションの中断と合わせた早期からの理学療法や作業療法の介入は，身体機能のアウトカムやICU関連せん妄などの神経心理機能のアウトカムに及ぼす影響を検証した報告があり，せん妄予防のガイドライン[9] にも，せん妄予防には早期からの運動が必要として1Bのエビデンスレベルで採用されている。その後，人工呼吸患者管理指針としてのABCDEバンドル[10] がつくられ，現在では人工呼吸管理をされている患者に対する「early mobility and exercise（早期からの運動）」が定着した。

I

早期リハビリテーション概論

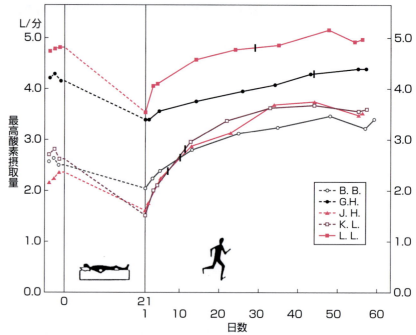

図1 20日間の安静臥床が最高酸素摂取量に及ぼす影響

20日間の安静臥床によって全身持久力（体力）の指標である最高酸素摂取量が低下することを示しており，さらに安静臥床の前に体力レベルが高いものほど，安静臥床前の状態に戻るには時間がかかることが示されている。この報告は，多くの先人たちが引用し，廃用症候群の弊害や早期リハビリテーションの重要性を示す最重要論文の1つである。

表1 過鎮静の弊害

a) 鎮静され，安静臥床が長期に及ぶと廃用萎縮を起こす。
　1. 骨格筋：筋萎縮，骨粗鬆症，関節拘縮，尖足
　2. 循環系：運動能力の低下，起立性低血圧，幻暈，浮腫
　3. 呼吸器系：低換気，下側肺障害
　4. 代謝系：異化作用の亢進
　5. その他：尿閉，腎結石，便秘，褥創，無力
b) 不動化により，褥創，深部静脈血栓症・肺梗塞のリスクが増加する。
c) 鎮静薬使用による臥床と陽圧換気によって下側肺傷害を生じる。
d) 呼吸筋の萎縮や筋力低下により，人工呼吸器離脱が困難となり，人工呼吸器装着期間が遷延する。
e) 持続鎮静は，人工呼吸器関連肺炎（VAP）発症の独立危険因子である。
f) 免疫機能の低下により易感染状態となる。鎮静により高度意識障害を作ると肺炎などの感染症が惹起しやすくなる。意識レベルや精神状態と免疫能は密接な関係がある（neuro-immuno transmission, neuro-immuno modulation）。
g) ICU入室中の場合，入室中の記憶を残さない状態でいると，ICU退室後の病状回復後に抑鬱状態などの精神障害の原因となる場合がある。

VAP：ventilator associated pneumonia

（文献2より引用）

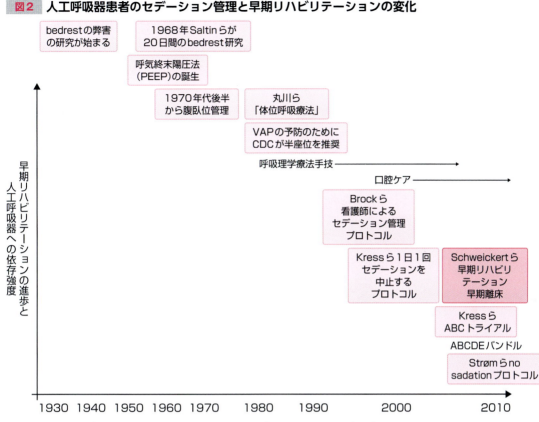

図2 人工呼吸器患者のセデーション管理と早期リハビリテーションの変化

PEEP：positive end expiratory pressure, **CDC**：Centers for Disease Control and Prevention

II 早期リハビリテーションのエキスパートコンセンサスの臨床応用について

　日本集中治療医学会編集の『集中治療における早期リハビリテーション～根拠に基づくエキスパートコンセンサス～』の作成過程ではさまざまな議論が行われた。その1つに「何をもって早期リハビリテーションというのか？」ということがある。エキスパートコンセンサスにも記載されているように，リハビリテーションの定義から考えると，リハビリテーションの扱う範疇は広大ですべてを扱うことは困難であった。

■早期リハビリテーションと早期離床の定義

　そこで，エキスパートコンセンサスではリハビリテーションの中心的介入方法の1つである「早期離床と早期からの積極的な運動（early mobility and exercise, early mobilization）」をメインに扱うこととした。また，特に早期からの積極的な運動にこだわり，関節可動域の維持改善などを目的とした他動運動ではなく，離床やADL拡大に向けたベッド上での積極的な

運動について扱うこととした。

　ちなみに，わが国でよく使用される「離床」は，外国では「leave the bed，out of bed」と表現され，まさに「床（とこ）から離れる」である。つまり，ベッド上での運動やベッド端での座位は，離床とはよばれず，あくまでお尻がベッドから離れることを指し，この点が重要である。

　「早期」という単語も議論が多かった。日本の診療報酬制度上は「発症，手術又は急性増悪から30日に限り，早期リハビリテーション加算として，1単位につき30点を所定点数に加算する」，「発症，手術又は急性増悪から14日に限り，初期加算として，1単位につき45点を更に所定点数に加算する」とあるため，保険診療上は「発症，手術又は急性増悪から30日以内に行われるリハビリテーション」＝「早期リハビリテーション」として位置づけられている。エキスパートコンセンサスでは「疾患の新規発症，手術又は急性増悪から48時間以内には開始する」とし，廃用症候群の影響が強く生じない期間に定義した。

■禁忌，開始基準，中止基準

　早期リハビリテーションの効果や具体的な方法は他項に譲るが，適応や禁忌，開始基準や中止基準にはここで触れなければならない。集中治療領域でのリハビリテーションは医療行為であるため，リハビリテーションの開始は医師の指示に基づいて行われなければならない。いわゆる関節の他動運動であれば指一本触れてはならない絶対安静の状態でない限り，基本的にはすべての患者に実施できると思われるが，神経系，運動器系，呼吸器系，循環系などに負担をかける「早期離床と早期からの積極的な運動」には，明確な適応および禁忌，さらには明確な開始基準や中止基準が必要である。当時，わが国の集中治療領域で行われていた早期リハビテーションは，経験的に行われていることが多く，その内容や体制は施設により大きな違いがあった[11]。

　エキスパートコンセンサスでは，早期リハビリテーションの現状や最も標準的な治療指針をまとめ，特に集中治療室での早期離床と積極的な運動の禁忌（**表2**）や開始基準（**表3**），中止基準（**表4**）を掲載した。

　これはわが国の集中治療領域での早期リハビテーションの標準化のためにも大変重要な提案であったと自負している。すなわち今回のエキスパートコンセンサスは，経験の浅い医療スタッフが多い施設や，集中治療室で早期リハビリテーションを積極的に実施していない施設において，集中治療領域における早期リハビリテーションの内容や体制の標準化に向けて参考にされることを期待して作成されたものである。一部の職種や団体の利益を目的としたものではない。

　「早期離床と早期からの積極的な運動」は，体位管理，他動運動，自動介助運動，自動運動，抵抗運動，筋ストレッチング，ヘッドアップ，端座位，

起立，足踏み，歩行練習と段階的に進めていく極めてシンプルな理学療法である[8]。

表2 集中治療室で早期離床や早期からの積極的な運動を原則行うべきでないと思われる場合

1) 担当医の許可がない場合
2) 過度に興奮して必要な安静や従命行為が得られない場合　RASS ≧ 2
3) 運動に協力の得られない重篤な覚醒障害（RASS ≦ − 3）
4) 不安定な循環動態で，IABPなどの補助循環を必要とする場合
5) 強心昇圧薬を大量に投与しても，血圧が低すぎる場合
6) 体位を変えただけで血圧が大きく変動する場合
7) 切迫破裂の危険性がある未治療の動脈瘤がある場合
8) コントロール不良の疼痛がある場合
9) コントロール不良の頭蓋内圧亢進（≧ 20 mmHg）がある場合
10) 頭部損傷や頸部損傷の不安定期
11) 固定の悪い骨折ある場合
12) 活動性出血がある場合
13) カテーテルや点滴ラインの固定が不十分な場合や十分な長さが確保できない場合で，早期離床や早期からの積極的な運動により事故抜去が生じる可能性が高い場合
14) 離床に際し，安全性を確保するためのスタッフが揃わないとき
15) 本人または家族の同意が得られない場合

RASS：Richmond Agitation-Sedation Scale，IABP：intra aortic balloon pumping

（文献1より引用）

表3 早期離床や早期からの積極的な運動の開始基準

	指標	基準値
意識	Richmond Agitation Sedation Scale (RASS)	− 2 ≦ RASS ≦ 1 30分以内に鎮静が必要であった不穏はない
疼痛	自己申告可能な場合Numeric rating scale (NRS) もしくはVisual analogue scale (VAS) 自己申告不能な場合Behavioral pain scale (BPS) もしくはCritical-Care Pain Observation Tool（CPOT）	NRS ≦ 3　もしくは　VAS ≦ 3 BPS ≦ 5　もしくは　CPOT ≦ 2
呼吸	呼吸回数（RR） 酸素飽和度（SaO_2） 吸入酸素濃度（FiO_2）	＜ 35回/分が一定時間持続 ≧ 90%が一定時間持続 ＜ 0.6
人工呼吸器	呼気終末陽圧（PEEP）	＜ 10 cmH$_2$O
循環	心拍数（HR） 不整脈 虚血 平均血圧（MAP） ドパミンやノルアドレナリン投与量	HR：≧ 50拍/分もしくは≦ 120拍/分が一定時間持続 新たな重症不整脈の出現がない 新たな心筋虚血を示唆する心電図変化がない ≧ 65 mmHgが一定時間持続 24時間以内に増量がない
その他	・ショックに対する治療が施され，病態が安定している ・SATならびにSBTが行われている ・出血傾向がない ・動く時に危険となるラインがない ・頭蓋内圧（ICP）＜ 20 cmH$_2$O ・患者または患者家族の同意がある	

RR：respiratory rate，HR：heart rate，MAP：mean arterial pressure，ICP：intracranial pressure
元の血圧を加味すること。各数字については経験論的なところもあるのでさらに議論が必要である。

（文献1より引用）

表4 集中治療室での早期離床と早期からの積極的な運動の中止基準

カテゴリー	項目・指標	判定基準値あるいは状態	備考
全体像 神経系	反応 表情 意識 不穏 四肢の随意性 姿勢調節	明らかな反応不良状態の出現 苦悶表情，顔面蒼白・チアノーゼの出現 軽度以上の意識障害の出現 危険行動の出現 四肢脱力の出現 急速な介助量の増大 姿勢保持不能状態の出現 転倒	呼びかけに対して 傾眠，混迷の状態
自覚症状	呼吸困難 疲労感	突然の呼吸困難の訴え 努力呼吸の出現 耐えがたい疲労感 患者が中止を希望 苦痛の訴え	気胸，PTE 修正Borg Scale 5-8
呼吸器系	呼吸数 SpO_2 呼吸パターン 人工呼吸器	＜5 fpmまたは＞40 fpm ＜88% 突然の吸気あるいは呼気努力の出現 不同調 バッキング	一過性の場合は除く 聴診など気道閉塞の所見も合わせて 評価
循環器系	心拍数 心電図所見 血圧	運動開始後の心拍数減少や徐脈の出現 ＜40 bpmまたは＞130 bpm 新たに生じた調律異常 心筋虚血の疑い 収縮期血圧＞180 mmHg 収縮期または拡張期血圧の20%低下 平均動脈圧＜65 mmHgまたは＞ 110 mmHg	一過性の場合を除く
デバイス	人工気道の状態 経鼻胃チューブ 中心静脈カテーテル 胸腔ドレーン 創部ドレーン 膀胱カテーテル	抜去の危険性（あるいは抜去）	
その他	患者の拒否 中止の訴え 活動性出血の示唆 術創の状態	ドレーン排液の性状 創部離開のリスク	

PTE : pulmonary thromboembolism
介入の完全中止あるいは，いったん中止して経過を観察，再開するかは患者状態から検討，判断する。

（文献1より引用）

Ⅲ　おわりに

　早期リハビリテーションの成功には，医師，看護師，理学療法士，臨床工学技士，作業療法士などのチーム連携は不可欠である。チーム内での方向性の違いやコミュニケーションエラー，連携不足などの解消にも，今回のコンセンサスが使用されるものと思う。

　わが国で初めてまとめられたエキスパートコンセンサスが基盤となり，この基準のもとで行われる「早期離床と早期からの積極的な運動」によって日

本人患者を対象としたエビデンス構築がなされ，広くリハビリテーションを必要としている患者のために使用されることを願っている。

引用文献

1) 日本集中治療医学会早期リハビリテーション検討委員会：集中治療における早期リハビリテーション〜根拠に基づくエキスパートコンセンサス〜．日集中医誌，24（2）：255-303，2017．

2) Saltin B, et al：Response to submaximal and maximal exercise after bedrest and training. Circulation, 38 (Suppl 7)：S1-S78, 1968.

3) 日本呼吸療法医学会 人工呼吸中の鎮静ガイドライン作成委員会：人工呼吸中の鎮静のためのガイドライン（http://square.umin.ac.jp/jrcm/contents/guide/page03.html）

4) 高橋哲也，編：集中治療における早期リハビリテーション，重症患者ケア第3巻3号，p.410-415, 総合医学社，2014．

5) Vinayak AG：Counterpoint：Should all ICU patients receive continuous sedation？No. Chest, 142 (5)：1092-1094, 2012.

6) Brook AD, et al：Effect of a nursing-implemented sedation protocol on the duration of mechanical ventilation. Crit Care Med, 27 (12)：2609-2615, 1999.

7) Kress JP, et al：Daily interruption of sedative infusions in critically ill patients undergoing mechanical ventilation. N Engl J Med, 342 (20)：1471-1477, 2000.

8) Girard TD, et al：Efficacy and safety of a paired sedation and ventilator weaning protocol for mechanically ventilated patients in intensive care（Awakening and Breathing Controlled trial）：a randomised controlled trial. Lancet, 371 (9607)：126-134, 2008.

9) Schweickert WD, et al：Early physical and occupational therapy in mechanically ventilated, critically ill patients：a randomised controlled trial. Lancet, 373 (9678)：1874-1882, 2009.

10) Morandi A et al：Sedation, delirium and mechanical ventilation：the 'ABCDE' approach. Curr Opin Crit Care, 17 (1)：43-49, 2011.

11) 小幡賢吾，ほか：ICU領域における，これからの理学療法を考える〜医師・看護師によるアンケートから〜．第41回日本集中治療医学会学術集会抄録集，2014．

早期リハビリテーションの進め方

飯田有輝

キーワード

早期リハビリテーション，段階的離床，リスク管理，多職種連携

キーポイント

①早期リハビリテーションを安全かつ効果的に実施するために，適切な患者選択やリスクの層別化を行う。

②早期リハビリテーションの施行前に，鎮痛

鎮静管理，スタッフの役割分担と時間調整，物品の調達を行う。

③早期リハビリテーションはプロトコルを用いた多職種連携が必要である。

I　はじめに

ICU : intensive care unit
QOL : quality of life

PICS : post intensive care syndrome

　集中治療室（ICU）で管理された重症患者の多くに，退院後も深刻な身体的・精神的機能障害が残り，機能的予後や生活の質（QOL）を悪化させることが報告されている[1, 2]。ICU退室後も遷延するこのような後遺障害は，集中治療後症候群（PICS）とよばれ[2]，PICSの予防軽減は早期リハビリテーションの重要なアウトカムの1つとなっている。人工呼吸管理中であっても積極的な離床や運動療法を行うと，退院時あるいは退院後の運動機能や健康関連QOLが改善することや[3, 4]，気管挿管後1.5日以内にリハビリテーション介入すると退院時自立度や最大歩行距離，在宅復帰率が向上するという結果が示され[5]，早期リハビリテーションは短期的にも長期的にも患者予後を改善する治療の一環として認識されている[6]。また，鎮静方法に違いがないにもかかわらず，運動療法によりICUせん妄期間が50％減少するという報告もある。このように早期リハビリテーションには，身体機能や精神機能ならびにQOLに対する不活動による悪影響を防止し緩和する効果があり[6]，重症ICU患者でも早期リハビリテーションは禁忌ではなく，むしろ積極的に行うべきであると認識されている。しかしICUの患者は重篤な敗血症ショックや呼吸循環不全を合併することも多く，病態が極めて不安定であることを考慮しなければならない。従って，ICUの早期リハビリテーションを進めるにあたっては，常に効果と安全性を念頭に置くべきである。

Ⅱ 早期リハビリテーションの禁忌，開始基準・中止基準について

　早期リハビリテーションを安全かつ効果的に実施するために，適切な患者選択やリスクの層別化を行い，実際の進行には医師を含めた多職種による多面的かつ厳格なモニタリングが必要である。早期リハビリテーションの安全性について，海外からの報告では積極的な運動療法により数％の割合で酸素飽和度低下と循環変動が認められるのみで，有害なイベントはほとんどなく安全に行えることが示されている[3-5]。

　わが国では，2017年に日本集中治療医学会より「早期リハビリテーションエキスパートコンセンサス」[7]が公表され，早期リハビリテーションの標準的治療指針が示されている。記載された基準の多くは，海外からの報告と同様，呼吸状態，循環動態，意識自覚症状の変化によって定められている。しかし重要なことは，リスクは得られる利益に対して相対的なものであり，各種臓器機能の改善と全身管理が最優先される場合には，積極的運動は禁忌である。同様に開始基準は，病状の好転や安定化に併せて各種臓器機能が改善傾向にあり，生命の危機から脱したことが確認されなければならない。また，たとえ基準に合致していたとしても，緊急時の対応やスタッフに不足がある場合は積極的に離床や運動療法を進めるべきではない。

積極的運動の禁忌は，p.7表2参照

開始基準は，p.7表3参照
中止基準は，p.8表4参照

Ⅲ 早期リハビリテーションの実際

　適切な鎮痛鎮静管理を行い，そのうえで患者協力が得られるかどうかでリハビリテーションプログラムは分けられる（**表1**）[8]。実際には，医師と看護師，理学療法士，臨床工学技士など多職種で連携し，患者の身体機能や管理状況ならびに遂行意志などにより，積極的離床や運動療法のレベルを段階的に分けて進める（**図1**）。

■施行前の準備

　該当する患者が離床や運動療法を積極的に進められるかどうか，病名や病態，禁忌事項を確認し，開始基準に照らし合わせ判断する。医師の許可の下，離床に関わるスタッフで，開始基準や中止基準，どこまで行うかを事前にカンファレンスなどで情報と計画を共有する。離床の前には，患者の管理条件や実施環境を整備する。ICUで管理される患者では，人工呼吸器回路，モニタリング用のリードやさまざまなポンプ，薬剤ルート，ドレナージなどが装着されている。身体を動かした際，事故抜去しないようルートの長さや固定

表1 早期リハビリテーションプログラム

STEP	0	1	2	3	4	5
*患者協力	なし	低い	中等度	ほぼ完全	完全	完全
*リスク基準	該当		全項目に該当しない			
ポジショニング	体位変換 （2 hrごと）	体位変換 （2 hrごと） ファウラー肢位	体位変換 （2 hrごと） G-UP90° 椅子座位	体位変換 （2 hrごと） 椅子座位 端座位 介助立位	移乗移動動作 端座位 介助立位	移乗移動動作 端座位 立位
理学療法	他動運動 呼吸理学療法	他動運動 CPM・機器 EMS 呼吸理学療法	他動運動 自動運動 EMS レジスタンストレーニング エルゴメーター	他動運動 自動運動 EMS レジスタンストレーニング（低） エルゴメーター ADL動作	他動運動 自動運動 EMS レジスタンストレーニング（中） エルゴメーター ADL動作 歩行器歩行	他動運動 自動運動 EMS レジスタンストレーニング（高） エルゴメーター ADL動作 介助歩行

*リスク基準：以下の場合，ステップを進めない。 *患者協力は適正な鎮静下（RASS：−2〜＋1）で評価
・循環動態不安定（収縮期血圧＜80 mmHg，致死的不整脈，補助循環装置）
・新たに発生した深部静脈血栓
・安定していない脳損傷（20 mmHg＜ICP）
外傷や出血，病期不安定などによりステップを進められない場合は許可される範囲とする。

CPM：continuous passive motion，持続的他動運動　　EMS：electrical muscle stimulation，電気的筋刺激療法

（文献8を改変引用）

などを確認する。歩行する場合には歩行器のほか，移動式の人工呼吸器，酸素供給装置，モニターや医療機器などの物品が必要となる。患者の状態によっては，人工呼吸器の設定を患者の換気要求に合わせる。従って，施行時の介助やモニタリングならびに急変時の対応などに，多数のスタッフを揃えなければならない。また，実施前に積極的な離床や運動療法について患者や家族に説明し同意を得ておくことも必要である。

■鎮痛鎮静管理

　鎮痛鎮静管理に関して，プロトコルならびに薬剤投与スケールを用いて適切に管理されたほうが予後良好で，「毎日鎮静を中断する」あるいは「浅い鎮静深度を目標とする」のいずれかのプロトコルをルーチンに用いることが推奨されている（＋1B）[9]。鎮静を減らすことで積極的な運動療法が可能となり高いレベルの運動機能が得られること，さらにICUせん妄の減少とICU在室期間や入院期間の短縮効果が示されている[10]。一般的に適正な鎮痛・鎮静範囲は，疼痛では自己申告可能な場合NRS≦3，自己申告不能な場合CPOT≦2であり，鎮静深度はRASSでスコア−2〜＋1である。適正な鎮痛鎮静が得られたら，患者協力の有無に従って運動療法を行なう。

NRS：Numeric Rating Scale

CPOT：Critical-Care Pain Observation Tool

RASS：Richmond Agitation Sedation Scale

図1 早期離床の進め方

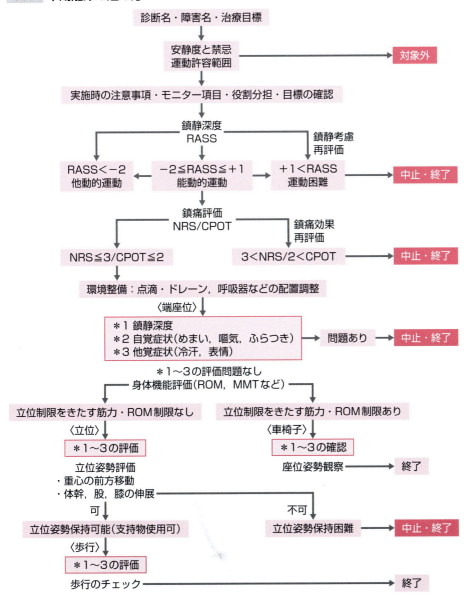

NRS：Numeric Rating Scale, ROM：range of motion, MMT：manual muscle testing

RASSは，p.87，
CPOTはp.89参照

Ⅱ 早期リハビリテーションの進め方

■患者協力の得られる場合

■端座位へ

　患者と管理状況が開始基準に合致していたら，起き上がり，端座位へと進める。動作に伴う呼吸循環や疼痛の状態変化を予測しモニタリングしながら離床する。動作介助，モニタリング，点滴ラインなどの取り回しは，役割を分けて対応する。モニタリング項目として，めまい，嘔吐，ふらつきなどの

自覚症状，冷汗，意識，表情，顔色などの他覚症状，離床に伴う鎮痛鎮静レベルの変化を確認する．また，出血増大や創・骨折部位へのストレスなど危険事象が発現していないか注意する．

　以上の確認を端座位にて行い，さらに離床可能と判断できれば，立位に向けて身体機能評価を行う．立ち上がり動作ならびに立位に必要な四肢体幹の関節可動域，筋力の評価を行う．特に下肢の可動域や抗重力筋は立ち上がり動作に十分耐えうるか確認する．

■ 立位へ

　身体機能に合わせて介助方法や立位補助具を選択する．可能であれば，ベッドの高さを調整する．立位では体幹，股関節，膝関節の伸展が可能か，重心移動ができ立位保持が可能か確認する（**図2**）．端座位同様，姿勢の変化に伴う全身状態をモニタリングする．急激な血圧低下に伴う意識消失は立位保持から数分後に発生することもあるので，常に状態変化に対応できる体制を整えておく．

図2 端座位から立位へ

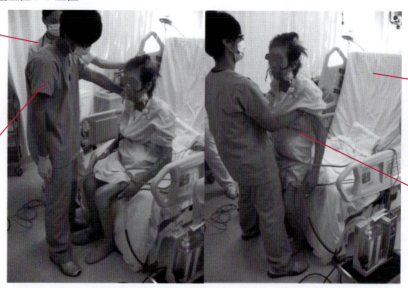

看護師
モニタリング，離床の補助

理学療法士
端座位保持力，バイタル，疼痛の増悪がないかをチェックする

ベッドは端座位で両足で接地できる位置

立位になる際のポイントは，立ち上がりに必要なROM，筋力を確認する．膝折れ，循環変動，意識レベル低下，疼痛増強などに注意する

■ 足踏み・歩行へ

　立位で側方への重心移動ができたら足踏みを行う．静的な姿勢保持や変化と違い，足踏みや歩行は連続的な運動となるため，呼吸循環動態も変化しやすく，転倒の危険性も高くなる．突然の状態変化や転倒にも対応できるよう，側方および後方からの介助も行う（**図3**）．また，歩行に伴って人工呼吸器や点滴類なども移動するため，歩行に必要なスペースを十分確保し，安全に

図3 ICUでの歩行訓練

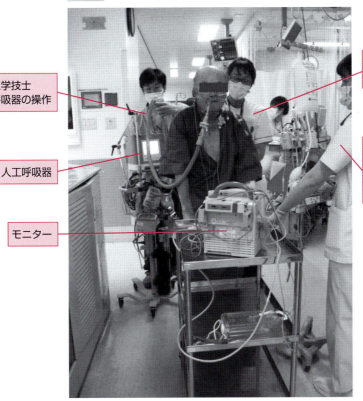

行えるよう環境整備する。

■ **運動療法**

　運動療法にはレジスタンストレーニングや持久性トレーニングがある。ICUの重症患者では予後を不良にするICU-AWを合併しやすく，運動療法はそれに対する主要なアプローチとなる。早期離床と組み合わせることで，歩行距離[11]，人工呼吸器離脱の促進や身体機能の改善が示されている[12]。また，人工呼吸患者に対し上肢運動を追加することで持久性や息切れの改善効果が期待されている[13]。

　運動負荷量は低負荷で1日に数回ずつ行う頻回抵抗運動が推奨されており，効果として筋量や筋力発揮および酸化酵素が増大する。滑車や弾性バンド，重錘，セラボールなど器具を用いた運動や，ベッド上臥位や座位で行えるサイクルエルゴメーターが有用である（**図4**）。負荷量としてBSで11〜13，レジスタンストレーニングは8〜10回，サイクルエルゴメーターではおおよそ20分くらいを目安にする。

ICU-AW：ICU-acquired weakness

BS：Borg Scale

図4　ICUにおけるベッド上運動療法

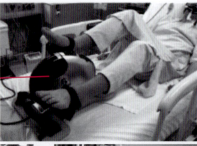
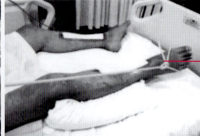
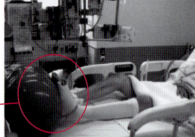
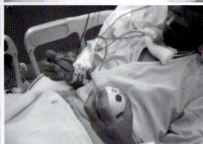

- ベッド上サイクルエルゴメーター
- ゴムチューブを用いて，足関節抵抗運動，下腿三頭筋をトレーニングする
- セラボールを用いての足踏み運動
- ベッドは特にフラットにしておく必要がなければ，なるべく起こしておく

■患者協力の得られない場合
■他動運動

　ICU入室中の患者は重症であり，意識障害を伴っていることや鎮静下で管理されていることが多い。人工呼吸器装着患者の検討によると，ICU入室期間中の30％は積極的な離床や運動療法が適応とならない期間であり[14]，その理由として過鎮静や意識反応低下の影響が挙げられた。このように，すべてのICU入室患者を身体活動の伴う積極的な運動療法の対象とするのは困難であり，自分で身体を動かすことができない患者の場合，外的刺激や他動運動による身体活動を補うことが必要である。意識障害など自発運動が困難な患者では他動的な関節可動域訓練，ストレッチ，固定，ポジショニングのほか，外部からの刺激運動を行う。ICUで行われる他動運動には，機器を用いた持続的他動運動（CPM，サイクルエルゴメーター）や，神経筋電気刺激療法などが挙げられる。

　他動的に身体を動かすことで機能低下を予防する効果についていくつか報告がある。神経筋ブロック中であっても他動運動により，筋線維萎縮や筋蛋白減少の抑制効果[15]や，筋蛋白発現やNO産生増加[16]について示されている。長期ICU入室患者に対するアシスト付きサイクルエルゴメーターの検討[4]では，6分間歩行距離や健康関連QOL，膝伸展筋力の有意な増加を認めた。これらの報告から，身体不活動自体が筋障害を助長している可能性があり，他動運動であっても一定の運動刺激が必要であることを示している。安全面に関して，ICU入室後間もない深鎮静患者に対して他動運動を施行し

CPM：continuous passive motion

NO：nitric oxide

ても交感神経系が亢進することなく，呼吸循環動態，代謝に大きな変動を認めなかった[17]。また，組織修復力に関係する同化作用は，細胞レベルでは異化作用と並行して起きる[16]。従って同化を促す手段として，他動運動は病態管理が安定していれば早期より開始する。

■ 呼吸理学療法

VAP : ventilator-associated pneumonia

ICU入室中の意識障害や深鎮静下にある患者の多くは人工呼吸器管理下にある。人工呼吸器を装着した患者では人工呼吸器関連肺炎（VAP）の発生が問題となる。VAPは人工呼吸器48時間以降に新たに発生した肺炎で，その発生率は1,000患者・日当たり1.3件（2013年）とICUにおける院内感染で最も多い[18]。また人工呼吸期間やICU在室日数の長期化に関連する[19]ことから，VAPの予防はICUにおいて重要な取り組みであり，呼吸理学療法の果たす役割は大きい[20]。呼吸理学療法の詳細については他項に譲るが，意識障害や鎮静下にある患者では，呼吸器障害をはじめとする合併症を予防するとともに，深鎮静軽減と合わせて早期リハビリテーションをいかに推し進めるかが重要である。

Ⅳ　おわりに

本項ではICUにおける離床時の手順と注意点を中心に概説した。しかし，PICS発生のリスク因子は多様かつ複合的に関連していることから，早期リハビリテーションは系統だったプロトコルと多職種参画による一体感をもった介入体制が必須である。

『エキスパートコンセンサス』の完成後も，早期リハビリテーションの効果は日々更新され続けている。『エキスパートコンセンサス』の作成過程で，当初ECMOの装着下では積極的離床は禁忌であるとしていた。しかし，わが国でも多数の実践報告があり効果性を吟味した結果，コンセンサスとして「トレーニングされたチームによる高度な管理下で慎重に行う」と現実に即した内容とした。早期より積極的に離床と運動療法を行うことの意義は，患者にどのような利益がもたらされるかにあり，リスクと得られる利益のバランスから導かれる。このように，早期リハビリテーションの基準は施設の規模やスタッフの習熟度によって相対的であり，また時代とともに可変的である。

ECMO : Extracorporeal membrane oxygenation

さらに，早期リハビリテーションを安全かつ効果的に進めるには，専門職がただ一堂に会するだけでなく，相互に専門性を理解し，専門職同士が結びつきやすい環境と関係性を構築することが重要である。それには，プロトコルを用いたシミュレーションなどチームの実践的な模擬トレーニングも含めた教育体制も必要であろう。

引用文献

1) Ali NA, et al：Acquired weakness, handgrip strength, and mortality in critically ill patients. Am J Respir Crit Care Med, 178（3）：261-268, 2008.

2) Sharshar T, et al：Presence and severity of intensive care unit-acquired paresis at time of awakening are associated with increased intensive care unit and hospital mortality. Crit Care Med, 37（12）：3047-3053, 2009.

3) Bailey P, et al：Early activity is feasible and safe in respiratory failure patients. Crit Care Med, 35（1）：139-145, 2007.

4) Burtin C, et al：Early exercise in critically ill patients enhances short-term functional recovery. Crit Care Med, 37（9）：2499-2505, 2009.

5) Pohlman MC, et al：Feasibility of physical and occupational therapy beginning from initiation of mechanical ventilation. Crit Care Med, 38（11）：2089-2094, 2010.

6) Schweickert WD, et al：Early physical and occupational therapy in mechanically ventilated, critically ill patients：a randomised controlled trial. Lancet, 373（9678）：1874-1882, 2009.

7) 日本集中治療医学会早期リハビリテーション検討委員会：集中治療における早期リハビリテーション～根拠に基づくエキスパートコンセンサス～．日集中医誌 24：255-303，2017.

8) Morris PE, et al：Early intensive care unit mobility therapy in the treatment of acute respiratory failure. Crit Care Med, 36（8）：2238-2243, 2008.

9) 日本集中治療医学会 J-PAD ガイドライン作成委員会：日本版・集中治療室における成人重症患者に対する痛み・不穏・せん妄管理のための臨床ガイドライン．日集中医誌，21：539-579，2014.

10) Thomsen GE, et al：Patients with respiratory failure increase ambulation after transfer to an intensive care unit where early activity is a priority. Crit Care Med, 36（4）：1119-1124, 2008.

11) Nava S：Rehabilitation of patients admitted to a respiratory intensive care unit. Arch Phys Med Rehabil, 79（7）：849-854, 1998.

12) Chiang LL, et al：Effects of physical training on functional status in patients with prolonged mechanical ventilation. Phys Ther, 86（9）：1271-1281, 2006.

13) Porta R, et al：Supported arm training in patients recently weaned from mechanical ventilation. Chest, 128（4）：2511-2520, 2005.

14) Stevens RD, et al：Neuromuscular dysfunction acquired in critical illness：a systematic review. Intensive Care Med, 33（11）：1876-1891, 2007.

15) Griffiths RD, et al：Effect of passive stretching on the wasting of muscle in the critically ill. Nutrition, 11（5）：428-432, 1995.

16) Constantin D, et al：Novel events in the molecular regulation of muscle mass in critically ill patients. J Physiol, 589（Pt 15）：3883-3895, 2011.

17) Camargo Pires-Neto R, et al：Very early passive cycling exercise in mechanically ventilated critically ill patients：physiological and safety aspects-a case series. PLoS One, 8（9）：e74182, 2013.

18) 厚生労働省院内感染対策サーベイランス事業 ICU 部門.
http://www.nih-janis.jp/report/icu.html
https://janis.mhlw.go.jp/report/icu.html

19) Rello J, et al：Epidemiology and outcomes of ventilator-associated pneumonia in a large US database. Chest, 122（6）：2115-2121, 2002.

20) Ntoumenopoulos G, et al：Chest physiotherapy for the prevention of ventilator-associated pneumonia. Intensive Care Med, 28（7）：850-856, 2002.

早期リハビリテーションのアウトカム

森沢知之　松木良介

キーワード

意識レベル，鎮静深度，せん妄，認知機能，身体機能，ADL・QOL，骨格筋

キーポイント

①早期リハビリテーションの治療方針の決定や効果判定を行うために，適切な時期に適切な評価を行う必要がある。
②早期リハビリテーションの評価として主に

意識レベル，鎮静深度，せん妄，認知機能，身体機能，ADL・QOL，ICU経過，予後などがある。

I　早期リハビリテーションの評価指標

ICU : intensive care unit

ADL : activities of daily living
QOL : quality of life

　早期リハビリテーションの実施にあたり，治療方針の決定やその効果判定のため，適切な時期に，適切な評価を行う必要がある。早期リハビリテーションの評価には，広く一般的（ICU以外で）に用いられるものから，ICU患者のみに使用される特殊性の高い評価まで，さまざま存在する。そのため，各評価の特徴を理解し，その目的に応じた評価を実施しなければならない。早期リハビリテーションで用いられる評価項目は意識レベル，せん妄，認知機能，身体機能，ADL・QOLなど多岐にわたる（**表1**）。本項ではICU患者で一般的に使用される評価を紹介するとともに，その特徴や適切な評価時期について解説する。

II　意識レベル・鎮静深度・せん妄・認知機能

■意識レベル

　意識レベルを評価する代表的な評価としてJapan Coma Scale（JCS），Glasgow Coma Scale（GCS）がある。JCSは主に日本で用いられており，短時間で簡便に意識レベルの評価を行うことができる特徴がある。GCSは世界的に用いられている評価で，開眼機能，言語反応，運動反応の3項目からなり，JCSに比べ測定に時間が必要であるが，意識レベルを詳細に評価できる利点がある。いずれもICU入室直後から定期的に測定される。

表1 ICU患者に使用される主な評価指標と評価時期

	評価項目	ICU入室時	ICU在室時（覚醒時）	ICU退室時	一般病棟	退院時	退院後
ADL/身体機能	BI			●	●	●	
	FIM		●			●	
	FSSICU		●	●		●	
	Katz ADL			●		●	
	PFIT	●					
筋力	握力	●	●			●	
	MRC score	●	●	●			
	等尺性膝伸展筋力			●		●	
歩行能力	6分間歩行試験					●	
	歩行の可否	●	●	●	●	●	
	最大歩行距離			●		●	
	timed-up-and-go test		●			●	
QOL	SF-36					●	●
	EQ-5D						●
認知機能	MMSE				●	●	●
骨格筋量	超音波診断装置による測定	●	●	●	●		

過去の報告においてICU入室から退院後までの期間で主な評価指標が使用されている場合に●を記した。

■鎮静深度

ICUでは患者の快適性・安全性の確保（不安・不穏の防止），酸素消費量・基礎代謝量の減少，換気の改善と圧外傷の減少などを目的とした鎮痛・鎮静管理が行われる。J-PADガイドラインでは人工呼吸管理中患者の鎮静深度を評価する指標として，RASSとSASが最も有用であるとして使用を推奨している[1]。特にRASSはリハビリテーションの進行基準として用いられることが多く，早期リハビリテーションを進めるうえで重要な指標となる。いずれもICU入室後から連日，評価される。

J-PAD：Japanese-Pain, Agitation, Delirium
RASS：Richmond Agitation-Sedation Scale
SAS：Sedation-Agitation Scale
RASSはp.87，SASはp.88 参照

■せん妄

ICUにおけるせん妄の発症は，
①ICU患者の予後を増悪させる
②ICU入室期間や入院期間を延長させる
③ICU退室後も続く認知機能障害に関連する
とされており[3]，予後不良の独立危険因子である。J-PADガイドラインではICU患者に最も妥当性と信頼性のあるせん妄のモニタリング指標としてCAM-ICUとICDSCの使用を推奨している[1]。せん妄のモニタリングは基本的に毎日行われるべきであり，また，せん妄の有無だけでなくICU入室中のせん妄の期間も重要なアウトカムである。

CAM-ICU：Confusion Assessment Method for the Intensive Care Unit
ICDSC：Intensive Care Delirium Screening Checklist
CAM-ICU，ICDSCはp.86 参照

早期リハチェックポイント

J-PADガイドライン

J-PADガイドライン（日本版・集中治療室における成人重症患者に対する痛み・不穏・せん妄管理のための臨床ガイドライン）は日本集中治療医学会が作成した，痛み（pain）・不穏（agitation），せん妄（delirium）管理のためのガイドラインである。最新のガイドラインでは重症患者に対するリハビリテーションに関する内容も記述されており，早期リハビリテーションを実施する医療スタッフは必読である。

■ 認知機能

近年，ICU患者がICUを退室した後も長期にわたって認知機能障害を有していることが明らかになり，社会的にも大きな問題とされている。ICU入室早期より認知機能を評価し，障害の有無やその程度，高次脳機能障害の傾向などを認識しておく必要がある。現在，ICU患者の認知機能の評価として確立された診断基準や評価指標はないが，改訂長谷川式認知症スケール（HDS-R），MMSE，MoCA-Jなどのスクリーニング検査が用いられることが多い。HDS-Rの所要時間は6～10分で日本でのみ用いられている指標である。MMSEの所要時間は6～10分で国際的に使用されている評価指標である。MMSEが23点以下では認知症疑い，27点以下では軽度認知機能障害（MCI）が疑われる。MoCA-Jの所要時間は10分でMMSEより難易度が高く，MCIのスクリーニングに対する感度，特異度ともに高い。MoCA-Jが25点以下ではMCIが疑われる。

ICU患者の認知機能障害はICU退室後12カ月の時点でも残存していることが報告されており[6]，評価時期はICU入室時から定期的に評価し，退院後もフォローアップが重要である。

HDS-R：Hasegawa's Dementia Scale-Revised
MMSE：Mini Mental State Examination
MoCA-J：Japanese version of the Montreal Cognitive Assessment
MCI：mild cognitive impairment

Ⅲ　身体機能：筋力・関節可動域

■ 筋力・骨格筋量

ICU患者は身体活動の制限，深鎮静，敗血症のような強い全身炎症，低栄養などさまざまな要因により，容易に筋力が低下する。特に最近ではICU-AWの存在がクローズアップされるようになり，以前に増して骨格筋に対する注目が高まっている。またICU-AWはICU退室後も長期にわたり残存し，退院後に数年経過した後も身体機能やADL・QOLに大きな支障があることが明らかになっている[7, 8]。そのためICU早期からICU退室後にかけて定期的に骨格筋力を計測することは極めて重要といえる。ICU患者に対する筋力の評価には徒手的に筋力を測定するMRC scoreが用いられる。MRC scoreはGuillain-Barré症候群の筋力評価に用いられる指標であるが，現在ではICU-AWの診断基準としても用いられており（**表2**），ICU患者の筋

ICU-AW：ICU-acquired weakness

MRC score：Medical Research Council score

表2	ICU-AWの診断基準

下記1かつ2かつ3もしくは4かつ5を満たす
  ① 重症の病態発症後に全身の筋力低下が進行
  ② 筋力低下はびまん性，左右対称，弛緩性であり，通常は脳神経筋は侵されない
  ③ 24時間以上間隔をあけて2回行ったMRC scoreの合計が48点未満，または検査
    が可能な筋の平均点が4点未満
  ④ 人工呼吸器に依存している
  ⑤ 背景にある重症疾患と関連しない筋力低下の原因が除外されている

（文献9より引用）

力を評価する主要アウトカムである。MRC scoreは上肢筋群（肩関節外転・肘関節屈曲・手関節伸展）と下肢筋群（股関節屈曲・膝関節伸展・足関節屈曲）を0～5点の6段階で評価する方法で，被検者間でのばらつきが少ない特徴がある。ただし，測定には患者の理解と協力が必要であることから，測定のタイミングは覚醒後となる。その他にも筋力を定量的かつ主観的に計測する方法として徒手筋力計（HHD）や握力計を用いた方法がある。

HHD : hand held dynamometer

　骨格筋量を評価する方法としてはメジャーを用いた四肢の周囲径（大腿・上腕など）や，超音波を用いた骨格筋厚および骨格筋断面積，CTを用いた骨格筋量の測定が行われる。骨格筋量の測定には患者の協力は不要であるため，ICU入室早期より測定することができるメリットがある。

■関節可動域

　関節不動の期間が続くと，関節を構成する筋線維や関節軟部組織の短縮が起こり，関節拘縮を生じやすくなる。これは臥床期間の延長に伴い増加し，高齢患者ほど顕著である。関節拘縮はその後のADLに影響することから，定期的に関節可動域障害の有無や，可動域障害がある場合は関節可動域を測定する必要がある。関節可動域の測定は患者の協力は不要であるため，ICU入室早期より測定可能である。関節可動域の測定にはゴニオメータ（関節角度計）が用いられる。

Ⅳ　ADL・QOL

　ICUにおける早期リハビリテーションの最終的な目的は社会・家庭復帰であることから，早期よりADLやQOLを評価することは重要である。

■ADL

　一般的なADL評価として使用されるBarthel index（BI），機能的自立度評価法（FIM），Katz indexに加えて，ICUの環境に特化したFSS-ICUや

FIM : Functional Independence Measure

PFITなどが用いられる．BIは整容，食事，排便，排尿，トイレの使用，起居移乗，移動，更衣，階段，入浴の10項目について自立して可能な動作能力を100点満点で採点する．FIMはセルフケアの状態（食事動作，整容動作，清拭・入浴動作，更衣，トイレ動作），排泄の状態，移乗動作の状況（ベッド・椅子・車椅子移乗，トイレ移乗，浴槽移乗），移動動作の状況（歩行・車椅子，階段），コミュニケーション（理解，表出），社会的認知（社会的交流，問題解決，記憶）における介助量を測定する．各項目において完全自立を7点として，合計126点満点である．Katz indexは入浴，更衣，トイレの使用，移動，排尿・排便，食事の6つの領域を自立・介助の関係より，A～Gまでの7段階で判定を行う．FSS-ICU（**表3**）はFIMを基に作成された評価法であり，「寝返り」「起き上がり」「端座位保持」「立ち上がり」「歩行（移動）」の5つの基本動作を，不可能0点から完全自立7点までで評価し，合計0～35点満点で採点する評価法で，採点はFIMと同様の方法を用い行う．PFIT（**表4**）は移乗動作の介助量，歩行率（1分間当たりのステップ数），肩関節屈曲筋力，膝関節伸展筋力をそれぞれ0～3の4段階で評価するものでADLと身体機能を組み合わせた評価である．

BI，FIM，Katz indexはICU患者にそぐわない項目も多くあり，ICU入室中のADLを評価するうえで適切とはいえない．しかし，その一方でこれらの評価法は幅広い疾患や時期で使用されており，ICU退室時，退院時，フォローアップの時期において経時的な変化を評価する際には適切と思われる．

FSS-ICU : the Functional Status Score for the ICU

PFIT : Physical Functional ICU Test

Ⅲ 早期リハビリテーションのアウトカム

表3 FSS-ICU

項目	採点方法		採点基準
寝返り	0	実施不可能	
起き上がり	1	全介助	課題の25%未満を自分で行う
端座位保持	2	最大介助	課題の25%以上50%未満を自分で行う
立ち上がり	3	中等度介助	手で触れる程度以上の介助が必要で，課題の50%以上を自分で遂行できる
歩行（移動）	4	軽度介助	手で触れる程度の介助が必要であるが，課題の75%以上を自分で遂行できる
	5	監視	介助者による指示や準備が必要である．体には触らない
	6	修正自立	課題を遂行するのに補助用具の使用，通常以上の時間，安全性の考慮のどれかが必要である．
	7	完全自立	すべての課題を通常どおりに，適切な時間内に，完全に遂行できる

（文献10より改変引用）

表4 PFIT

得点／項目	移乗動作の介助量	歩行率 （steps/min）	肩関節屈曲筋力	膝関節伸展筋力
0	不可能	不可能	MMT0,1,2	MMT0,1,2
1	2名の介助が必要	0～49	MMT3	MMT3
2	1名の介助で必要	50～79	MMT4	MMT4
3	介助なし	80以上	MMT5	MMT5

（文献11より改変引用）

SF-36®: MOS Short-Form 36-Item Health Survey

EQ-5D: Euro Quality of Life 5 Dimension

＊1　質調整生存年
質調整生存年（quality-adjusted life year：QALY）は生存年と生活の質（QOL）を考慮した指標であり，完全な健康状態を1，死亡を0としたある病態のQOLを「効用値」として表わし，それに生存年を掛け合わせて算出する。例えば，QOL値0.6の健康状態で2年間生存した場合，生存年は2年だが，0.6×2＝1.2 QALY（完全に健康な状態で1.2年生存したのと同じ価値）と計算される。

FSS-ICUとPFITはICU入室患者の評価に特化されたものであり，ICU入室時に使用することが望ましいと考えられる。いずれの評価についても明確な指標はなく，目的に応じて使い分ける必要がある。

■QOL

一般的にSF-36®やEQ-5Dが用いられていることが多い。SF-36®は健康関連QOLの包括的尺度であり，国民標準値（2007年）を基準にして対象群の健康状態を検討することが可能である。質問項目を8項目に削減し，1～2分間の短時間で評価可能なSF-8を利用する場合も多い。EQ-5DはQOLを評価するための質問票であり，医療技術の経済評価において利用が進んでいる質調整生存年＊1の算出に用いるためのQOL値を提供できることが最大の特徴である。SF-36®，SF-8，EQ-5Dはそれぞれ日本語版が開発され，信頼性・妥当性の確認もされているが，その使用にあたっては申請が必要である。

V　ICU経過・予後

■ICU在室期間（日数）・入院期間（日数）

ICU入室日から退室日までの期間がICU在室期間で，退院日までの期間が入院期間となる。ICU退室時や退院時以降，診療録より求めることができ，いずれもリハビリテーション単独でなく，その他の治療も含めた包括的な効果判定として使用される。ICU在室期間，入院期間の短縮は医療費削減にもつながり，医療経済・対費用効果の観点からICU在室期間（日数）・入院期間（日数）がアウトカムの指標として用いられる場合がある。

■死亡（率）または生存（率）

退院後，代表的には1年，3年，5年などの一定時間を経過した時点での死亡（率）または生存（率）を評価する方法と，複数の集団を長期間観察しイベント発生率を比較する方法などがある。

VI　おわりに

早期リハビリテーションに必要な各指標を示したが，ガイドラインで定義されるようなエビデンスの高い評価指標は少ない現状である。そのため各施設，その状況に応じた指標を使用しているものと推測される。目的に応じた評価を適切に使用するとともに，今後はエビデンスの高い評価の開発や発展が望まれる。

引用・参考文献

1) 日本集中治療医学会 J-PAD ガイドライン作成委員会：日本版・集中治療室における成人重症患者に対する痛み・不穏・せん妄管理のための臨床ガイドライン．日集中医誌，21： 539-579, 2014.

2) Sessler CN, et al：The Richmond Agitation-Sedation Scale：validity and reliability in adult intensive care unit patients. Am J Respir Crit Care Med, 166（10）：1338-1344, 2002.

3) Girard TD, et al：Delirium as a predictor of long-term cognitive impairment in survivors of critical illness. Crit Care Med, 38（7）：1513-1520, 2010.

4) 古賀雄二：ICU におけるせん妄の評価－日本語版 CAM-ICU. 看技技術, 55（1）：30-33, 2009.

5) 卯野木 健, ほか：ICDSC を使用したせん妄の評価. 看護技術, 57（2）：133-137, 2011.

6) Pandharipande PP, et al：Long-term cognitive impairment after critical illness. N Engl J Med. 370（2）：185-186, 2014.

7) Herridge MS, et al：One-year outcomes in survivors of the acute respiratory distress syndrome. N Engl J Med, 348（8）：683-693, 2003.

8) Herridge MS, et al：Functional disability 5 years after acute respiratory distress syndrome. N Engl J Med, 364（14）：1293-1304, 2011.

9) Stevens RD, et al：A framework for diagnosing and classifying intensive care unit-acquired weakness. Crit Care Med, 37（10 Suppl）：S299-S308, 2009.

10) Zanni JM, et al：Rehabilitation therapy and outcomes in acute respiratory failure：an observational pilot project. J Crit Care, 25（2）：254-262, 2010.

11) Denehy L, et al：A physical function test for use in the intensive care unit：validity, responsiveness, and predictive utility of the physical function ICU test (scored). Phys Ther, 93（12）：1636-1645, 2013.

IV-1
PICS とは

IV PICS の概念と対策

福家良太

キーワード

PICS, PICS-F, QOL, ICU-AW

キーポイント

① ICU 生存患者では一定の割合で身体機能，認知機能，メンタルヘルスに後遺症が残り，これを PICS と称する。

② PICS に統一された診断基準はまだない。

③ PICS は重症疾患そのものの侵襲のみならず医原性でも生じる。

④ ICU 生存患者では，2〜3 人に 1 人がな

んらかの PICS を発症している。

⑤ PICS の原因・リスク因子と考えられているものは多数あるが，現時点ではまだ質の高い研究が乏しい。

⑥ PICS の疫学は各国の背景の影響を強く受けるが，わが国からのデータはほぼない状況にある。

I 集中治療後症候群（PICS）の概要

PICS : post-intensive care syndrome

　日本は地震をはじめとする数多くの大災害を経験しているが，大災害後にはライフラインや建物などが早期復興目的でスピーディーに修復される。このような目に見える復興は大災害後数年程度で終わるが，そこからは目に見えない復興が待っており，10年，20年たっても解決しない孤独死，うつや PTSD，過疎化といった問題が残り続ける。

PTSD : post-traumatic stress disorder

ICU : intensive care unit

　では，重症疾患で入院したICU患者はどうだろう。重症疾患はまさにその患者の身体に生じる大災害である。大災害後の早期復興のごとく，患者はICUで早期から集中治療を受け，状態は目に見えて回復する。しかし，ICUの退室後，もしくは退院・転院した後，その患者がどのような生活を送っているかを考えたことはあるだろうか。われわれには早期復興の後の目に見えない復興が見えているだろうか（**図1**）。

　集中治療領域においては患者の救命が最優先となる。このため，以前よりICUの研究はICU死亡率や28日死亡率といったアウトカムが評価されることが慣例であった。確かに，この評価は医療において一定の重要なエビデンスを示すが，同時にこれは28日以内に死亡していた患者数しか示していない抽象化されたアウトカムであり，われわれは具象化されたアウトカムを知ることはできない。例えば，年齢，性別，ADL，基礎疾患が同じ2人の患

ADL : activities of daily living

図1 大災害と重症疾患

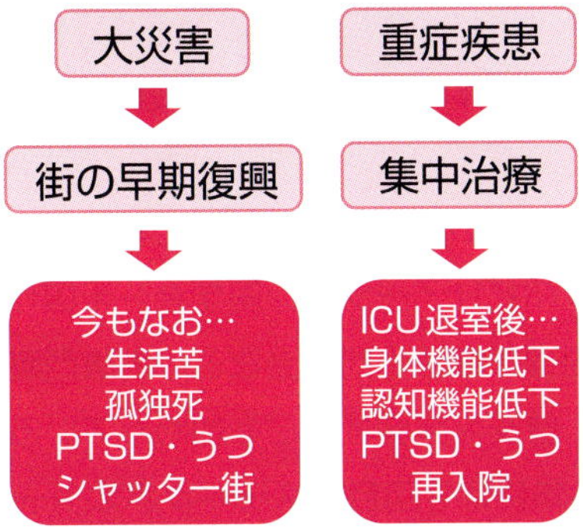

```
  大災害          重症疾患
    ↓              ↓
 街の早期復興      集中治療
    ↓              ↓
 今もなお…       ICU退室後…
  生活苦          身体機能低下
  孤独死          認知機能低下
 PTSD・うつ      PTSD・うつ
 シャッター街      再入院
```

IV PICSの概念と対策

者が重症疾患に罹患し，同じ重症度でICUに入院し，28日後に生存していればそれは生存というアウトカムに括られる。この2人は，表向きは一見同じ背景であったにもかかわらず，退院後のADLやQOLが大きく異なってくることがある。この違いについて考えてみたい。

QOL：quality of life

2010年にWintersら[1]は敗血症患者の長期アウトカムのシステマティックレビューを報告している。そのなかで，敗血症患者は退院後にQOLが低下しており，28日死亡率をアウトカムとすることは妥当ではない可能性があると指摘している。同様に，ICU患者が退院後に大きくQOLが低下しているとする報告は近年多数存在する。「そもそも元が重症疾患なのだから後遺症で長期機能予後が悪化することは仕方がない」という考え方は現在のICUで許容すべきものではない。

Kaukonenら[2]は，2000〜2012年にかけてオーストラリアおよびニュージーランドの171のICUに入室した約100万人の患者の解析を行っている。このデータを見ると，ICU患者数は2000〜2012年にかけて数倍に増加しており，一方で死亡率が約半分にまで改善している。また，自宅退院が増加するなか，他の病院への転院やリハビリテーション可能な施設への転院は大幅に増加していた。その数値を見るに，近年ではICU生存患者のおよそ10人に1人が退院後もリハビリテーションを利用している計算になる。

このように，近年の医療の進歩に伴い，ICU患者の生存率は向上しているが，その一方で後遺症を有する患者の割合も絶対数も増加していることが無視できない状況となっていて，実際にさまざまな後遺症が多数報告されている。

このような傾向が認識されるようになり，2010年の米国集中治療医学会においてPICSと称する疾患概念に関するステークホルダー・カンファレンス[3]が行われた。PICSは直訳すれば「集中治療後症候群」である（なお，2017年9月時点で日本語の正式名称は存在しない）。このPICSはICU患者がICU在室中あるいはICU退室後，退院後に生じる運動機能，認知機能，精神の障害であり，さらには患者家族の精神にも影響を及ぼすもの（Family

のFをつけてPICS-F）として広く認識されるべきものであるとされた（**図2**）。そして，このカンファレンスにおける4つの目標が掲げられた（**表1**）。

ステークホルダーとは，ここではICU退室後の患者を支えるあらゆる人のことを指す。このステークホルダー・カンファレンスの参加者は米国集中治療医学会だけではない。米国理学療法士協会，米国ホスピス緩和医療学会，米国理学療法・リハビリテーション医学会，米国作業療法士協会，米国言語聴覚士協会，米国理学療法専門医会などの各専門職団体に加え，世界敗血症同盟，市民団体，健康保険会社なども加わっている。

2年後の2012年には2回目のステークホルダー・カンファレンスが開催された。このカンファレンスでは「PICSの認知，予防，治療」，「生存患者と家族をサポートかつ協力するための学会の戦略の構築」，「実践の障壁を理解して取り組む」の3つのステップが計画され，PICSのリスク評価（**図3**）や今後の研究の方向性（**図4**），PICS予防のためのABCDEFGHバンドル（**表2**）などが話し合われた（このバンドルにICU diaryをつけてABCDEFGHIとしている専門家もいる）。

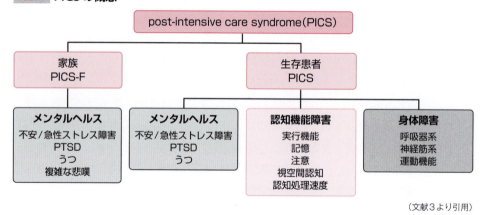

図2 PICSの概念

（文献3より引用）

表1 2010年ステークホルダー・カンファレンスにおける目標

① ICU患者およびその患者の長期的なアウトカムを明らかにし，これらのアウトカムに関する文献のギャップを特定する
② 長期アウトカムの範囲と性質についての視点を共有するためのステークホルダーを特定し，コラボレーションをもたらす関係を構築する
③ 専門的教育，リソース開発，コミュニティでの援助，研究など，患者や家族のニーズをよりよく満たす戦略と資金源を考える
④ ステークホルダーが，退院後のICU患者およびその家族の長期アウトカムの改善にどのように貢献できるかを探る

（文献3より引用）

図3 リスク評価のアセスメント

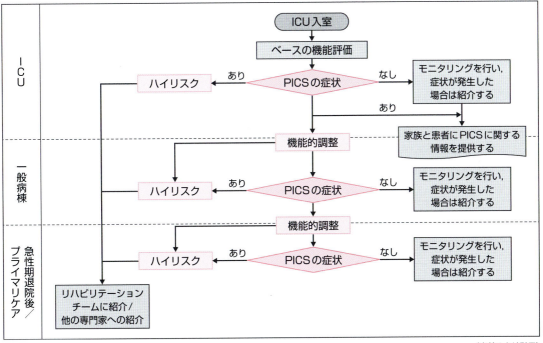

(文献4より引用)

図4 さらなるエビデンスが必要なPICSの研究範囲

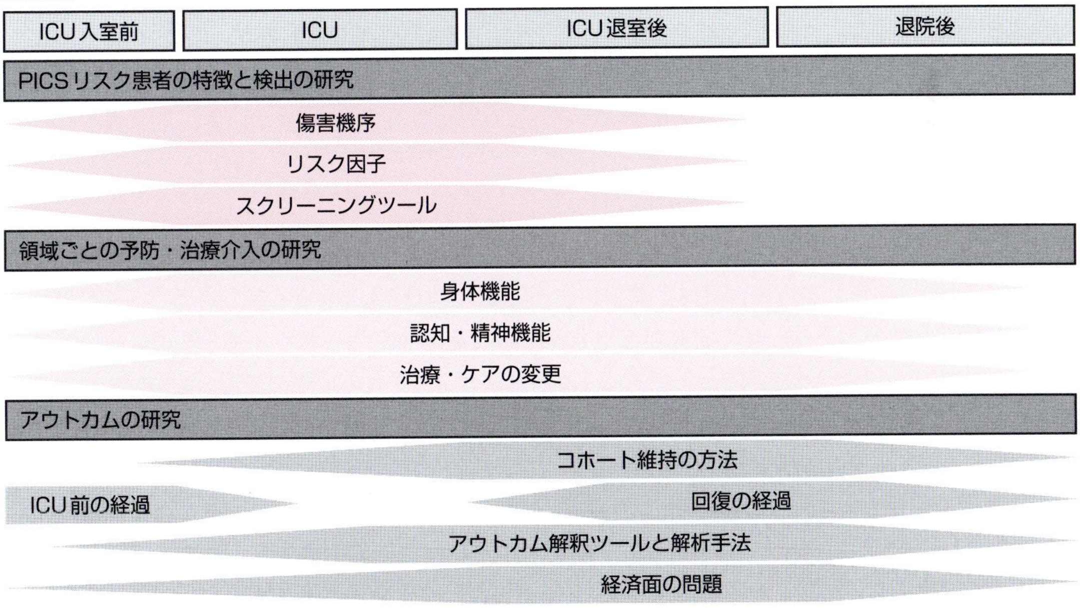

ICU入室前	ICU	ICU退室後	退院後

PICSリスク患者の特徴と検出の研究
- 傷害機序
- リスク因子
- スクリーニングツール

領域ごとの予防・治療介入の研究
- 身体機能
- 認知・精神機能
- 治療・ケアの変更

アウトカムの研究
- コホート維持の方法
- ICU前の経過
- 回復の経過
- アウトカム解釈ツールと解析手法
- 経済面の問題

(文献4より改変引用)

表2 ABCDEFGHバンドル

A：Airway management	気道管理
B：spontaneous Breathing trial	自発呼吸試験
C：Coordination of care and communication among disciplines	職種間のケアとコミュニケーションの協調
D：Derillium assessment and prevention	せん妄の評価と予防
E：Early mobility	早期モビライゼーション（または早期離床）
F：Follow up referrals, family inclusion, functional reconciliation	フォローアップの紹介，家族の巻き込み，機能的調整
G：Good hand-off communication	良好なハンドオフ・コミュニケーションの実践
H：Hand the patient and family written information	患者および家族へのPICSについての情報提供

(文献4より引用)

Ⅱ　PICSの疫学

　PICSについては現時点で診断基準があるわけではない。このため，その疫学も不明なところが多い。過去のPICSの各項目に関する研究では，研究ごとに基準が異なることもあり，数値は大きくばらついている。このため，今後，PICSの疫学，診断基準の策定などが急務の課題である。また，PICSはICUや急性期病院入院中のみならず，長期にわたっての追跡を要する。その過程では入院中以外の医療福祉システム，社会的・経済的背景，文化，法律，宗教といったさまざまな影響を受けうるため，日本独自の疫学データの収集も必要となる。以下では，海外の研究ではあるが，PICSの各要素に関連する既知の観察研究に基づいて疫学を述べる。総合的にみると，どの要素においても約半数近くはなんらかのPICSを発症しているようである。

■身体機能

　廃用症候群とは異なる，ICU患者に早期から生じる身体障害であるICU-AWの頻度は，報告によって25～100％と大きく幅がある[5]。これは，ほとんどの研究がICU-AWの診断基準が定められた2009年より前に報告されているからである。診断基準が定められて以降の最近の報告に絞ればそのばらつきは少なく，48時間以上人工呼吸器を装着した成人患者のICU-AW発症率は39～51％[6-9]であることから，おおむね半数程度と考えられる。呼吸機能については，Guirgisら[10]の報告で，敗血症患者の生存退院時に18％，90日以上の追跡で13％に呼吸器系の障害がみられたと報告している。また，Kimら[11]の報告では，呼吸機能障害の要因となる人工呼吸器誘発性横隔膜機能不全は29％に生じていた。

ICU-AW：ICU-acquired weakness

■認知機能

システマティックレビュー[12]によれば，ICU生存患者のうち，4～62%が認知機能障害を呈していたと報告している。この数値のばらつきには観察期間の違い（2～156カ月）や認知機能障害の診断方法の違い，追跡不可能となった患者の割合の違いが大きいと思われる。実際には，退院時に認知機能障害があっても全員がそのまま障害が続くわけではなく，ある程度の割合の患者は改善していくことが複数の報告で知られている[13]。これまでの報告から，ARDS患者では1年後の認知機能障害は生存患者の45～56%に生じている。一方，ICU患者を対象とした研究では2～3カ月の認知機能障害の患者の割合は10～35%と幅はあるものの，ARDS患者集団よりは低い数値となっている。

■メンタルヘルス

Nikayinら[14]のシステマティックレビューによると，ICU生存患者の退院後2～3カ月後，6カ月後，12～14カ月後の不安症状は32%，40%，34%であったとしている。また，Rabieeら[15]のシステマティックレビューでは，ICU生存患者の退院後2～3カ月後，6カ月後，12～14カ月後の抑うつ症状は29%，34%，29%であったとしている。同様に，Parkerら[16]のシステマティックレビューでは，PTSDは1～6カ月後でIESスコア35点以上が25%，20点以上が44%，7～12カ月後でIESスコア35点以上が17%，20点以上が34%であった。このように統合解析で見れば，それぞれの精神症状はICU生存患者の3～4割が有することになる。

ただし，これらの複数の症状を同時に調べた研究[17-19]では，2つ以上の症状を合併する患者が多く，その割合は3～5割近くに及んでいる。この3つの症状のうち，少なくとも1つを有する患者は1/2～2/3という高い割合を示していることから，メンタルヘルスの問題をかかえる患者は非常に多いと考える必要がある。

■PICS-F

ICU患者の家族もなんらかのメンタルヘルスの障害をきたすことが知られている。Davidsonら[20]のレビューによれば，ICU患者全体を対象とした場合の家族の不安，抑うつ，PTSDの割合は減少してはいくものの，3～6カ月時点でも不安が15～49%，抑うつが6～20%，PTSDが33～49%である。そして，患者と死別した家族の場合は，その割合が増加することが知られている。

Ⅲ PICSの原因とリスク因子

PICSの原因は大きく4つに分類できる。
①患者の疾患および重症度
②侵襲的な医療・ケア介入
③ICU環境要因（音，光，閉塞空間，ICU関連感染症など）
④患者の精神的要因（不眠をはじめとする種々のストレス，自分の疾患や経済面，家族の不安など）
である。これらの要因が複雑にからみあい，PICS発症に関わっているとされる（図5）。

PICSのリスク因子に関する報告は多く，多岐にわたるが，そのほとんどは観察研究であり，種々の交絡因子の排除が困難であるがためにRCTと結果に乖離が生じうる。例えば，重症度が高い患者ほど受けやすい侵襲度の高い治療介入があれば，その治療介入がPICSを発症するリスクの有無にかかわらず，リスク因子として検出されてしまうバイアスが生じうる。近年，propensity score matching解析により観察研究の質を高める手法もとられているが，それでもRCTとの結果の乖離が生じることは集中治療領域において複数の報告があり，解釈に注意を要する。また，研究の性質上，長期followに伴う多数のサンプル脱落も問題となる。

過去の観察研究結果やエキスパートオピニオンから「おそらくは好ましいものであろう」と考えられている治療が，RCTで評価するとむしろ悪化させてしまうケースもある。早期からの強化されたリハビリテーションが患者の予後を悪化させてしまったというRCTの報告が，COPD急性増悪[22]や脳卒中[23]においてすでに報告されている。これはわれわれ医療従事者の根底にあるバイアスを基にした質の低い研究デザインによるエビデンスへの警鐘と考えられる一傍証であろう。

RCT：randomized control trial

COPD：chronic obstructive pulmonary disease

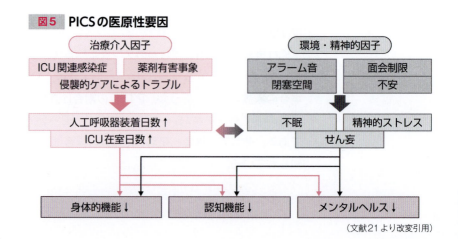

図5 PICSの医原性要因

（文献21より改変引用）

しかし一方で，RCTを行うこと自体困難を極めることも現実である。PICSの評価となれば年単位での長期followが必要となり，さらには対象集団の入院時のみならず疾患罹患前の状態のADL，QOLの把握も必要となる。現時点ではコホート研究に頼らざるをえない部分が大きいことも事実である。

■身体機能障害のリスク因子

ICU-AWのリスク因子としては，多臓器不全（最多は敗血症），ステロイド使用，神経筋遮断薬，高血糖，不動化などが知られている[24]。また，このほかにも高酸素血症，抗菌薬（クリンダマイシン，アミノグリコシド系），人工呼吸管理，APACHE Ⅱスコアなども報告されている。ただし，まだ病態機序自体が不明確であり，確定的なリスク因子とは言い難い。

神経筋遮断薬については，ARDSに対する投与を検討した複数のRCTにおいて，ICU-AWが神経筋遮断薬を投与した群で有意に多いとする結果は出ていない。しかし，これらのRCTで用いられたものはベンジルイソキノリウム系筋弛緩薬であり，わが国では未認可である。わが国で認可されているのはアミノステロイド系筋弛緩薬であり，ステロイド骨格をもつがゆえにICU-AWのリスクとなりうる可能性が否定できない。特に過去の観察研究では，ICU-AWを増加させるものとしてベクロニウムが挙げられているものが多いこと，神経筋弛緩薬とステロイドとの併用がICU-AW増加に関連している可能性が示唆されていることに注意が必要である。

■認知機能障害のリスク因子

ICU生存患者のリスク因子としてはせん妄が考えられている。確かに，ICUでせん妄を有したことと退院後の認知機能低下との間に関連性を示す研究は，Girardら[25]の報告をはじめいくつもある。せん妄は，DSM-5によると，身体疾患や中毒によって短期間で惹起される注意や意識の障害，認知機能障害とされている。すなわち，なんらかの原因で脳の機能障害が生じてせん妄が発生するのであり，長期の認知機能障害の原因はこの根本原因を知らなければならない。よって，せん妄の原因となるものは認知機能障害のリスクとなりうることを考えておかなければならない。ICUで発生するせん妄の原因は多数存在していて，個々の患者で異なる。せん妄が生じたときに，安易に薬剤を投与して抑えようとする前に，せん妄の原因をできる限り特定するようにしておかなければ，認知機能障害の原因となる脳の機能障害を遷延させることになる。

■メンタルヘルスのリスク

これまでのシステマティックレビュー[14-16]によると，ICU生存患者の不安・抑うつのリスク因子は，高齢，低収入，雇用のない状態，低い教育レベ

ICU-AWのリスク因子は，p.41図3参照

APACHE Ⅱ：Acute Physiology and Chronic Health Evaluation Ⅱ

Ⅳ PICSの概念と対策

ル，精神疾患既往，外傷歴，人工呼吸管理，ICU在室中および退室後の精神症状，せん妄，退院までの期間，妄想的記憶，ICUに在室していたときの記憶の欠落，退院後のQOL低下などが挙げられている。また，PTSDのリスク因子は，精神疾患既往，ベンゾジアゼピン系薬，ICU在室中および退室後の精神症状，ICUでの恐怖の記憶などが挙げられている。

■ PICS-F

PICS-Fのリスク因子としては，女性，若年，患者の年齢，低い教育レベル，重症疾患の配偶者，重症疾患小児の未婚の親，不安や抑うつなどの精神疾患の家族歴，患者の死亡，ICUスタッフの行動（家族とのコミュニケーションを含む）などが挙げられている[20]。

Ⅳ　おわりに

ここではPICSについて概説した。特に疫学に関しては，想像していた以上に多くの患者がPICSの問題を抱えていると感じたのではないだろうか。また，その原因やリスク因子の特性から，PICSを予防することがいかに大変であるかは，想像にかたくない。残念ながらまだPICSは提唱されて10年もたっていない概念であり，まだまだエビデンスが足りない領域であることに加え，わが国からはPICSの疫学データですら報告はほとんどない状況である。ICUでの代表疾患ともいえる敗血症においては，2013年よりGSAが毎年9月13日を世界敗血症デー（World Sepsis Day）と定め，世界敗血症宣言が出されている。この宣言のなかには，2020年までに達成すべき5つの目標が掲げられており，リハビリテーションが1つの項目として掲げられている。さらに，「Life after Sepsis」として，PICSに焦点をあてた取り組みもなされている。

GSA : Global Sepsis Alliance

われわれの目標はただ救命するのではなく，より質の高い救命による患者の社会復帰である（**図6**）。前述のとおり，国によってさまざまな背景があり，PICSはその影響を免れない。現時点では，わが国はこの領域において遅れをとっているといっていいだろう。今後研究が進み，ICU患者の救命率の向上とともにPICSの予防が進むことを期待したい。

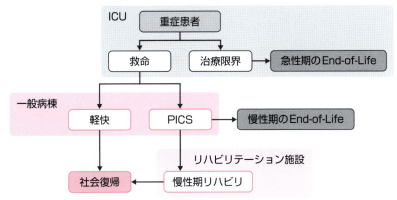

図6 重症患者の転帰

（文献21より引用）

 早期リハチェックポイント

Health-related Quality of Lifeとその指標

ICU生存患者の退院後の長期機能予後をどう評価するかであるが，例えば身体機能をみる際，患者の筋力や歩行能力を一人ひとり正確に評価していくのは非常に労力を要する。そこで重要となる概念がHRQoLである。その名のとおり，健康に関連した生活の質をみるものであり，現在PICSを評価する研究の多くでアウトカムとしてこのHRQoLを持ち出している。HRQoLを定量的・定性的に総合評価するうえで特にアウトカムとして使用されることが多いのはSF-36[26]とEQ-5D[27]であり，リハビリテーションによる長期機能予後を見る研究でもしばしば登場する。

SF-36には，physical functioning（身体機能），role physical（日常役割機能（身体）），bodily pain（身体の痛み），social functioning（社会生活機能），general health perceptions（全体的健康感），vitality（活力），role emotional（日常役割機能（精神）），mental health（心の健康）の8つの健康概念をカバーする36の質問項目からなる。

EQ-5Dは，3段階である質問項目で構成されており，移動の程度，身の回りの管理，普段の活動，痛み/不快感，不安/ふさぎ込み（抑うつ）の5項目からなる。また，これとは別に，EQ-VASがあり，これは視覚的なアナログスケールで個人に全体的な健康状態を0〜100の数字で記してもらうものである。

いずれも日本語訳があり，今後わが国で評価・研究を行ううえでも積極的に活用されたい。

HRQoL：health-related quality of life

SF-36：Short Form-36

EQ-5D：european quality of life-5 demensions

EQ-VAS：European Quality of life -Visual Analog Scale

引用文献

1) Winters BD, et al：Long-term mortality and quality of life in sepsis：a systematic review. Crit Care Med, 38（5）：1276-1283, 2010.
2) Kaukonen KM, et al：Mortality related to severe sepsis and septic shock among critically ill patients in Australia and New Zealand, 2000-2012. JAMA, 311（13）：1308-1316, 2014.
3) Needham DM, et al：Improving long-term outcomes after discharge from intensive care unit：report from a stakeholders' conference. Crit Care Med, 40（2）：502-509, 2012.
4) Elliott D, et al：Exploring the scope of post-intensive care syndrome therapy and care：engagement of non-critical care providers and survivors in a second stakeholders meeting. Crit Care Med, 42（12）：2518-2526, 2014.
5) Zorowitz RD, et al：ICU-Acquired Weakness：A rehabilitation perspective of diagnosis, treatment, and functional management. Chest, 150（4）：966-971, 2016.
6) Dettling-Ihnenfeldt DS, et al：Functional recovery in patients with and without intensive care unit-acquired weakness. Am J Phys Med Rehabil, 96（4）：236-242, 2017.
7) Wieske L, et al：Feasibility and diagnostic accuracy of early electrophysiological recordings for ICU-acquired weakness：an observational cohort study. Neurocrit Care, 22（3）：385-394, 2015.

8) Wieske L, et al : Early prediction of intensive care unit-acquired weakness using easily available parameters : a prospective observational study. PLoS One, 9 (10) : e111259, 2014.

9) Patel BK, et al : Impact of early mobilization on glycemic control and ICU-acquired weakness in critically ill patients who are mechanically ventilated. Chest, 146 (3) : 583-589, 2014.

10) Guirgis FW, et al : The long-term burden of severe sepsis and septic shock : Sepsis recidivism and organ dysfunction. J Trauma Acute Care Surg, 81 (3) : 525-532, 2016.

11) Kim WY, et al : Diaphragm dysfunction assessed by ultrasonography : influence on weaning from mechanical ventilation. Crit Care Med, 39 (12) : 2627-2630, 2011.

12) Wolters AE, et al : Cognitive impairment after intensive care unit admission : a systematic review. Intensive Care Med, 39 (3) : 376-386, 2013.

13) Hopkins RO, et al : Long-term neurocognitive function after critical illness. Chest, 130 (3) : 869-878, 2006.

14) Nikayin S, et al : Anxiety symptoms in survivors of critical illness : a systematic review and meta-analysis. Gen Hosp Psychiatry, 43 : 23-29, 2016.

15) Rabiee A, et al : Depressive symptoms after critical illness : A systematic review and meta-analysis. Crit Care Med, 44 (9) : 1744-1753, 2016.

16) Parker AM, et al : Posttraumatic stress disorder in critical illness survivors : a metaanalysis. Crit Care Med, 43 (5) : 1121-1129, 2015.

17) Huang M, et al : Psychiatric symptoms in acute respiratory distress syndrome survivors : A 1-year national multicenter study. Crit Care Med, 44 (5) : 954-965, 2016.

18) Wolters AE, et al : Long-term mental health problems after delirium in the ICU. Crit Care Med, 44 (10) : 1808-1813, 2016.

19) Bienvenu OJ, et al : Cooccurrence of and remission from general anxiety, depression, and posttraumatic stress disorder symptoms after acute lung injury : a 2-year longitudinal study. Crit Care Med, 43 (3) : 642-653, 2015.

20) Davidson JE, et al : Family response to critical illness : postintensive care syndrome-family. Crit Care Med, 40 (2) : 618-624, 2012.

21) 福家良太 : Post-Intensive Care Syndrome と栄養管理. 静脈経腸栄養, 31 (3) : 817-820, 2016.

22) Greening NJ, et al : An early rehabilitation intervention to enhance recovery during hospital admission for an exacerbation of chronic respiratory disease : randomised controlled trial. BMJ, 349 : g4315, 2014.

23) Bernhardt J, et al : Efficacy and safety of very early mobilisation within 24 h of stroke onset (AVERT) : a randomised controlled trial. Lancet, 386 (9988) : 46-55, 2015.

24) Schefold JC, et al : Intensive care unit-acquired weakness (ICUAW) and muscle wasting in critically ill patients with severe sepsis and septic shock. J Cachexia Sarcopenia Muscle, 1 (2) : 147-157, 2010.

25) Girard TD, et al : Delirium as a predictor of long-term cognitive impairment in survivors of critical illness. Crit Care Med, 38 (7) : 1513-1520, 2010.

26) Ware JE Jr, et al : The MOS 36-item short-form health survey (SF-36) . I. Conceptual framework and item selection. Med Care, 30 (6) : 473-483, 1992.

27) EuroQol Group : EuroQol — a new facility for the measurement of health-related quality of life. Health Policy, 16 (3) : 199-208, 1990.

IV-2

ICU-acquired weakness

飯田有輝

IV PICS の概念と対策

キーワード

ICU-AW，炎症，筋蛋白分解，早期リハビリテーション

キーポイント

① ICU-AW は，ICU の重症患者に合併する神経や筋の機能障害を呈する症候群である。ICU-AW は critical illness myopathy と critical illness polyneuropathy，2 つの特徴を併せもった critical illness neuromyopathy に分類される。

② ICU-AW は全身炎症反応を基盤とし，医原性リスク因子が複合的に絡んでいる。長期人工呼吸管理下にあり，鎮静や多量

のステロイドを使用した患者では，ICU-AW の合併を疑う。筋力評価である MRC score の合計が 48 点未満を診断基準とする。

③ ICU-AW に対するアプローチは医原性リスクの軽減である。ステロイド使用や過鎮静の回避，血糖管理，早期リハビリテーションが推奨される。

I　ICU-AW の概念

ICU : intensive care unit
QOL : quality of life

ICU-AW : ICU-acquired weakness

集中治療管理の発展により重症患者の生存率は，近年劇的に改善した。半面，集中治療室（ICU）を退室した後も，特異的な全身性の筋力低下や機能障害が残り，健康関連QOLや長期的な予後を悪化させると多数報告されている[1]。このような重症患者に併発する神経や筋の機能障害はICU-AWとよばれ，集中治療領域におけるその対策が注目されている[2, 3]。このような神経筋障害の疫学や病態が詳細にわかってきたのは最近のことである。ICU-AWは，敗血症，多臓器不全，長期人工呼吸管理のいずれかに該当する重症患者のうち約半数に発生するとされ[4]，またその発生には全身性炎症を背景にさまざまな医原性リスク因子が関連する[5]。

II　ICU-AW の疫学と臨床的特徴

■ICU-AW の診断

ICU-AWの発生率に関する報告は25～100％と幅広い。しかし，敗血症のような重症患者では高率に合併することから，人工呼吸管理が48時間を超える患者であれば，まずICU-AWの合併を疑うべきである。ICU-AWの

MRC : Medical Research Council

診断基準を**表1**に示す[6]。ICU-AWの診断には，Guillain-Barré症候群の筋力評価に用いられるMRC scoreが用いられる（**表2**）[7]。MRC scoreは，上肢は肩関節外転，肘関節屈曲，手関節伸展，下肢は股関節屈曲，膝関節伸展，足関節屈曲の6つの関節運動について，0〜5点の徒手筋力テストで評価する（計60点）。簡便かつ評価者間のばらつきが極めて少ないのが特徴である。鑑別すべき疾患は，Guillain-Barré症候群，重症筋無力症，ポルフィリア，Lambert-Eaton症候群，筋萎縮性側索硬化症，血管炎によるニューロパチー，頸髄症，ボツリヌス症などが挙げられる。

表1 ICU-AWの診断基準

下記1かつ2かつ3or4かつ5を満たす。
1. 重症病態の発症後に全身の筋力低下が進展
2. 筋力低下はびまん性（近位筋／遠位筋の両者），左右対称性，弛緩性であり，通常脳神経支配筋は侵されない
3. 4時間以上あけて2回行ったMRC scoreの合計が48点未満，または検査可能な筋の平均MRC scoreが4点未満。
4. 人工呼吸器に依存している。
5. 背景にある重症疾患と関連しない筋力低下の原因が除外されている。

（文献15より引用）

表2 MRC score

〈運動〉
　上肢：肩関節外転，肘関節屈曲，手関節背屈
　下肢：股関節屈曲，膝関節伸展，足関節背屈
〈Score〉
0. 筋収縮はみられず。
1. 筋収縮はみられるが，四肢の動きなし。
2. 四肢の動きはあるが，重力に対抗できない。
3. 四肢の動きがあり，重力に対抗して動かせる。
4. 重力と弱い抵抗に抗して動かせる。
5. 最大抵抗に抗して動かせる。

（文献16より引用）

■ICU-AWの病態

CIP : critical illness polyneuropathy

CIM : critical illness myopathy

CINM : critical illness neuromyopathy

　ICU-AWには，CIPとCIM，両方の特徴を併せもった（CINM）の3つの病態がある[4]。CIPは，脱髄を認めず感覚神経より運動神経に有意な軸索変性を特徴とした病態で，電気生理学的所見では伝導速度に異常はなく，筋や感覚神経の活動電位に振幅減少を認める[8]。病態生理として敗血症など炎症反応による末梢神経の微小血管障害が示されている[9]。CIMは，全身的な筋力低下と感覚機能の残存が主な特徴である[10]。その発生機序として，骨格筋崩壊を伴う異化作用がよく認められることから，全身的な炎症から引き起

CMAP : compound muscle action potential

こされた筋障害や，臥床による不活動が原因と考えられている[11]。筋電図や筋生検では筋原性変化を呈する。いずれにしても，CIM，CIPとも電気生理学的検査では複合筋活動電位（CMAP）の振幅は低下，神経電導速度は正常であるが，実際にはCIPとCIMを区別するのは困難である[12]。また，針筋電図や筋生検など侵襲的な評価方法は病態の把握に適しているが，一般臨床では患者への負担や感染管理の面から用いにくい。臨床所見からICU-AWを診断するしかないが，意識障害などMRCの測定が困難な患者では鑑別できない。

■ICU-AWの相

ICU-AW発生の病態生理学的プロセスには，早期および後期の少なくとも2つの相がある（図1）。敗血症などの重症疾患が発症してから3〜5日までの間に，全身炎症を背景とした早期段階（early phase）が急速に進行する。炎症が鎮静化すると，後期段階（late phase）が緩徐に持続する。炎症性筋萎縮の動物モデルで活性化される蛋白質分解の主な経路には，カルパイン系，ユビキチン-プロテアソーム系，オートファジー系がある（図2）が，惹起される経路は，early phaseとlate phaseでは異なると考えられる[13]。

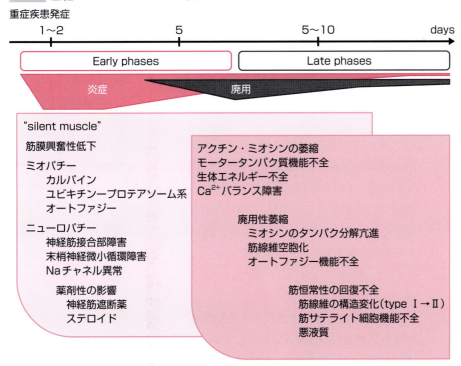

図1 各相におけるICU-AWの要因

図2 侵襲による筋蛋白代謝の主要な分子経路

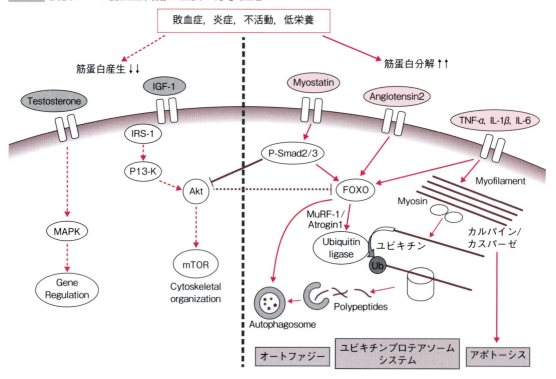

TNF: tumor necrosis factor
IL: interleukin

■ early phase

　病態生理学的には重症疾患に対する初期免疫応答が起こり，炎症性サイトカイン（TNF-α，IL-6，IL-1β）の産生，および補体（C3a，C5a）の活性が重要な炎症メディエーターとして作用する[14]。炎症性刺激により全身性の異化亢進状態となり，筋蛋白分解を引き起こす[15]。初期段階の筋蛋白分解はいくつかの細胞シグナル伝達系によって引き起こされるが，主な経路はカルパイン系とユビキチン-プロテアソーム系である[13]。またearly phaseにおけるCIPの要因は，膜脱分極障害による軸索機能不全である[16]。末梢神経における毛細血管の自動調節能が障害されるため，血管透過性が亢進し[17]，内膜に生じた浮腫により末梢神経血管に虚血が生じ，微小循環不全をもたらす[16]。特に，エネルギー需要が高い軸索の構造蛋白質の損傷は，末梢神経の軸索変性を引き起こす。

■ late phase

　late phaseでは，不活動が骨格筋萎縮の主な原因となる。不活動から誘引される筋蛋白分解系路にはユビキチン-プロテアソーム系が挙げられるが，その作用について報告は一定しない[18]。絶食および脱神経により骨格筋におけるオートファジー関連遺伝子の発現は著しく増加するため[19]，オートファジーは重要な筋蛋白質分解系であると考えられる。Hussainら[20]は，

ICU患者でもオートファジーによる横隔膜の筋蛋白分解が誘導されるが，重症患者の骨格筋の場合オートファジーによって分解されるp62の蓄積を認め，オートファジーが活性化していないことが示された[21]。重度の状態ではオートファジー機能不全が筋障害の原因となり，急性または持続性のCIMに関与すると考えられる。

CIPにおける不活動による活動電位の異常は，数時間以内に起こる[22]。病態の改善に伴い活動電位は速やかに回復するが，重症例ではこの改善が3〜6カ月以内にプラトーに達し，一部の患者は1〜2年後でも完全に回復しない。低興奮性の主な原因は，潜在的な脱分極とナトリウムチャネル不活性化である[23]。敗血症ラットの骨格筋では，筋に発現するナトリウムチャネルNaV1.4がNaV1.5に移行する現象を認め[24]，そのため脱分極の固定状態となり[25]，電気的非興奮性による筋不活動がもたらされる。

Ⅲ　ICU-AWのリスク因子

ICU-AWのリスク因子として，多臓器不全，不活動，高血糖，ステロイドや筋弛緩剤の使用が挙げられる（図3）[2, 5]。多臓器不全はICU-AWの主要なリスク因子だが，その主な原因は敗血症である。敗血症など全身性の強い炎症反応は，末梢微小循環障害[26]，ミトコンドリア損傷[27]，Naチャネルの不活動[28]を引き起こし，神経筋活動を障害する（図4）。この点からICU-AWも敗血症による多臓器不全の1つとしてとらえられる。

図3　ICU-AWの関連因子

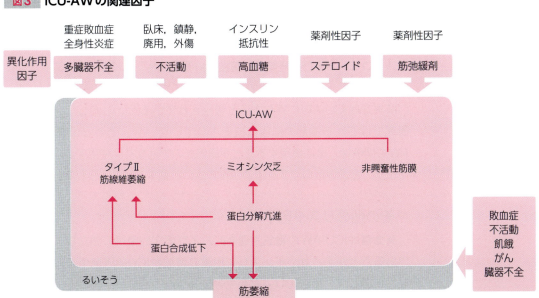

（文献2より引用）

図4 ICU-AWの病態

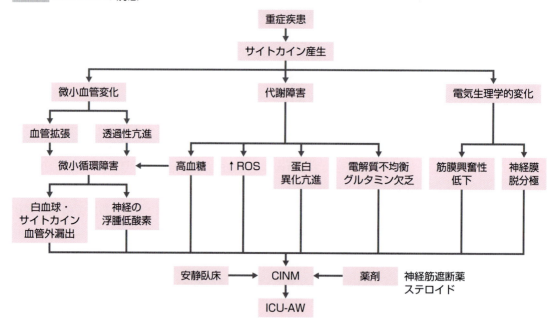

■不活動

　鎮静，ベッド上安静などの不活動は，骨や骨格筋量，筋力，および生理学的機能の著しい低下を誘発する。5日間の安静期間でも筋線維のサイズは3.5～10％，筋力は9～13％減少する[29]。安静による影響は骨格筋だけでなく呼吸機能にも及び[30]，人工呼吸管理の延長は**骨格筋や横隔膜の筋力低下**ならびに**電気生理学的異常**に関連する[22]。呼吸筋障害も末梢神経および骨格筋と同様，ICU-AWの一部であることを示している[31]。

■薬剤性

　ステロイドおよび神経筋遮断薬投与に伴う急性ミオパチーのリスクは，投与開始後24～48時間に増加する[32]。ステロイドと神経筋遮断薬がCIP/CIMまたはICU-AWに寄与すると報告されている[33]。しかし，いくつかの研究ではこれら薬剤の影響は確認されていない[34]。これらの薬物とICU-AWの関係は，単に使用することが誘因なのではなく，使用する用量やタイミング，および他のリスク因子が複合的に影響すると考えられる。

■その他のリスク因子

　高血糖はICU-AWの電気生理学的および臨床的徴候の独立した危険因子であることが示され，インスリン用量の増加がICU-AW発生を抑制する可能性がある[35]。他のICU-AW発生のリスク因子として，疾患重症度[36]，昇

圧薬およびカテコラミンの使用[36]，ICU入室期間[14]，腎不全および腎代替療法[36]，高浸透圧[26]，非経口栄養[26]，低アルブミン[14]，高齢[36]，および神経学的障害[14]が挙げられている。

Ⅳ ICU-AWに対するアプローチ

ICU-AWに対する明確なアプローチは確立されていない。ICU-AWのリスク因子は多岐にわたるため，考え方としては医原性リスクの逓減であり，ステロイドや過鎮静の回避，血糖管理，早期リハビリテーションが推奨される。ICU-AWの発生に対してリハビリテーションは予防的介入が基本であり，患者がICUに入室したら可及的早期に介入を考慮すべきである。運動療法はICU-AWのような神経筋の障害に対する主要なアプローチであり，早期離床と組み合わせることで，歩行距離の改善[37]，人工呼吸器離脱の促進や身体機能の改善が示されている[38]。また，人工呼吸患者に対し上肢運動を追加することで持久性や息切れの改善効果が期待されている[39]。負荷量は低負荷で1日に数回ずつ行う頻回抵抗運動が推奨されており，効果として筋量や筋力発揮および酸化酵素が増大する。滑車や弾性バンド，重錘，セラボールなど器具を用いた運動や，ベッド上臥位や座位で行えるサイクルエルゴメーターが有用である。しかしながら，鎮痛・鎮静範囲外や意識障害など自発運動が困難な患者では，他動的な関節可動域訓練，ストレッチ，固定，ポジショニング，外部からの刺激による他動運動を行う。ICUで行われる他動運動には，機器を用いた持続的他動運動（CPM，サイクルエルゴメーター）や，神経筋電気刺激療法（NMES）（図5）が挙げられる。ICUにおける早期リハビリテーションの効果は，主として人工呼吸器離脱や在院日数短縮などで，リハビリテーションによるICU-AW予防の直接的効果ははっきりと示されていない[40]。早期リハビリテーションによりインスリン投与量が減少し，

CPM：continuous passive motion
NMES：neuromuscular electrical stimulation

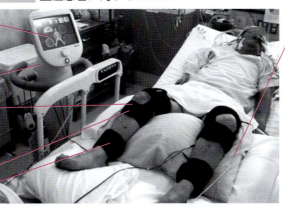

図5　重症患者に対するNMES

ICU-AWの発生率が低下した報告もあるが，対象者が少なく効果は極めて限定的といえる[41]。

V ICU-AW に対する早期リハビリテーション介入の実際

当院では，医師と看護師，専従理学療法士，臨床工学技士らと連携し，患者の病態や管理状況，鎮痛鎮静ならびに患者協力状態などにより，離床や運動のレベルアップを6段階に分けて進めている。以下に，ICU-AWを発症した症例に対する早期リハビリテーションについて述べる。

症例

症例：60歳代，女性，通常体重65.7 kg

診断名：腹膜炎，敗血症

現病歴：腹痛，発熱，体調不良を訴え来院。緊急にて腹壁瘢痕ヘルニア根治術が施行され，入院となる。手術翌日，レベル低下，血圧低下，酸素化能低下があり，ICU緊急入室となる。

経過

ICU入室1日目：気管内挿管，人工呼吸管理，循環不全のためVA-ECMO導入

- 呼吸循環：BIPAP，PEEP 16，FiO_2 0.4，P/F ratio 90，SBT不可
- 鎮痛鎮静：鎮痛フェンタニル，鎮静デクスメデトミジン（DEX），RASS −4，SAT不可
- リハプログラム：ステップ1，神経筋電気刺激療法（NMES）反応なし，体位ドレナージ（**図6**）

ICU入室4日目

- 体重71.0 kg
- 呼吸循環：BIPAP，PEEP 16，FiO_2 0.4，P/F ratio 272 VA-ECMO，BP 100/50，HR 50
- 鎮痛鎮静：フェンタニル，DEX，プロポフォール，RASS −4
- リハビリ評価：MRC 6，FSS 1
- リハプログラム：ステップ1，NMES反応なし，他動的関節運動

ICU入室7日目

- 体重 67.7 kg，VA-ECMO離脱
- 呼吸循環：BIPAP，PEEP 10，FiO_2 0.7，P/F ratio 140.8 ノルアドレナリン開始，BP 140/60，HR 110

VA ECMO：veno-arterial extracorporeal membrane oxygenation

BIPAP：bilevel positive airway pressure

PEEP：positive end expiratory pressure

SBT：spontaneous breathing trial

DEX：dexmedetomidine

RASS：Richmond Agitation-Sedation Scale

SAT：spontaneous awakening trial

BP：blood pressure

HR：heart rate

FSS：Functional Status Score

CAM-ICU：confusion assessment method for the ICU

ICDSC：Intensive Care Delirium Screening Checklist

PSV：pressure support ventilation

NPPV：non-invasive positive pressure ventilation

ARDS：acute respiratory distress syndrome

- 鎮痛鎮静：DEX，プロポフォール，RASS − 1
- リハビリ評価：MRC 24，FSS 2
- せん妄評価：CAM-ICU エラーあり，ICDSC 2
- リハプログラム：ステップ2，NMES反応あり，自動介助運動，端座位は未施行

ICU入室15日目

- 体重 67.9 kg，ステロイド使用，人工呼吸器離脱，気管チューブ抜管
- 呼吸循環：CPAP，PEEP 5，PSV 5，FiO_2 0.5，P/F ratio 201
  ノルアドレナリン離脱，BP 140/60，HR 110
  最大吸気圧28.0 cmH_2O，NPPV，I/E：12/8
- 鎮痛鎮静：DEX，プロポフォール，RASS ＋ 1
- リハビリ評価：MRC 36，FSS 3，握力右6 kgf，左2 kgf
- せん妄評価：CAM-ICU エラーあり，ICDSC 4
- リハプログラム：ステップ3，NMES，抵抗運動，車椅子移乗

ICU入室45日目

- 家族とともにリハ施行
- 体重 68.9 kg，ステロイド使用
- 呼吸循環：酸素マスク6 L，BP 126/52，HR 99，SpO_2 92%
- 鎮痛鎮静：なし，RASS − 1
- リハビリ評価：MRC 24，FSS 2，握力右6 kgf，左2 kgf
- せん妄評価：CAM-ICU エラー 3未満
- リハプログラム：ステップ4，NMES，抵抗運動，介助立位

ICU入室53日目（ICU退室）

- 体重 65.0 kg
- 呼吸循環：経鼻2 L，BP 110/60，HR 80
- 鎮痛鎮静：なし，RASS 0
- リハビリ評価：MRC 24，FSS 5
- せん妄評価：CAM-ICU 10（退室時）
- リハプログラム：ステップ4，NMES，抵抗運動，歩行以外のリハ延べ時間180分

ICU入室69日目（退室16日目）

- リハビリ評価：MRC 38
- リハプログラム：平行棒内歩行練習

ICU入室88日目（退室35日目）

- リハビリ評価：MRC 38
- リハプログラム：歩行器歩行軽介助 10 m：62秒06，握力右8 kgf，左5.5 kgf

図6 本症例の早期リハビリテーションプログラム

STEP	0	1	2	3	4	5
患者協力	なし	低い	中等度	ほぼ完全	完全	完全
*リスク基準	該当		全項目に該当しない			
ポジショニング	体位変換 (2 hrごと)	体位変換 (2 hrごと) ファウラー肢位	体位変換 (2 hrごと) G-UP90° 椅子座位	体位変換 (2 hrごと) 椅子座位 端座位 介助立位	移乗移動動作 端座位 介助立位	移乗移動動作 端座位 立位
理学療法	他動運動 呼吸理学療法	他動運動 CPM・機器 EMS 呼吸理学療法	他動運動 自動運動 EMS レジスタンス トレーニング エルゴメーター	他動運動 自動運動 EMS レジスタンス トレーニング (低) エルゴメーター ADL動作	他動運動 自動運動 EMS レジスタンス トレーニング (中) エルゴメーター ADL動作 歩行器歩行	他動運動 自動運動 EMS レジスタンス トレーニング (高) エルゴメーター ADL動作 介助歩行

1日目 NMES反応なし, 体位ドレナージ RASS − 4	**7日目** NMES反応あり, 自動介助運動 RASS − 1 MRC 24,FSS 2	**15日目** NMES, 抵抗運動,介助立位 RASS + 1 MRC 36,FSS 3	**45日目** NMES,抵抗運動,介助立位 RASS − 1 MRC 24,FSS 2
2日目 NMES反応なし, 他動的関節運動 RASS − 4 MRC 6,FSS 1			**53日目** NMES,抵抗運動,歩行以外のリハ RASS 0 MRC 24,FSS 5
			69日目 平行棒内歩行練習 MRC 38
			88日目 歩行器歩行軽介助 10 m: 62秒06 MRC 38
			116日目 歩行器歩行軽介助 10 m: 32秒21 MRC 42

（文献42より改変引用）

ICU入室116日目（退室63日目）
- リハビリ評価：MRC 42
- リハプログラム：歩行器歩行軽介助 10m：32秒21，握力右8.5kgf，左6.2kgf

ICU入室131日目（退室78日目）
- 退院前リハビリテーション訪問指導実施

ICU入室139日目（退室86日目）病院退院

　上記の患者は，敗血症ショックによる多臓器不全で補助循環装置を装着し，ARDSの併発により長期人工呼吸管理やステロイド投与が施されていた．ICU退室後も長期にわたり骨格筋筋力低下が遷延したことから，ICU-AWを発症していたと考えられる．ICU入室中はリハプログラム表を用い，患者の身体的ならびに精神的レベルに合わせステップ式に離床や運動療法を進めた．また，早期より神経筋電気刺激療法も用いた．しかし，高度の侵襲が加わり低下した身体機能を，ICU入室中に回復させることは困難である．ICU入室中からプログラムに則り，段階的かつ切れ目のないリハビリテーションをICU退室後も続けていくことが重要である．

早期リハチェックポイント

　生体に侵襲が加わると異化亢進状態となり，筋蛋白質はアミノ酸に分解される．これらアミノ酸は糖新生や，一部グルタチオンおよび急性相蛋白質の合成に，エネルギーや材料として使用される（内的エネルギー供給）．分解される筋蛋白質は，筋蛋白質の60〜70％を占める筋原線維（アクチン，ミオシン）に由来する[43]．分解によって1日に喪失する筋蛋白量は飢餓状態で75gだが，敗血症のような強いストレスを受けた患者では250gになる．これは，筋量の750〜1,000gに相当する[44]．特に高齢者や合併症をもつ患者ではICU入室前より筋量が減少しており，ICUを退室しても長期にわたって重篤な運動障害や疾病に対する予備能低下が残り続ける．一度減少した筋量を再び増やすには疾病管理と併せて長期間のリハビリテーションが必要となるため，ICU在室中から栄養管理と運動療法を中心とした筋量減少を食い止める手立てが必要である．

引用文献

1) Herridge MS, et al：Functional disability 5 years after acute respiratory distress syndrome. N Engl J Med, 364（14）：1293-1304, 2011.
2) Schefold JC, et al：Intensive care unit - acquired weakness (ICUAW) and muscle wasting in critically ill patients with severe sepsis and septic shock. J Cachexia Sarcopenia Muscle, 1（2）：147-157, 2010.
3) Schweickert WD, et al：Early physical and occupational therapy in mechanically ventilated, critically ill patients：a randomised controlled trial. Lancet, 373（9678）：1874-1882, 2009.
4) Stevens RD, et al：Neuromuscular dysfunction acquired in critical illness：a systematic review. Intensive Care Med, 33（11）：1876-1891, 2007.
5) de Jonghe B, et al：Intensive care unit-acquired weakness：risk factors and prevention. Crit Care Med, 37（10 supple）：S309-S315, 2009.
6) Stevens RD, et al：A framework for diagnosing and classifying intensive care unit-acquired weakness. Crit Care Med, 37（10 supple）：S299-S308, 2009.
7) Bittner EA, et al：Measurement of muscle strength in the intensive care unit. Crit Care Med, 37（10 supple）：S321-S330, 2009.

8) Latronico N, et al : Simplified electrophysiological evaluation of peripheral nerves in critically ill patients : the Italian multi-centre CRIMYNE study. Crit Care, 11 (1) : R11, 2007.

9) Zink W, et al : Critical illness polyneuropathy and myopathy in the intensive care unit. Nat Rev Neurol, 5 (7) : 372-379, 2009.

10) Latronico N, et al : Critical illness myopathy and neuropathy. Lancet, 347 (9015) : 1579-1582, 1996.

11) Bogdanski R, et al : Critical illness polyneuropathy and myopathy : do they persist for lifetime ? Crit Care Med, 31 (4) : 1279-1280, 2003.

12) Latronico N : Neuromuscular alterations in the critically ill patient : critical illness myopathy, critical illness neuropathy, or both ? Intensive Care Med, 29 (9) : 1411-1413, 2003.

13) Files DC, et al : A conceptual framework : the early and late phases of skeletal muscle dysfunction in the acute respiratory distress syndrome. Crit Care, 19 : 266, 2015.

14) Cohen J : The immunopathogenesis of sepsis. Nature, 420 (6917) : 885-891, 2002.

15) Callahan LA, et al : Sepsis-induced myopathy. Crit Care Med, 37 (10 supple) : S354-S367, 2009.

16) Gorson KC : Approach to neuromuscular disorders in the intensive care unit. Neurocrit Care, 3 (3) : 195-212, 2005.

17) Hermans G, et al : Metabolic aspects of critical illness polyneuromyopathy. Crit Care Med, 37 (10 supple) : S391-S397, 2009.

18) Jespersen JG, et al : Activated protein synthesis and suppressed protein breakdown signaling in skeletal muscle of critically ill patients. PLoS One, 6 (3) : e18090, 2011.

19) Sakuma K, et al : The intriguing regulators of muscle mass in sarcopenia and muscular dystrophy. Front Aging Neurosci, 6 : 230, 2014.

20) Hussain SN, et al : Mechanical ventilation-induced diaphragm disuse in humans triggers autophagy. Am J Respir Crit Care Med, 182 (11) : 1377-1386, 2010.

21) Vanhorebeek I, et al : Insufficient activation of autophagy allows cellular damage to accumulate in critically ill patients. J Clin Endocrinol Metab, 96 (4) : E633-E645, 2011.

22) Novak KR, et al : Inactivation of sodium channels underlies reversible neuropathy during critical illness in rats. J Clin Invest, 119 (5) : 1150-1158, 2009.

23) Rich MM, et al : Crucial role of sodium channel fast inactivation in muscle fibre inexcitability in a rat model of critical illness myopathy. J Physiol, 547 (Pt 2) : 555-566, 2003.

24) Khan J, et al : Mechanisms of neuromuscular dysfunction in critical illness. Crit Care Clin, 24 (1) : 165-177, 2008.

25) Filatov GN, et al : Hyperpolarized shifts in the voltage dependence of fast inactivation of Nav1.4 and Nav1.5 in a rat model of critical illness myopathy. J Physiol, 559 (Pt 3) : 813-820, 2004.

26) Garnacho-Montero J, et al : Critical illness polyneuropathy : risk factors and critical consequences. A cohort study in septic patients. Intensive Care Med, 27 (8) : 1288-1296, 2001.

27) Carré JE, et al : Survival in critical illness is associated with early activation of mitochondrial biogenesis. Am J Respir Crit Care Med, 182 (6) : 745-751, 2010.

28) Novak KR, et al : Inactivation of sodium channels underlies reversible neuropathy during critical illness in rats. J Clin Invest, 119 (5) : 1150-1158, 2009.

29) Suetta C, et al : Aging affects the transcriptional regulation of human skeletal muscle disuse atrophy. PLoS ONE, 7 (12) : e51238, 2012.

30) Jaber S, et al : Rapidly progressive diaphragmatic weakness and injury during mechanical ventilation in humans. Am J Respir Crit Care Med, 183 (3) : 364-371, 2011.

31) Zifko UA, et al : Clinical and electrophysiological findings in critical illness polyneuropathy. J Neurol Sci, 159 (2) : 186-193, 1998.

32) Hermans G, et al : Interventions for preventing critical illness polyneuropathy and critical illness myopathy. Cochrane Database Syst Rev, (1) : CD006832, 2014.

33) Massa R, et al : Loss and renewal of thick myofilaments in glucocorticoid-treated rat soleus after denervation and reinnervation. Muscle Nerve, 15 (11) : 1290-1298, 1992.

34) Papazian L, et al : Neuromuscular blockers in early acute respiratory distress

syndrome. N Engl J Med, 363 (12) : 1107-1116, 2010.

35) Patel BK, et al : Impact of early mobilization on glycemic control and ICU-acquired weakness in critically ill patients who are mechanically ventilated. Chest, 146 (3) : 583-589, 2014.

36) Nanas S, et al : Predisposing factors for critical illness polyneuromyopathy in a multidisciplinary intensive care unit. Acta Neurol Scand, 118 (3) : 175-181, 2008.

37) Nava S : Rehabilitation of patients admitted to a respiratory intensive care unit. Arch Phys Med Rehabil, 79 (7) : 849-854, 1998.

38) Chiang LL, et al : Effects of physical training on functional status in patients with prolonged mechanical ventilation. Phys Ther, 86 (9) : 1271-1281, 2006.

39) Porta R, et al : Supported arm training in patients recently weaned from mechanical ventilation. Chest, 128 (4) : 2511-2520, 2005.

40) Kress JP, et al : ICU-acquired weakness and recovery from critical illness. N Engl J Med, 370 (17) : 1626-1635, 2014.

41) Patel BK, et al : Impact of early mobilization on glycemic control and ICU-acquired weakness in critically ill patients who are mechanically ventilated. Chest, 146 (3) : 583-589, 2014.

42) Morris PE, et al : Early intensive care unit mobility therapy in the treatment of acute respiratory failure. Crit Care Med, 36 (8) : 2238-2243, 2008.

43) Burnham EL, et al : Myopathies in critical illness : characterization and nutritional aspects. J Nutr, 135 (7) : S1818-S1823, 2005.

44) Smith IJ, et al : Calpain activity and muscle wasting in sepsis. Am J Physiol Endocrinol Metab, 295 (4) : E762-E771, 2008.

IV-3 ICU入室患者における重症疾患後の認知機能障害

Ⅳ　PICSの概念と対策

児島範明　松木良介　端野琢哉

キーワード

重症疾患後の認知機能障害（CIACI），認知機能，リハビリテーション

キーポイント

①CIACIはICU入室患者など重症疾患発症後に引き起こされる認知機能障害であり，機能的な予後の不良因子である。

②CIACIの発症に関連する因子の検討が行われているが，まだCIACIの定義は定まっておらず，診断基準がないため研究結果の比較には慎重な検討が必要である。

③近年，CIACIの予防や軽減に対するリハビリテーションの研究が取り組まれ始めたところである。

④CIACIのリハビリテーションは，患者の認知的側面だけでなく包括的に取り組まなければならない。

Ⅰ　はじめに

　昨今高齢化が進み認知機能が注目されるなかで，集中治療領域でも生存患者の認知機能障害についての議論が盛んになってきている。救命された患者の長期予後に関する調査研究では，就労が可能な年齢の患者であっても認知機能障害をきたすと社会生活に問題を抱えると報告している。また，高齢者は認知機能障害に加え身体機能障害や心理的問題の合併によって著しく日常生活動作（ADL）が阻害されやすく，自宅生活に順応できず介護者の支援を要し，患者だけでなく家族も含め生活の質を低下させてしまう。このように，集中治療により生存した重症患者は認知機能障害によって，社会生活に問題を抱えているため，認知機能障害の軽減・予防に関する研究の重要性が増してきている[1]。本項では集中治療室に入室した重症患者の認知機能障害について概説し，当院で実践しているリハビリテーションの視点を加えて解説する。

ADL : activities of daily living

Ⅱ　重症疾患後の認知機能障害（CIACI）

　重症疾患によりICUに入室する患者の認知機能障害はCIACIとよばれ，

ICU : intensive care unit
CIACI : cognitive impairment after critical illness

ICU入室患者に多くみられる。CIACIは死亡率の上昇[2]，職場復帰の制限[3]，ADLとQOLの低下[4]に影響を与えると報告されている。このような転帰を悪化させるCIACIは，ここ17年以内にしか認識されておらず，それらの研究のほとんどは認知機能障害の有無や程度に焦点が当たっており，重症疾患が認知機能障害を引き起こすメカニズムに関する報告は少ない[5]。それは救命を最優先にした救急治療現場において，入院前の認知機能や脳の解剖学的形態，神経線維の機能的な連結などを把握することが難しく，既存の認知機能障害や他の認知機能障害をきたす疾患との鑑別に慎重さが必要とされるためである。そのため，これまでのCIACI研究の大部分は既存の認知障害を有する患者を除外し，認知機能を神経心理学的側面によって検査してきた流れがある[6]。

■CIACIの概念

PICS : post intensive care syndrome

　米国集中治療医学会合同カンファレンスにおいて，PICSといった身体機能のみならず認知機能障害や精神機能障害，さらに家族への心理的影響を問題視した概念が報告されて以降，求められる救急医療の形は，救命できた患者やその家族が抱える問題をいかに軽減・予防できるか，というところに焦点が当たっている[7]。そして，この概念の一角を担うCIACIはPICSの提唱と同時に，ICU退室後の患者の解決すべき点として広く認識されつつある。

　しかし，実際には認知機能低下をきたした患者がCIACIなのかどうかを判断する診断基準は定まっておらず，定義が確立していない。これまでCIACIの過去の研究では認知機能を検査するためにさまざまな神経心理学的検査が使用され，障害の定義が研究間で異なるうえに異なる疾患群であったため，研究間の認知機能障害の比較には注意が必要であるといわれている[8]。そのため，CIACIの定義が必要であるという幅広い合意はあるが，他の認知機能障害と比較してどのように定義するかのコンセンサスはまだ得られていないのが現状である[9]。

　特に，過去のCIACI研究の限界は，ICU入室前に認知症診断などがされていれば，新たな認知機能障害がどのような役割を果たすかが判断できない点である[1]。そのため，CIACIが認知症のように進行性のパターンを反映するのか，あるいはある時点で固定化される静的なパターンを示すのかが問題となっており[9]，現状では認知症のように進行性に認知機能障害を示さない**静的なパターンがCIACIの認識**となっている。

　また，認知機能は知的能力，加齢，教育や職業，生活習慣の影響を受けるため，認知機能のベースラインを把握することに困難を要する。そのため，ICU退室後に認知機能が低下したのかどうかは医学的現症に加え神経心理学的検査結果，病歴，生育歴，教育歴，検査データ（CT，MRI，脳波，血液検査）などで総合的に検討する必要がある。このように，集中治療領域にお

Ⅳ PICSの概念と対策

51

いてCIACIがPCISの概念として認識され始めたが，その概念に見合う定義の規定が喫緊の課題である。

■ CIACIのパターン

一般的にCIACIは遂行機能，注意機能，記憶，集中力が特徴であると報告されている[8,10,11]。認知機能の経時的な変化については個人差があり，時間経過とともに改善の経過をたどるが，一部の患者において寛解しない者も存在し，退院後約1〜2年間で症状が固定化するといわれている[8]（**図1**）。これらからもCIACIは単に既存の認知機能低下の継続ではないことが明らかになりつつあるが，CIACI研究ではベースラインの認知機能および病理学的データがないため，関連性の強さまたはあらゆる因果関係に関する決定的な結論とは言い切れない[8]。

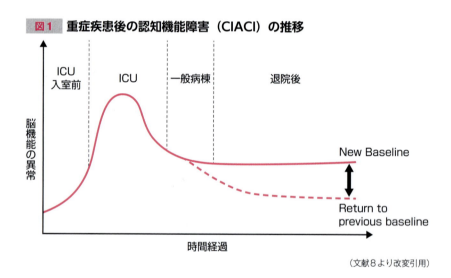

図1 重症疾患後の認知機能障害（CIACI）の推移

（文献8より改変引用）

■ CIACI発生の要因とメカニズム

CIACI発生の機序については，脆弱な生体〔例：高齢，既存の認知機能不全，アポリポ蛋白E遺伝子（ApoE），認知予備能の減少など〕の神経変性プロセスが新たな侵襲的因子（例：低酸素血症，低血圧，貧血，発熱，高血糖，全身性炎症，重症敗血症，薬理学的作用，腎不全および肝不全）によって加速するのではないかといわれている[8,12]（**図2**）。また，ICUに入室する重症疾患の代表でもある急性呼吸促迫症候群（ARDS）と敗血症（sepsis）に伴う脳損傷についてもいくつか報告がされている。HopkinsらはARDS生存患者におけるCT画像の観察研究において，一致した対象被検者と比較して有意な脳萎縮および脳室拡大が存在することを報告した[13]。また，Semmlerらは敗血症性ショックに至った患者のMRI画像において，左海馬

ApoE：Apolipoprotein E

ARDS：acute respiratory distress syndrome

の体積が健常対象群と比較して6〜24カ月の追跡調査で著しく減少していたと報告している[14]。

図2　CIACIに関する仮説メカニズムのイメージ

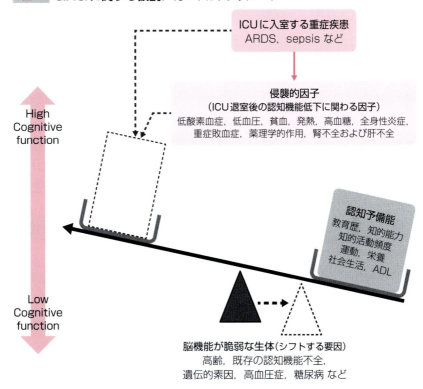

■CIACIとせん妄との関係

せん妄は重症疾患後の急性脳機能不全として注目されている。ICU滞在中のせん妄期間が長いと，より認知機能が低下すると報告されている[10]。また，ICU滞在中のせん妄スクリーニング（ICDSC[*1]）の平均値が高いほど退院時の認知機能障害リスクを1.6倍高めるとも報告されており[15]，せん妄はCIACI発生の独立した因子である。しかし，せん妄自体は急性の認知機能異常の総称でなんらかの原因によって生じる症候群であり，せん妄がCIACIの原因になっているのか，認知機能低下をきたすせん妄以外の要因がCIACIを誘発しているのかは，まだ明らかになっていない。

一方で，急性呼吸不全とショック患者を対象に，せん妄が脳の解剖学的形態にどのような影響を及ぼしているのかを検討した報告がある。この研究では，MRIを用いてICU滞在中にせん妄エピソードがない患者とICU滞在中にせん妄を認めた患者の脳室と脳実質の比率，各脳実質容積を比較検討している[16]。せん妄期間が長い患者群では，退院時と退院後3カ月時において

*1　ICDSC
全8項目ありICU滞在中に測定され，当院では4点以上をせん妄陽性判定としている。

ICDSC：Intensive Care Delirium Screening Checklist

せん妄期間が短い患者群と比較して有意な脳萎縮を示し，退院後3カ月時の脳萎縮は退院後12カ月時の全般的な認知機能低下と有意に関連していた。さらに退院後3カ月時のMRIにおける前頭葉，視床，および小脳の容積の減少は退院後12カ月時の遂行機能と視覚機能の有意な低下に関連し，せん妄の遷延が脳実質の萎縮や脳室の拡大といった解剖学的形態の変化に影響する可能性を示した[16]。また，せん妄と認知機能に関する研究での神経病理学的検査を受けた患者では，認知症の病理学的プロセスに起因する認知機能の低下に加えて，せん妄発症が認知機能の低下を加速させると報告している[12]。このように，ICU入室患者のせん妄に関する研究結果は重症疾患の生存者におけるさまざまな解剖学的変化および中枢神経系の機能的連結の崩壊をとらえており，神経心理学検査上の認知機能低下の原因である可能性や既存の認知機能障害を加速させる可能性を示唆している[8]。

Ⅲ　CIACI に対する予防・改善策

　CIACIを予防または改善させるための戦略には，前述の要因を考慮し，
①重症疾患に伴う急性脳傷害の要因の回避
②せん妄を予防・軽減するための介入
③認知療法を含む身体的および精神的リハビリテーション介入
が報告されており，以下にリハビリテーションの視点で解説していく。

■重症疾患に伴う急性脳傷害の要因の回避
　ICU滞在中は血行動態，血糖値および酸素化レベルの最適化は，将来のCIACIを防ぐ可能性があるといわれている[17]。そのため，リハビリテーション職種においては重症疾患患者に対するリハビリテーション中の低血圧や低酸素のイベントを起こさないようにモニタリングしながら，早期離床を進めていく必要がある。また，離床中に血行動態や酸素化が正常値であるにもかかわらず覚醒水準の低下や変動するような場合は脳への低灌流も考えられるため，身体所見や神経学的所見にも気を配ることが重要である。

■せん妄を予防・軽減するための介入

ABCDE バンドル：
Awakening and Breathing Coordination of daily sedation and ventilatior removal trials，Choice of sedative or analgesic exposure，Delirium monitoring and management，Early mobility and Exercise

　せん妄に対して予防・軽減を図ることは，せん妄が引き起こす二次障害を軽減することにつながると考えられている[18]。これまでせん妄に対しては人工呼吸器管理や鎮静管理，せん妄モニタリング，早期離床などの包括的なアプローチであるABCDEバンドルが適用されてきたが，ABCDEバンドルがCIACIに及ぼす影響については明らかではない。鎮静管理については，内科系ICUに入室した人工呼吸器患者に対してSATを実施した群と対象群に

SAT : Spontaneous
Awakening Trial

分けた無作為比較試験では，退院後3カ月後の認知機能障害の発生率が
SATを行った群で有意に低かった（70% vs 90%）ことが報告されてい
る[19]。非薬物療法として最近注目されているICUにおけるせん妄へのリハ
ビリテーション介入については，日本版PADガイドラインで日常生活活動
の獲得や自立を促すとともに，認知・精神障害の評価や介入を行うことが推
奨されている[20]。その背景のエビデンスとして，Schweickertらが理学療
法士・作業療法士のADL介入プログラムを含む介入によって，ICUの人工
呼吸器装着期間の短縮，せん妄期間の減少が確認されたことで早期リハビリ
テーションの有効性を立証させている[21]。さらに近年，ICU滞在中の高齢
非人工呼吸器装着患者に対して早期かつ集中的な作業療法がせん妄管理にお
いて効果があるのかを検討した報告では，介入群においてせん妄発生率が有
意に低く（対象群20% vs 介入群 3%），せん妄期間も有意に介入群で短か
MMSE : Mini-Mental State
Examination
ったと報告している。さらに，退院時のMMSE（全般的な認知機能検査）
においても，有意に認知機能が維持され国内の年齢基準値と同等の結果であ
った（対象群26点 vs介入群 28点：p＝0.04）[18]。このように，ICU入室
患者のせん妄をモニタリングし予防・改善を図る介入により，CIACIを予防
する可能性が示唆されている。

■認知療法を含む身体的および精神的リハビリテーション介入

　認知機能障害はしばしばICU退室後，数年以上持続するため，これらの
機能障害を予防または改善するための研究が必要であるといわれている[22]。
しかし，予防的効果が確認されるまでは，より伝統的な介入が行われている
脳損傷集団（無酸素症および外傷性脳傷害）のように，リハビリテーション
に焦点を当てるべきである[22]。残念なことに，ICU入室患者を対象とした
認知リハビリテーションについての研究はほとんどないのが現状であるが，
以下に数少ないCIACIに対するリハビリテーションの報告について概説す
る。また，**表1**にHopkinsが報告しているICU生存患者に対する認知リハ
ビリテーションについて提示しておく[22]。

IV
PICSの概念と対策

表1 仮説に基づいた多面的認知リハビリテーションプログラム

Cognitive impairments	Cognitive interventions
基本的技術 注意 反応時間 処理速度 ワーキングメモリー	注意-持続的遂行/集中力課題 コンピューター課題（反応速度） 複数課題の要求
複合的技術 シークエンス 記憶 　短期記憶 　長期記憶	シークエンス課題（目的，課題，社会的シークエンス） 間隔伸張法，誤りなし学習，手がかりを減らすなどの介入 外的記憶代償補助機器の使用（ノート，電子機器）
遂行機能 問題解決 抽象的推論 セットシフティング（切り替え） 意思決定 戦略的技術	多段階的問題解決トレーニング 目標管理トレーニング（GMT） 自己モニタリングトレーニング（誤反応の自己修正） 情動的自己調節トレーニング（行動および情動の修正と制御）

GMT：goal management training

(文献22より引用)

■ ICUにおける予防的認知リハビリテーション

　近年，Brummelらが集中治療を要する重症疾患患者を対象に認知機能療法を含んだ介入の安全性と実施可能性を示した。しかし，介入の有効性は長期的にみていく必要があり，その介入効果についてはまだ結論に達していない[23]。また，この介入研究ではいくつかの課題が浮き彫りになっている。認知リハビリテーションの開始時期やリハビリテーションプログラム内容については，検討する必要がある。この研究の認知プログラムは，過去の研究において示された認知機能障害領域を元に選択されている。Hopkinsは認知機能を評価するための神経心理学的検査から採用された認知トレーニングによって（例えば数唱など）特定のスキルの向上はみられるが，その向上した機能が他の認知領域への汎化や機能的転帰に一般化しないことが示されていると言及している[22]。さらに付け足して，認知リハビリテーションは記憶（内容として，臨床情報や自伝的事象[*2]など）やクロスワードパズル，ビデオゲームなどの注意のような現実世界での認知機能に基づいているかを考慮する必要があると報告している[22]。

＊2　自伝的事象
生活のなかで経験した出来事に関すること。

■ ICU退室後の認知リハビリテーション

　ICU生存患者で観察された最も一般的な認知障害に対する介入の報告は，遂行機能に焦点を当ててリハビリテーションが行われたものがある[6]。内科系ICUを退室し退院時に認知機能障害または身体機能障害を有する患者（n＝21）を対象とした無作為化試験では，ビデオ遠隔リハビリと直接訪問リハビリを受けた介入群（n＝13）と通常ケアのみの対象群（n＝8）を比較している。介入は12週間の認知および機能的リハビリテーションプログラ

ムを受けた介入群で3カ月後のフォローアップ時の有意な遂行機能の改善（p＜0.01）を示した[24]。サンプルサイズは小さいが、この研究の結果はCIACIおよび機能的転帰を改善するための有効なアプローチになりうることを示した。このようにICU生存患者の認知リハビリテーションに関する研究は初期段階にあり、ICUの集団で観察されている広い範囲の認知障害に対して、認知リハビリテーションの効果を確認するためのさらなる研究が必要である[8, 22]。

IV　症例提示

CIACIに対するリハビリテーションは、ICU入室前、ICU滞在中、ICU退室後、退院前後で認知機能低下の程度や低下している認知領域によってプログラムは異なる。では、症例を通して、当院でのICU入室患者の認知機能に対する取り組みに焦点を当てて紹介する。

症例1：長期人工呼吸器管理とせん妄の遷延をきたし退院後まで認知機能が低下した症例

症例：70歳代、女性
診断名：ARDS
併存症：糖尿病

経過：急性呼吸不全にてICUに入室、ARDSの診断となり人工呼吸器管理となった（入室時の重症度はAPACHE Ⅱ：23点）。

発症3日目に理学療法と作業療法が処方されリハビリテーションを開始した。しかし、病態が安定せず2度の人工呼吸器離脱を試みるも血行動態と呼吸状態の悪化を示したため再挿管となった。人工呼吸器離脱困難に対する精査で冠動脈の三枝病変が原因であることが疑われ、PCIが施行された後に人工呼吸器を離脱し一般病棟へ転室に至った（ICU滞在日数 42日間）。

ICU滞在中のせん妄期間は21日間であり、ICDSCの平均値（ICU滞在中のICDSC合計/ICU滞在日数）は3.41点、せん妄のサブタイプは混合型であった（ICDSCにて4点以上をせん妄陽性とし、せん妄のサブタイプについてはRASSにより判断）。

ICU退室後は起立動作に中等度介助が必要な状況で、四肢筋力の著明な低下を認めた。ICU退室後も理学療法・作業療法介入は継続し、一般病棟の滞在は29日間、その後回復期リハビリテーション病棟にて82日間のリ

APACHE Ⅱ：Acute Physiology and Chronic Health Evaluation Ⅱ score

RASS：Richmond agitation-sedation scale

ハビリテーションを受けて自宅復帰となり，その2カ月後に仕事復帰した。
以下に認知機能の経過とその際のリハビリテーション介入を示す（図3, 4）。

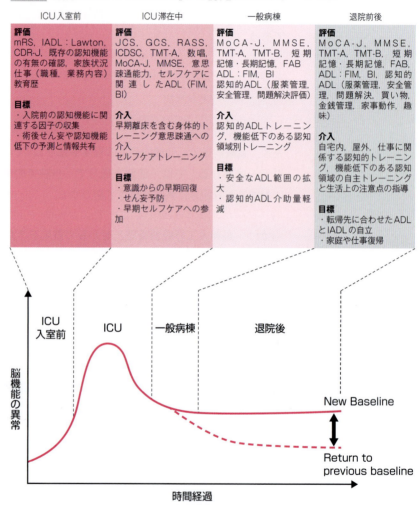

図3 当院におけるCIACIに対する認知リハビリテーション

入院前のADL評価：mRS（日本版modified Rankin Scale）
IADL（instrumental activities of daily living，手段的日常生活活動尺度）評価：Lawton
入院前の認知症スクリーニング評価：臨床認知症尺度-日本版（CDR-J：Clinical Dementia Rating Scale-J）
意識の評価：JCS（Japan Coma Scale）・GCS（Glasgow Coma Scale）
鎮静の評価：RASS（Richmond Agitation-Sedation Scale）
せん妄の評価：ICDSC（Intensive Care Delirium Screening Checklist）
全般的な認知機能評価：MoCA-J（Montreal Cognitive Assessment-Japanese）・MMSE（Mini-Mental State Examination）
注意機能評価：TMT-A，B（Trail Making Test part A，B）
ADL評価：FIM（Functional Independence Measure）・BI（Barthel Index），
前頭葉機能評価：FAB（Frontal Assessment Battery）

（文献8より改変引用）

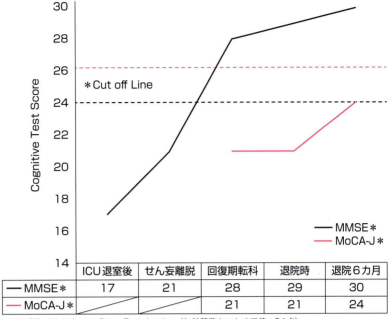

図4 本症例における全般的認知機能検査の経過

	ICU退室後	せん妄離脱	回復期転科	退院時	退院6カ月
MMSE*	17	21	28	29	30
MoCA-J*			21	21	24

*MMSE：Mini-Mental State Examination（年齢基準カットオフ値：24点）
MoCA-J：Montreal Cognitive Assessment of Japanese version（カットオフ値：26点）.

*3　mRS：日本版 modified Rankin Scale[25]
日常生活における制限の程度を0～6の7段階で判定する尺度である。項目は0：まったく症候が無い，1：症候はあっても明らかな障害はない，2：軽度の障害，3：中等度の障害，4：中等度から重度の障害，5：重度の障害，6：死亡，であり，本人や家族からの情報でADLを把握することができる。

*4　IADL評価[26]
手段的日常生活活動尺度は身の回りの動作以外の屋内だけでなく屋外における活動も反映した評価であり，電話の使用，買い物，食事の準備，家事，洗濯，移送の形式，服薬管理，財産の取り扱い，といった全8項目で構成されている．採点については男性（0～5点）と女性（0～8点）で異なる。

*5　CDR-J（臨床認知症尺度-日本版）：Clinical Dementia Rating Scale-J[27]
CDRは，記憶，見当識，判断力と問題解決，地域社会の活動，家庭および趣味，および身の回りの世話の6項目について患者に実際に検査を行わせることに加え，患者家族などの情報提供者に6項目についてどの程度障害されているか評価させ，認知症の重症度を測定する検査である。

ICU入室前

■目標：病前の認知機能やADL状況の把握

　ICU入室前の必要な情報としては病前の認知機能に関連する要素を把握することである。既存の認知機能障害（脳血管障害・神経変性疾患の既往，認知症の診断など）やADLの状況（認知機能が関連したADLや社会的活動への参加状況，仕事，認知機能低下のエピソードなど）を本人や家族，カルテから収集する。そして，収集した情報を元に病前の認知機能とICU入室後の認知機能を比較し，適正な範囲内に収まっているのか推測する必要がある。もし，明らかな認知機能低下をきたしているのであれば，早期に医師へ報告する判断材料となる。

　症例1を例に解説する。

　本症例では救急入院であったため，ICU入室前の情報はICU滞在中に家族から収集した。入院前のIADL・ADLは自立（mRS*3：0，IADL評価*4：8点）[25,26]，70歳代でありながら保険の営業の仕事をしていた。病前の認知機能に関連する情報は，教育歴は12年，認知機能障害を呈する既往疾患はなく，認知症に関する生活上のエピソードの評価（CDR-J*5：0点）[27]でも認知機能低下のエピソードはなかった。上記評価より入院前の認知機

能は低下していないことが予測された。

■ICU滞在中のリハビリテーション

■ICU入室初期（→目標：早期離床に加えて意識レベルの把握とせん妄症状の把握）

重症疾患に罹患したICU入室患者は鎮静・鎮痛管理されていることも多く，鎮静の程度や認知機能を支えている意識の評価を実施する必要がある。評価の重要な点は時間帯により覚醒がどのように変化するのかを把握することである。そして日中の覚醒がよい時間帯に合わせて患者のADLへの参加を促し，家族との会話をする，テレビを観るなど日常生活レベルの認知機能を刺激する活動を行い，認知的な介入をする最適なタイミングを検討する。また，早期離床をはじめとするICU滞在中の身体的リハビリテーション介入は，覚醒刺激を入力する効率的な方法である。この時期に覚醒を高めることは身体的側面だけでなく認知機能的側面からも認知機能を働かせるために重要な介入である。

症例1を例に解説する。

CIACIを予防するためにせん妄の早期回復を図る時期

本症例に対してCIACIを予防するためには，せん妄からの早期離脱が必要であった。しかし主疾患や循環的安定と人工呼吸器の抜管が図れるまではせん妄が遷延すると予測されたため，リハビリテーション介入は早期離床に加え，日中せん妄症状が軽減する時間帯での認知機能評価とADLへの介入を行う方針となった。

評価

本症例のせん妄の特徴は混合型を示しており朝は低活動だが，昼過ぎより過活動へと悪化していく傾向を示していたため，朝から昼までは意思疎通が図れる状態であった。

介入

せん妄の症状が低活動である朝は刺激を増やしていく介入（早期離床とADLトレーニングなど）を行い，昼からの過活動のときは環境からの刺激を少なくし，鎮静によるコントロールを図る対策をチームで統一して実施した。

■ICU入室後期（→目標：ADLへの能動的な参加）

　ICU入室後期では患者との意思疎通が図ることが可能であれば認知機能評価を実施し，どの認知領域が低下しているのかを把握していく。特にICUでは見当識や注意機能，短期記憶，理解力といった認知領域を把握しておくと，ADL介入時の環境調整やADLの介助方法において有益である。例えば，患者との会話において，こちらが伝えたことが理解できない，現在の居場所を間違える，朝と夜の区別がつかない，ICUで治療を受けているにもかかわらず病識が乏しい，などの症状を呈する症例を皆さんも経験したことがあるだろう。このような患者は全般的な認知機能の低下（MMSEの総得点の低下）を伴っており，簡単なことが理解できなかったり，失見当識や注意機能障害によって正確な情報を得ることができなかったりするため，ICUの環境に適応することが困難となる。このような患者は医学的デバイスの自己抜去リスクが高いため，安全管理面に重点をおいたADLの遂行を検討するなどの戦略が必要である。一方で，医療従事者が提示した情報について理解でき，それを理解したうえで行動ができるのであれば，ベッド上でのADLは看護師が必要な物品をそのつど準備し，自己にてADLを遂行してもらうという戦略が可能である。

　症例1を例に解説する。

せん妄の症状が徐々に軽減してきた時期

評価

　本症例は意思疎通も簡単な質問であれば可能になっていた。しかし，会話やADLの遂行も短時間で疲労が強く耐久性の低さが目立つ時期であった。

介入

　理学療法士による身体的リハビリテーションでは端坐位が可能となっていたため，作業療法士は座位耐久性の向上とADLへの能動的な参加を目的とし，離床水準に合わせて端坐位での清拭や足浴などを看護師と連携して実施した。

■一般病棟でのリハビリテーション

■目標：安全にベッド上の生活からADLの行動範囲の拡大

　ICU滞在中は鎮静・鎮痛管理されており，常に看護師がそばにいる環境であった。しかし，一般病棟へ転棟すると常に安全管理をすることが難しくな

る。そのため，せん妄が持続した患者に対しては，看護師や家族の目が離れる場合は安全面を考慮して安全ベルトやミトンなどで安全を確保することがある。

　症例1を例に解説する。

ICU滞在中のせん妄から離脱していく移行時期

評価

　本症例の日常生活上の問題点は気管切開していたことに加え，認知機能が低下（MMSE*6：17/30点）していたため長文レベルでのやり取りが困難な状態であったことである。さらに，注意機能の低下を認めていたため気管チューブや点滴チューブ類の自己抜去のリスクが高かった。また，一人でベッドから降りようと身を乗り出す行動も認めたため，安全ベルトやミトンで終日四肢を管理されており，ストレスの多い生活状況であった。問題点としては，①患者と医療者で意思疎通が取れない，②安全管理能力の低下，③ADLへの参加困難が挙がった。

介入

　ICU退室後の病棟カンファレンスにてICUからの本症例の認知機能の特徴について情報を共有した。

①**意思疎通**：本症例が理解できるレベル（短文の質問かつYes-Noで回答可能な方法）でのやり取りを病棟や家族と統一した。

②**安全管理対策**：理解能力，注意機能と短期記憶の低下により気管チューブや点滴チューブ類の自己抜去のリスクが高かったため，安全管理を促すために鏡で気管チューブや，点滴類の刺入部や点滴ルートの長さなどを視覚的に見せながら，デバイスの認識強化トレーニングを反復した。さらに，記憶の代償として本症例の視野内に注意喚起を促す張り紙を設置した。

③**ADLへの参加困難**：NSコールの理解ができなかったため，リハビリテーション時や排泄を訴えたときにセラピストや看護師とともにNSコールを押して看護師が来る，といった一連の流れの理解を促し，ナースコールの認識を高める介入を実施した。それに加え，見当識の補正と生活リズムの確立のために，看護師とともに日付と1日のスケジュールをホワイトボードへ記載してもらい，検査，食事，リハビリテーション時にホワイトボードと時計の照合を反復して行った。

*6　MMSE：Mini-Mental State Examination
MMSEは認知機能障害のスクリーニング検査であり，国際的に最もよく使用されている。点数は30点満点であり，時間・場所の見当識，3単語の即時再生と遅延再生，計算，物品呼称，文章復唱，3段階命令，書字，図形模写，の計11項目で構成される。
一般的に23点以下が認知症疑いであるが[28]，年齢や教育歴の影響も考慮する必要がある。

■回復期リハビリ病棟でのリハビリテーション

■ 目標：屋外活動や家事・仕事復帰を見据えた生活の獲得

症例1を例に回復期病棟でのリハビリテーションの実践を紹介する。

評価

インスリンを打つ手技を遂行する際に順序が毎回異なっていたうえに，投与単位を確認せずに行ってしまうエラーを認めた。また，コンビニで買い物をする際に目当ての商品を探すことができない。仕事動作（パソコン使用）では聞いた情報を理解しながら速く打ち込んだり，資料を見て数字や文字を打ち込む際にどこまで打っていたのかわからなくなったりするため，作業が中断し時間を要していた。認知機能評価（MoCA-J[*7]：21/30点）とADLの行動面の評価から遂行機能，思考の柔軟性，情報処理速度，ワーキングメモリーの低下が疑われた。

介入

評価で見られたADL上の問題に対して以下の介入を実施した。

①**血糖管理の自立**：インスリン手技の手順書を作成し，看護師とともに毎回確認しながら記憶に定着するよう反復した。

②**仕事に関連した情報の処理能力の改善（パソコン動作）**：少ない聴覚的情報から開始し，徐々に情報量を増やしていき抽象的な内容へと段階付けした。

③**問題解決能力の向上**：病棟生活において生じた日常生活関連の問題を提示し，それに対する現実的解決方法を本症例に挙げてもらい実行した。

④**仕事復帰を見据えた複数課題の同時遂行（二重課題）**：複数課題を同時に処理できるように，二重課題トレーニングとして歩行しながら徐々に課題の数を増やすなど段階付けして実施した。

■ 退院後の生活

退院後の症例1の生活について紹介する。

自宅退院後から2カ月で仕事復帰を果たした。外来受診の際に仕事に関する問題点を聴取したところ，

❶聞いたことを忘れるようになった

❷業務内容において自分で解決できないことが増えた

と述べられた。しかし，この時点で症例は❶に対して手帳にメモを取るこ

[*7] MoCA-J：Japanese version of Montreal Cognitive Assessment MoCA-Jは軽度認知機能障害（MCI）をスクリーニングする検査であり，視空間，遂行機能，命名，記憶，注意力，復唱，語想起，抽象概念，5単語の遅延再生，見当識で構成され，30点満点である。MoCA-Jは25点以下がMCIであり，MMSEよりも軽度の認知機能低下をスクリーニングすることができる[29]。

Ⅳ PICSの概念と対策

とで対応し，ミスを減らす戦略をとり，❷に対しては本社のサポートセンターと密に連絡をとり，仕事上で発生した問題に対して自己解決できる対策を講じていた。また，仕事の遂行に関する自己満足度の評価において主観的な10段階尺度で6/10点であり，まだ納得できるレベルではないと語られた。

　本症例の認知機能はICU退室後から退院までの間で改善の傾向を示したが，聴取の内容より退院後もCIACIが残存していたと考えられる。また，仕事の遂行に関する主観的な満足度もよいとはいい切れない。しかし，退院後の仕事に関する問題に対して，自己で解決策を立案し実行していたことについては，認知リハビリテーションによる遂行機能（問題解決能力を含む）の改善が寄与したのではないかと考えられる。

V　おわりに

　本項を通して，CIACIについて現在報告されている特徴やメカニズム，リハビリテーションについて概説した。まだCIACIの定義が定まっていないとはいえ，実際の臨床場面においてICU退室後であっても認知機能が低下している患者を経験する。そのため，さらなるCIACIの疫学調査，認知機能の特徴に関する研究に加えて，CIACIを予防・軽減させるための介入効果が求められる。そのなかでリハビリテーション分野においては，CIACIの予防・軽減のために，ICU退室後や退院後の生活を支援するうえでも認知的リハビリテーションの適応やプログラムの効果を検証していく必要がある。しかし，認知機能は患者の生活を支える一側面でしかないため，認知機能だけに着目するのではなく患者を包括的にとらえてリハビリテーションを提供していくことが求められる。

引用文献

1) Hopkins RO : The brain after critical illness : effect of illness and aging on cognitive function. Crit Care, 17（1）: 116, 2013.
2) Girard TD, et al : Delirium as predictor of long-term cognitive impairment in survivor of critical illness. Crit Care Med, 38（7）: 1513-1520, 2010.
3) Norman BC, et al : Employment Outcomes After Critical Illness : An Analysis the Bringing to Light the Risk Factors and Incidence of Neuropsychological Dysfunction in ICU Survivors Cohort. Crit Care Med, 44（11）: 2003-2009, 2016.
4) Hopkins RO, et al : Long-term neurocognitive function after critical illness. Chest, 130（3）: 869-878, 2006.
5) Previgliano IJ, et al : Long-term Cognitive Impairment after Critical Illness-Definition, Incidence, Pathophysiology and Hypothesis of Neurotrophic Treatment. Eur Neurol Rev, 10（2）: 195-203, 2015.
6) Hopkins RO, et al : Neuroimaging findings in survivors of critical illness. NeuroRehabilitation, 31（3）: 311-318, 2012.
7) Needham DM, et al : Improving long-term outcomes after discharge from intensive care unit : report from a stakeholders' conference. Crit Care Med, 40（2）: 502-509, 2012.

8) Wilcox ME, et al : Cognitive dysfunction in ICU patients : risk factors, predictors, and rehabilitation interventions. Crit Care Med, 41 (9 Supple 1) : S81-S98, 2013.

9) Morandi A, et al : Understanding terminology of delirium and long-term cognitive impairment in critically ill patients. Best Pract Res Clin Anaesthesiol, 26 (3) : 267-276, 2012.

10) Pandharipande PP, et al : Long-term cognitive impairment after critical illness. N Engl J Med, 369 (14) : 1306-1316, 2013.

11) Hopkins RO, et al : Two year cognitive, emotional, and quality-of-life outcomes in acute respiratory distress syndrome. Am J Respir Crit Care Med, 171 (4) : 340-347, 2005.

12) Davis DH, et al : Association of Delirium With Cognitive Decline in Late Life : A Neuropathologic Study of 3 population-Based Cohort Studies. JAMA Psychiatry, 74 (3) : 244-251, 2017.

13) Hopkins RO, et al : Brain atrophy and cognitive impairment in survivors of acute respiratory distress syndrome. Brain Inj, 20 (3) : 263-271, 2006.

14) Semmler A, et al : Persistent cognitive impairment, hippocampal atrophy and EEG changes in sepsis survivors. J Neurol Neurosurg Psychiatry, 84 (1) : 62-69, 2013.

15) Sakuramoto H, et al : Severity of delirium in the ICU is associated with short term cognitive impairment. A prospective cohort study. Crit Care Med, 31 (4) : 250-257, 2015.

16) Gunther ML, et al : The association between brain volumes, delirium duration, and cognitive outcomes in intensive care unit survivors : the VISIONS cohort magnetic resonance imaging study. Crit Care Med, 40 (7) : 2022-2032, 2012.

17) Wergin R, et al : Cognitive impairment in ICU survivors : assessment and therapy. Cleve Clin J Med, 79 (10) : 705-712, 2012.

18) Álvarez EA, et al : Occupational therapy for delirium management in elderly patients without mechanical ventilation in an intensive care unit : A pilot randomized clinical trial. J Crit Care, 37 : 85-90, 2017.

19) Jackson JC, et al : Long-term cognitive and psychological outcomes in the awakening and breathing controlled trial. Am J Respir Crit Care Med, 182 (2) : 183-191, 2010.

20) 日本集中治療医学会 J-PAD ガイドライン作成委員会：日本版・集中治療室における成人重症患者に対する痛み・不穏・せん妄管理のための臨床ガイドライン．日集中医誌 21：539-579，2014.

21) Schweickert WD, et al : Early physical and occupational therapy in mechanically ventilated, critically ill patients：a randomized controlled trial. Lancet, 373 (9678) : 1874-1882, 2009.

22) Hopkins RO : Early cognitive and physical rehabilitation : one step towards improving post-critical illness outcomes. Intensive Care Med, 40 (3) : 442-444, 2014.

23) Brummel NE, et al : Feasibility and safety of early combined cognitive and physical therapy for critically ill medical and surgical patients : the Activity and Cognitive Therapy in ICU (ACT-ICU) trial. Intensive Care Med, 40 (3) : 370-379, 2014.

24) Jackson JC, et al : Cognitive and physical rehabilitation of intensive care unit survivors : results of the RETURN randomized, controlled pilot investigation. Crit Care Med, 40 (4) : 1088-1097, 2012.

25) 篠原幸人，ほか：modified Rankin Scale の信頼性に関する研究 - 日本語版判定基準書および問診票の紹介．脳卒中，29 (1)：6-13，2007.

26) Lawton MP, et al : Assessment of older people : self-maintaining and instrumental activities of daily living. Gerontologist 9 (3) : 179-186, 1969.

27) 杉下守弘：認知機能評価バッテリー．日老医誌，48：431-438，2011.

28) Folstein MF et al : "Mini-Mental State". A practical method for grading the cognitive state of patients the clinician. J Psychiatr Res, 12 (3) : 189-198, 1975.

29) Fujiwara Y et al : Brief screening tool for mild cognitive impairment in order Japanese : Validation of the Japanese version of the Montreal Cognitive Assessment. Geriatr Gerontol Int, 10 (3) : 225-232, 2010.

IV-4
メンタルヘルス

IV　PICSの概念と対策

普天間　誠

キーワード

集中治療後症候群（PICS），メンタルヘルス障害，不安・うつ症状，外傷後ストレス障害（PTSD），PICS-F，ICUダイアリー

キーポイント

①不安やうつ症状を引き起こすリスク因子は，ICU滞在中の恐怖体験，血糖調節異常，ベンゾジアゼピン系薬の投与などがあり，これらを予防することが必要である。

②PTSDは記憶の病であり，情動を伴う不快な記憶が忘れられない状態である。

③PTSDを引き起こすリスク因子は，深鎮静や長期間に及ぶ鎮静と考えられており，これらを避けることが必要である。

④PICS-Fとは，重症疾患患者の家族に起こるメンタルヘルス障害である。

⑤ICUダイアリーは患者の記憶の欠如や妄想的記憶を改善させるのに有効と考えられている。

I　PICSにおけるメンタルヘルス障害

PICS：post intensive care syndrome

ARDS：acute respiratory distress syndrome

PTSD：post-traumatic stress disorder

PICS-F：post-intensive care syndrome-Family

　現在，集中治療領域での治療成績は飛躍的に向上し，重症敗血症などの死亡率は低下している。その一方で，救命はできたがICUを退室した後に患者のQOLが低下してしまうことが問題となっている。Oeyenら[1]は，重度の急性呼吸窮迫症候群（ARDS）や重篤な敗血症などの重症疾患後の患者で，ICU退室後の患者のQOLは同世代の健康人と比べて低いことを報告している。重症疾患後で，ICU退室後に起こるQOL低下の一因として考えられているがが集中治療後症候群（PICS）である。PICSとは，身体機能，認知機能，メンタルヘルス障害があり，複合的に症候群として生じると定義され退院後も持続する（**図1**）。メンタルヘルス障害には，不安やうつ症状，PTSDがある。いずれも，高い罹患率と症状の遷延が問題となっている。

　また，メンタルヘルス障害は重症疾患後の患者だけでなく，その家族にも引き起こすことが知られている。家族に生じるメンタルヘルス障害を，PICS-Fという。PICS-Fとは，患者のICU入室後に，不安・急性ストレス障害，PTSD，うつ症状に加え複雑性悲嘆などの症状を示した場合に発症または悪化したものとされている。

図1 PICSの概念図

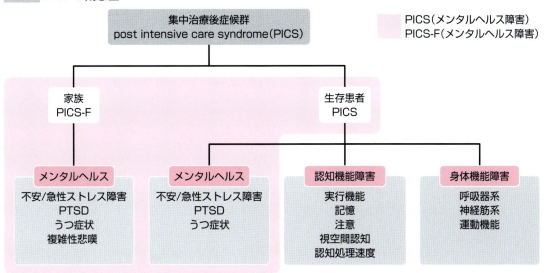

Ⅱ　メンタルヘルス障害について

■不安とは

　不安は，誰でも経験するものである。しかし，病的症状を引き起こす不安とは，はっきりした理由がないまたは理由があっても，不釣り合いに強い不安が起こりいつまでも続いてしまう。そして，恐怖とこだわりが通常よりも強くなり，内的・外的刺激を受けたときに示す病的症状である。このような，病的な不安が不眠や疲れやすいなどさまざまな身体症状を引き起こしてしまう。

■うつ症状とは

　うつ症状には，身体的・精神的症状がある。
- 身体的症状：睡眠障害，食欲減退，疲労・倦怠感，頭痛など
- 精神的症状：思考力の低下（集中力低下など），意欲低下（焦燥感など）など

　重症疾患後，ICU退室患者に起こる不安やうつ症状は，疾患や治療，環境によって引き起こされると考えられている。

■PTSDとは

　PTSDとは，記憶の病である。特徴としては，情動を伴い不快な記憶が忘れられない状態となる。PTSDを発症する要因は，外傷的な出来事に曝露された後に起こるとされている。外傷的な出来事とは，強い恐怖や戦慄を引き

起こすような出来事である。例えば，暴力を受けた場合や震災などの自然災害，事故や犯罪被害などである。そのほか，ICU滞在も外傷的な出来事の1つとして注目されている。このような，出来事や経験が記憶とともにそのときに感じた恐怖という情動まで伴い，意図せず勝手に思い出される状態となる。このような状態が，日常生活のなかで繰り返し起こってしまうのがPTSDである。

PTSDの症状は多彩であり，フラッシュバックや集中障害，入眠障害，反復的な夢などがある。また，PTSDの主要な徴候として外傷的な出来事を想起させることからの回避や過覚醒がある。さらに，強い情動を伴う侵入的な想起などの精神症状である。例えば，繰り返し記憶を呼び起こすなか，そうした状況を意識せずとも避けるようになる（回避）。その結果，行動が制限され，通常の日常生活・社会生活が送れなくなるなどである。

PTSDは，外傷後から1カ月以上症状が継続する場合に，PTSDと診断される。また，1カ月未満の場合は，急性ストレス障害（ASD）となる。

ASD：acute stress disorder

■ PICS-Fとは

PICS-Fとは，患者がICU退室後または死亡した後，家族に現れるPICS症状のことである。PICS-Fの症状には，不安・急性ストレス障害，PTSD，うつ症状，複雑性悲嘆などがあり，それぞれの有病率は（**表1**）となる。このような家族のQOLの低下は，精神的な負担の結果，起こると考えられている。当然であるが，患者と家族員は互いに影響し合っていることを認識しなければならない。

表1　PICS-Fの構成要素

PICS-Fの構成要素	期間	対象／（有病率）
不安（anxiety）	ICU〜退院後6カ月 死別後3〜12カ月	ICU全対象（17.9％） 死別した家族（36.4％）
外傷後ストレス障害（PTSD）	退院後3〜6カ月 死別後3〜12カ月 1〜8カ月	ICU全対象（17.9％） 死別した家族（36.4％） 小児患者の家族（13〜35％）
うつ（depression）	ICU〜退院後6カ月 死別後3〜12カ月 ICU〜8カ月	ICU全対象（17.9％） 死別した家族（36.4％），重症うつ（27％） 小児患者の家族（12〜63％）
複雑性悲嘆（complicated grief）	退院後6カ月 死別後6〜12カ月	死別した家族（ICU全対象46.2％） 死別した家族（49.1％）

（文献31より改変引用）

 早期リハチェックポイント

情動とは，おそれ，怒り，悲しみ，喜びのような心の動きを指す。脳が感覚器官からの情報に反応して，ある指令を身体に出すことによって起こる身体の変化のことをいう。感情というのはその身体の変化を意識した状態だといわれている。

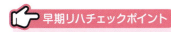

侵入的な想起とは，あるイメージが意図せずとも勝手に思い出されるということである。PTSDでは，想起に強い不快な情動が伴うという特徴がある。

Ⅲ　メンタルヘルス障害の疫学

■不安とうつ症状の発症率

Davydowら[2]は，重症患者における不安とうつ症状の発生率は，不安が24％，うつ症状が28％と4名に1名が不安やうつ症状を患っていたと報告している。一般的に，うつ症状が重いほど患者のQOLは低下する傾向がある。この傾向は，重症疾患後でICU退室後の患者も同じ傾向にある[3]。

■PTSDの発症率

ALI：acute lung injury

急性肺傷害（ALI）患者の特定の疾患を対象に2年間フォローアップした研究では186名の患者のうち66名（35％）がPTSD症状を有していた[4]。また，他の研究でもALI患者で，12カ月フォローアップで23％，24カ月フォローアップで24％がPTSD症状を有していた[5]。ICU退室後のPTSDは高い罹患率であり一般的であることを示唆している。さらに，症状が長年続く可能性があり，症状の遷延が問題とされている。

Ⅳ　メンタルヘルス障害の原因

■不安とうつ症状の原因

患者が不安やうつ症状になりやすい原因・リスク因子は（表2）が考えられている。

表2　不安・うつ症状発生の原因・リスク因子

	原因・リスク因子
ICU入室前	■うつや気分障害がある ■抗うつ薬の内服がある ■身体機能低下がある
ICU滞在中	■恐怖体験 ■血糖調節異常（最小血糖値平均100 mg/dL未満，血糖値60 mg/dL以下） ■ベンゾジアゼピン系薬剤の投与
ICU退室後	■ICU滞在中の記憶が欠如している ■IUCの妄想的記憶がある

（文献32より引用）

■ICU入室前

ICU入室前の患者のリスク因子として，もともとうつなどの気分障害がある患者や身体機能低下がある患者などがある。

■ICU滞在中

①恐怖体験

ICU滞在中の患者のリスク因子として，恐怖体験がある。ICU退室後72時間以内に回復した患者に対し行ったアンケートでは，患者の50％以上が痛み，不安，および恐怖を中程度または極度に経験していた[6]。

また，Rattrayら[7]は，ICUに24時間以上滞在した患者80名を対象に，退院後，6カ月後，12カ月後における不安やうつ症状について報告している。それによると，ICU滞在中の恐怖体験は退院時から12カ月まで一貫して高い不安と関連していたと報告している。これらの報告から，恐怖体験などの不快な記憶は，時間の経過とともに薄れることがなく，さらに不安やうつ症状と関連していると考えられている。

②血糖調節異常

ICUでは血糖値を厳格に管理することが多いが，リスク因子である低血糖については注意が必要である。Dowdyら[8]が報告した低血糖とうつ症状の関連を調査した研究では，約100名のALI患者を対象に血糖値100 mg/dL以下が多かった患者は，うつ症状の発生と相関しリスク因子であったと指摘している。さらに，血糖値60 mg/dL以下が一度でもあった場合は，前者よりさらに重症なうつ症状を認めたと報告している。

また，高血糖や血糖変動が大きい場合にも注意が必要である。Hopkinsら[9]が報告したARDS患者で退院後2年間追跡調査した結果では，高血糖だった患者や大きな血糖変動をきたした患者は，1年後，2年後のうつ症状の発症と関連していた。低血糖による脳へのダメージと合わせ，大きな血糖変動も脳へのダメージを与え，うつ症状へと進展する可能性がある。

このことから，血糖調節異常（高血糖・低血糖）は不安，うつ症状発症など長期的な患者のQOLに，影響を与える重要なリスク因子であると認識することが必要である。

③ベンゾジアゼピン系薬の投与

鎮静とは，①患者の快適性・安全性の確保（不安・不穏の防止），②酸素消費量・基礎代謝量の減少，③換気の改善と圧外傷の減少などの目的で行われる。ベンゾジアゼピン系薬は，ベンゾジアゼピン受容体に働きベンゾジアゼピン受容体とγアミノ酪酸（GABA）A受容体との相互作用によりGABAのGABAA受容体への親和性が高まる。そして，間接的にGABAの作用を増強することにより作用を発現するとされている。その作用には，鎮静・催眠・抗痙攣・抗不安がある。

GABA : gamma-aminobutyric acid

そのほかの作用として、健忘作用を有するとされている。健忘作用は、「ICUでの記憶がない」という記憶の欠如を招く。記憶がないということ自体、患者は不安でありストレスとなる。そのため、欠如した記憶は無意識に新たな記憶で穴埋めされる。この新たな記憶のほとんどが妄想的記憶で、事実と異なることがわかっている。これら、記憶の欠如や妄想的記憶が是正されないことが、うつ症状や不安などの長期的精神症状を引き起こす要因であると考えられている（図2）。

図2 記憶の欠如と妄想的記憶

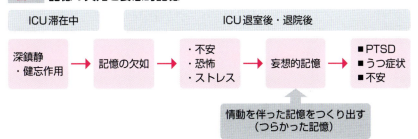

■ICU退室後

記憶の欠如と妄想的記憶

ICU退室後の多くの患者が、記憶の欠如と妄想的記憶をもつと報告されている。Ringdalら[10]は、妄想的記憶をもつ患者は不安やうつ症状の発症率が、妄想的記憶をもたない患者と比べ高い傾向にあると報告している。妄想的記憶とは、現実では起こっていないことが、まるで実際に起こったかのように記憶されている状態である。例えば、「ICUで人体実験をされていた」など、事実とは異なる記憶のことである。このような妄想的記憶は、患者にとっては現実に起こった出来事としてとらえられている。さらに、患者は妄想的記憶を鮮明に覚えており、かつ情動を伴い記憶を再生してしまう。これら、情動を伴う鮮明な記憶は、外傷性記憶の特徴でもある。

■PTSDのリスク因子

■①性差

一般的には、女性のほうがPTSDに罹患しやすいという報告がある[11]。

早期リハチェックポイント

外傷性記憶とは、命を脅かされたり、自己の統合性が破壊されてしまうような無力感を伴うイベントに関連する記憶である。特徴は、本人の意思とは無関係に繰り返しそのイベントとそれに伴う不快な情動を体験する。さらに、そのイベントがあたかも現在起こっているかのように感じることである。

この研究では，男女で同じような出来事を体験した場合，女性のほうが男性よりPTSDに罹患する可能性があると指摘されている。一方，重症患者の場合では，性差に関して差がなかったという報告もある[12, 13]。

■②重症度

ICU入室時の重症度とPTSD罹患率の関係に関しては，今のところ重症度が高いほどPTSDを発症しやすいとは考えられていない。ALI患者24名を対象に重症（APACHE Ⅲ Score）とPTSD発症は有意な相関がみられなかった[14, 15]としている。そのため，PTSDの罹患に関しては，重症度が高いから発症リスクが高いと考えるべきではない。

APACHE Ⅲ Score：Acute Physiology and Chronic Health Evaluation Ⅲ Score

■③年齢

高齢者と若年者を比較すると若年者がPTSDを発症しやすいという報告がある[16]。一方では，高齢者はPTSDの独立した予測因子であった[17]という報告もある。そのため，今のところ年齢とPTSDの発症リスクについては一定の結論は得られていない。

■④鎮静管理

Girardら[18]は，人工呼吸管理を受けた患者43名で，鎮静薬（ロラゼパム：ベンゾジアゼピン系）の総投与量とPTSDのスコアが正の関係があると報告している。また，Granjaら[19]はICUでの記憶とPTSDの関連性に着目した研究を報告している。これによると，ICU退室6カ月後の患者313名うち，39%がICUでの妄想的記憶を有し，48%がICUでの記憶が欠如していた。さらに，妄想的記憶と記憶の欠如は，PTSDのスコアと正の相関があったと報告している。

これらの報告は，鎮静薬の増量や深い鎮静管理では妄想的記憶を引き起こすことを示している。深い鎮静管理の結果，妄想的記憶からPTSD発症につながる可能性を示している。そのため，深い鎮静を避け患者の状態にあった鎮静レベルを設定するために，鎮静スケールを用いて鎮静レベルを客観的に評価することが必要である。鎮静スケールとして，RASSの使用が推奨されている。

RASS：Richmond Agitation-Sedation Scale
RASSは，p.87参照

■⑤痛み

痛みとPTSDとの関連について研究報告もある。Myhrenら[20]は，255人の集中治療を受けた患者のICU退室1年後のPTSDやうつ症状，不安との関連を調査している。その研究で，ICU入室中に受けた痛みとPTSDは関連しており，ICU退室1年後のPTSD発症のリスク因子の1つは痛みであると報告している。

■ PICS-Fのリスク因子

PICS-F症状は下記などのリスク因子をもっている場合にみられやすいと考えられている。

①家族歴に精神疾患があること
②病状の変化が急であること
③医療者とのコミュニケーションが希薄であったこと

■ ①家族歴に精神疾患があること

家族歴にうつや不安傾向など精神疾患の既往があることがハイリスクとされている[21]。そのような家族は，精神的に脆弱であり追加のストレスが加わることでPICS-F症状がみられやすいとされている。さらに，女性で患者が配偶者である場合も，リスク因子とされている[21]。

■ ②病状の変化が急であること

患者が急病である場合や，患者が死亡した場合，患者との接する時間が短いなどもリスク因子とされている[22]。また，挿管したままの死亡や患者の呼吸が穏やかでなかった場合などもPICS-Fのリスク因子とされている[22]。

■ ③医療者とのコミュニケーションが希薄であったこと

家族と医師のコミュニケーション不足や，医師に心遣いを感じられなかったことなどもハイリスクとされている[23]。実際，インフォームド・コンセント（IC）の時間が不十分で，説明された内容や情報について理解できなかった場合，うつ症状や不安傾向，PTSD関連症状にあることが報告されている[21]。

家族が，意思決定を迫られた場合などもPICS-Fのリスク因子とされている[21]。一方で，家族ではなく患者自身で治療しないなどの意思決定した場合には，PICS-Fの症状で複雑性悲嘆およびPTSDのリスクは下がることが報告されている[21]。

V 対策と実践

■ PICS・PICS-Fについて認識する

PICS・PICS-Fの予防や治療などの対策を行うためには，その存在を医療者や患者・家族が認識することから始まる。なぜなら，PICS・PICS-F自体を認識しなければ，対策もできないからである。PICS・PICS-Fの発症，リスク因子について認識し，一貫したサポート体制を構築することが重要である。

■不安やうつ症状などの精神症状に対する対策

現在，ICU滞在中における精神症状の対策として有効と考えられているのは下記の3つがある。

❶低血糖（血糖調節異常）を予防する
❷ベンゾジアゼピン系薬の投与を避ける
❸ICUダイアリーを活用する

■ ❶低血糖（血糖調節異常）

低血糖などの血糖調整異常が長期的な不安やうつ症状などの精神症状に影響を与える重要な因子ではないかと考えられている[8]。

重症患者では，高血糖や低血糖など血糖変動は比較的よくみられる。その要因として，生体が侵襲を受けるとストレスホルモン（副腎皮質刺激ホルモンやコルチゾールなど）の影響により血糖値が上昇する。このとき，大きな血糖変動は組織の血管内皮細胞の傷害も引き起こしてしまう。その結果，脳にも同様なダメージを引き起こすことが考えられ，うつ症状などの神経症状へと進展する可能性が示唆される。

ICU滞在中，血糖値を厳格に管理する施設は多い。そのなかで，高血糖や低血糖などの血糖調節異常は，精神症状のリスク因子と考える避けることが必要である。

■ ❷ベンゾジアゼピン系薬の投与を避ける

過剰な鎮静薬使用は，患者の精神症状への悪影響を及ぼす。特に，ベンゾジアゼピン系薬は，ICU滞在中における恐怖体験や記憶の欠如，妄想的記憶を引き起こす可能性がある。そのため，ICU滞在中は深鎮静やベンゾジアゼピン系薬の投与を避け，記憶の欠如や妄想的記憶構築を避ける必要がある。

深鎮静や不必要な鎮静をなくすためには，疼痛コントロールを徹底し1日1回の鎮静の中断（DIS）する鎮静薬管理が基本となる。浅い鎮静管理や覚醒を積極的に行うことで，ICU滞在中における現実の記憶をより維持できるのではないかと考えられている。また，浅い鎮静や覚醒は患者に現状について情報を提供することができる。患者自身が，置かれている状況を把握することで正しい現状理解にもつながる。そして，浅い鎮静や覚醒は自立を促すことにもつながる。例えば，体位調整など患者の要望を取り入れセルフコントロールを促すなどである。その結果，記憶の欠如や不要な恐怖体験を与えずに済むのではないかと考える。深鎮静やベンゾジアゼピン系薬による鎮静は極力避けることが必要である。

DIS：daily interruption of sedation

■❸ICUダイアリーを活用する

ICUダイアリーとは，ICU滞在中にICUスタッフが患者に代わって記す日記である。記述する内容は，患者の身体状態や治療・処置，イベントなどである。ICU退室後に，日記を手渡し患者に読んでもらう。その場合，記述した内容については看護師らから説明を行う。

ICUダイアリーの目的
①ICU滞在中における患者記憶の再構築

ICU滞在中に欠如している記憶の再構築に役立てる。ICUダイアリーを活用することで，患者は欠如している記憶を妄想的記憶で穴埋めする必要がなくなる。
②ICU滞在中の正しい記憶に置き換える

仮に，形成された妄想的記憶があったとしても，ICUダイアリーで真実を知ってもらうことで，記憶が誤っていることを患者に気づいてもらう。そのことで，患者は妄想的記憶から正しい記憶に置き換える。

Knowlesら[24]は，ICUに48時間以上滞在した患者を対象に，ICUダイアリーを活用した群と活用しなかった群で比較検討を行い報告している。ICUダイアリーを手渡し説明した場合，ICUから退院後2カ月後に不安およびうつ症状が有意に改善したとしている。ICUダイアリーを活用し，患者の記憶の整理や再構築することでICU滞在中の正しい記憶に置き換えることが重要である。これら，ICUダイアリーの詳細な機序は明らかではないが，患者に状況を繰り返し説明し，事実を伝えていくことで心理的な回復を支援する一助につながると考えられている。

■PTSDに対する対応

現時点で，PTSDを予防・改善するための確立した手法はない。しかし，現在考えられるPTSDの予防・改善策は下記の2つが考えられている。
①妄想的記憶の構築を避ける
②記憶の再構築を助ける

■①妄想的記憶の構築を避ける

妄想的記憶の構築を避けるためには，深い鎮静管理を避ける必要がある。深い鎮静は，妄想的記憶を起こしやすいという理由からである。ICU滞在中は，不安やうつ症状の予防策と同様に，深鎮静やベンゾジアゼピン系薬の投与を避け，記憶の欠如や妄想的記憶構築を避ける必要がある。深鎮静や不必要な鎮静をなくすため，DISが基本となる。

Kressら[25]は，DISを行った群と持続的に鎮静管理がなされた群で比較した場合，DISを行った群で有意にPTSDの症状を緩和したと報告している。

DISは，PTSD軽減に関連している可能性があるとしている。このことからも，疼痛コントロールをしっかり行い，無鎮静で管理をする。あるいはDISを行い，深鎮静管理を行わないことが，PTSDを増加させないことにつながると考えられている。

■②記憶の再構築を助ける

真実の記憶はPTSDを低くする可能性があると考えられている。記憶の欠如から妄想的記憶を構築することがPTSD発症のリスクと考えられているためでる。そのため，できるだけICU患者には真実の記憶を残しながら記憶の再構築を助けること重要となる。Jonesら[26]の報告では，ICUに72時間以上滞在した患者352名に対し，ICUダイアリーを活用しなかった群と活用した群で比較検討を行った。その結果，救命1カ月後にICUダイアリーを受け取り活用した群は，3カ月後のPTSD新規発症率が有意に減少したと報告している。ICUダイアリーは，真実の記憶を残し，患者の記憶の再構築を助ける可能性がある。

■PICS-Fの対策

PICS-Fの対策として考えられているのは**表3**である。

表3 PICS-Fの対策

	対策
ICU内で行うこと	■十分な情報提供とわかりやすいコミュニケーション ■ICU入室時のパンフレット ■面会時間の調整
ICU退室後に向けて	■PICSに関する情報提供 ■ICUダイアリーの活用

■①ICU内で行うこと

十分な情報提供とわかりやすいコミュニケーション

患者ケアと患者状態に関して，家族に対しわかりやすいコミュニケーションで情報提供することが必要である。なぜなら，十分に情報提供することで家族が納得し理解した治療やケアにつながると考えるからである。例えば，患者が亡くなり「こんなはずではなかった」「もう少し十分な治療が行えたのではないか」と家族が考えていた場合，家族と医療者に感覚のずれが生じている可能性がある。この場合，家族の精神的なストレスは大きいと考えられる。このような，家族と医療者のずれや家族の精神的なダメージを軽減するために重要なのが，患者の状態・治療に関する十分な説明と情報提供である。十分な説明をすることで，家族の考えを理解し家族と医療者の感覚のずれが少なくなると考える。その結果，家族が納得し理解した治療やケアにつ

ながると考えられる。家族に対し，意思決定に関わる十分な情報を提供しながら，そのプロセスを共有していくことが重要である。

ICU入室時のパンフレット

ICU入室患者の家族に対し，ICU全般の説明に加えICU退室後に起こりうるPICSについて記入されたパンフレットを渡すなど工夫が必要である。Azoulayら[27]が行った研究では，ICU全般の説明（ICUで使用する治療機材，担当する医師の名前，ICUルーム図，ICUで一般的に使用する用語など）などが載ったパンフレットを渡すことで，家族の理解が深まり患者満足度（ニードの充足度合い）も高くなったと報告している。このように，ICU入室時にパンフレットを活用し情報提供することで，診断，治療，問題に関する家族の理解が深まり，より患者の満足度にもつながると考えられている。

面会時間の調整

家族が，患者に会いたいときにいつでも会えるよう面会時間の調整を行うことが重要である。家族や友人の自由な面会により，患者および家族双方の満足度が高まるとされている[28]。家族がベッドサイドにいる時間が増えることで，われわれ医療者も家族のニードを知ることができる。さらに，なるべく家族が患者のケアに参加できるようにすることで，退院後の生活についてイメージすることにつながると考える。そのためにも，家族には患者に会いたいときにいつでも面会できるよう調整することが必要である。

■②ICU退室後に向けて

PICSに関する情報提供

PICSに関する情報提供も重要である。なぜなら，家族は，ICU退室後のPICS関連症状を病的なものだと考えず，治療しないことも考えられるからである。そのため，ICU退室後に起こりうるPICS症状などについて情報提供し，PICSに対するケアを継続させることも必要である。

ICUダイアリーの活用

集中治療室に72時間以上滞在した患者の家族に対し，1カ月後にICUダイアリーを提供したところ，PTSD発症のリスクが低減したと報告している[29]。患者に対し，家族と協力して事実に基づいた正確な記憶を残すような努力は重要である。家族をケアに巻き込むことにより，患者そして家族中心のケアにもつながると考える。

Ⅵ　症例の紹介と解説

以下に症例の紹介をする。

症例：60歳代　女性　153 cm　42.3 kg（標準体重51.5 kg），BMI 18
診断名：右慢性膿胸で人工呼吸管理されていた患者
家族構成：長女（30歳代：キーパーソン），次女（30歳代），長男（30歳代）の4人家族
既往歴：慢性関節リウマチ（投薬中），肺炎で入院歴あり
入院前のADL：日常生活は，ほぼ自立しており車を運転し孫の送り迎えも行っていた。
現病歴：

　右慢性膿胸で一般病棟入院。肺膿瘍切開排膿術施行後，胸腔ドレーン留置され全身管理目的でICU入室。ICU入室第3病日目，呼吸状態悪化のため気管挿管され人工呼吸器管理となる。その後，第27病日目気管切開術施行する。第32病日目，人工呼吸器管理のまま一般病棟へ転棟となる。

①血糖値の推移

　低血糖などの血糖調整異常が長期的な不安やうつ症状などの精神症状に影響を与える重要な因子と考えられている。

　この症例では，ICU滞在時から血糖測定を4件／日実施した。ICU入室から一般病棟退室までの平均血糖値は144 mg/dLであった。また，最小血糖値74 mg/dLで日々の最小血糖値平均は117 mg/dLであった。最高血糖値は291 mg/dLで日々の最大血糖値平均は174 mg/dLであった。

　ICU滞在中，著しい血糖調調節異常はみられなかった。特に，不安やうつ症状のリスク因子である血糖値60 mg/dL以下はみられなかった。そのため，血糖調調節異常による不安やうつ症状のリスクは低いと考えられた。

②鎮静管理

　深鎮静やベンゾジアゼピン系薬の投与は，ICU滞在中における恐怖体験や記憶の欠如，妄想的記憶を引き起こしうつ症状やPTSD発症させる可能性がある。そのため，深鎮静や不必要な鎮静をなくすため，患者の状態に合わせてDISまたは持続鎮静をしない（無鎮静）という鎮静管理が基本となる。この症例では，以下で鎮静・鎮痛管理が行われていた。

・鎮静薬：プロポフォール1～2 mg/kg/h
・鎮痛薬：フェンタニルクエン酸塩注射液0.5～1μg/kg/h
　第3病日まで原疾患の改善が見られず，深めの鎮静レベルRASS－4で

維持されていた。

　第4病日から，DISについて医師へ相談し実施している。その際，胸腔ドレーン刺入部の痛みなどの訴えがあり頻呼吸もみられたため，鎮痛薬は減量・中止せずに持続投与を行った。鎮静レベルRASS－1～0で維持した。また，夜間は鎮静レベルRASS－2～－1で管理を行っていた。

　DIS実施と同時にリハビリテーションを合わせて実施している。また，DIS実施中，患者は筆談でコミュニケーションは図れている状態であった。

　第7病日目に，座位まで実施しICU滞在中に端坐位まで実施している。第27病日目に実施した気管切開後は，無鎮静管理となっている。

　この症例では，DIS実施中，看護師は体位調整など患者の要望を取り入れてセルフコントロールを促していた。できるだけ，患者自身で置かれている状況を把握できるよう努めていた。

③面会時間の調整

　著者の施設では，家族が会いたいときに会えるよう面会時間はフリーにしている。この症例でも，家族の面会時間は制限せずキーパーソンの長女がほぼ毎日面会していた。長女は面会中，患者と積極的に筆談でコミュニケーションを行っていたが「おかしなことを言っている。今の状態がよくわかっていないのかも」と戸惑う場面もみられた。その際，看護師からベッドサイドで，患者の治療状況や状態などについてなるべく説明を行った。

④ICU退室後のラウンド

　この症例では，患者がICU退室した後，看護師によるICU退室後ラウンドを実施した。ICU退室後ラウンドをすることで，ICU滞在中の正しい情報を提供し，記憶の再構築支援の目的で実施した。ラウンド時，実際に患者・家族が話してくれた内容は以下である。

患者の話
①先生たちが私の周りに集まり，死亡診断書を書いていた。
②看護師に声をかけても伝わらず，看護師から見放されていた。
③気管挿管や気管切開されていたのは，覚えていない。
④子供（幼児）が私のベッドの周りに来ていた。
⑤体は動かないけど，耳ははっきり聞こえていて隣の患者の状況がわかっていた（どのような患者がいたか尋ねると，北海道の患者さんがいたと答えた。実際には，ICU滞在中にそのような患者の入室はなかった）。

家族の話

・ICUにいるとき，頭がおかしくなっていたと思った。

・本人が，私との会話を全然覚えていないことにビックリした。

・気管切開を承諾して，本人に恨まれていないか不安だった。

ラウンド時の看護師の説明

　①の体験は，朝の回診ではないかと考えた。患者には，毎朝，ベッドサイドで医師との回診を行っていることを伝えている。患者にとっては，普段行われている朝の回診なども不安を助長し恐怖を抱かせている可能性があることを知った。特に，患者が予後への不安や恐怖を抱えている場合，不安や恐怖を助長するのではないかと考えられる。そのため，患者の状態や行われる予定（ケアや処置など）などをそのつど伝えていくことの重要性を再認識した。

　②の体験は，妄想的記憶であったと考えられた。看護師は患者と筆談でコミュニケーションを積極的に行い患者のニードは把握していた。しかし，そのなかでも妄想的記憶構築されていた。

　③の気管挿管や気管切開術は記憶の欠如であったと考えた。ICU滞在中，患者には，気管チューブの必要性や声が出ないこと，鏡でチューブの確認も行っていた。それにもかかわらず，挿管や気管切開していたことの記憶が欠如していた。ラウンド時に，撮影していた気管挿管中・気管切開術後の写真を見せることで認識することができていた。

　④⑤については，記憶のゆがみと考えられた。明らかに事実と異なる内容であり，真実について説明を行った。

　また，家族への対策として患者の体験はICUに入室した患者に多く現れるものであると説明を行った。家族への情報提供により，家族の不安や苦痛を軽減する可能性があると考えた。同時に，家族が患者の訴えを受け止めることで，患者にとっても安心につながると考えた。

　ICU退室後ラウンドをしたことで，患者や家族の体験を聴くことができた。そのことで，患者や家族がどんなことに不安や苦痛を抱いているのかを知り，われわれが日頃行っている看護ケアの見直しにもつながった。

　今後は，ICU滞在中の患者がどんな体験をし，どんなことに不安や恐怖を抱くのかを知ることが必要と考えている。そのために，ICU退室後ラウンドを積極的に実施し，患者の生の声を聴くことが必要と考えている。そして，その内容をスタッフ間で情報共有し，ICUで提供する看護を振り返り，次のケアにもつなげていきたいと考えている。また，今回紹介した対策のうち，まず患者や家族に対しICU入室前のパンフレットによる説明やICUダイアリーの活用を積極的に実践したいと考えている。

VII　おわりに

　PICSについては，いまだ不明な点も多くはっきりとした解決策も確立されていない。そのなかで，まず医療者や患者・家族がPICS・PICS-Fについて認識することが必要と考えている。認識することで，PICS・PICS-Fの予防と改善に向けた取り組みにもつながる。そして，PICS・PICS-FはICU退室後に起こるのではなく，ICU入室して早期から起こり始めるものであると認識し，患者と家族の退院後のQOLまでを考え取り組むことが重要である。

引用・参考文献

1) Oeyen SG, et al : Quality of life after intensive care : a systematic review of the literature. Crit Care Med, 38 (12) : 2386-2400, 2010.
2) Davydow DS, et al : Depression in general intensive care unit survivors : a systematic review. Intensive Care Med, 35 (5) : 796-809, 2009.
3) Sukantarat k, et al : Physical and psychological sequelae of critical illness. Br J Health Psychol,12 (pt1) : 65-74, 2007.
4) Nickel M, et al : The occurrence of posttraumatic stress disorder in patients following intensive care treatment : a cross-sectional study in a random sample. J Intensive Care Med, 19 (5) : 285-290, 2004.
5) Bienvenu OJ, et al : Post-traumatic stress disorder symptoms after acute lung injury : a 2-year prospective longitudinal study. Psychol Med, 43 (12) : 2657-2671, 2013.
6) Ethier C, et al : Recall of intensive care unit stay in patients managed with a sedation protocol or a sedation protocol with daily sedative interruption : a pilot study. J Crit Care, 26 (2) : 127-132, 2011.
7) Rattray JE, et al : Predictors of emotional outcomes of intensive care. Anaesthesia, 60 (11) : 1085-1092, 2005.
8) Dowdy DW, et al : Intensive care unit hypoglycemia predicts depression during early recovery from acute lung injury. Crit Care Med, 36 (10) : 2726-2733, 2008.
9) Hopkins RO, et al : Blood glucose dysregulation and cognitive outcome in ARDS survivors. Brain Inj, 24 (12) : 1478-1484, 2010.
10) Ringdal M, et al : Memories and health-related quality of life after intensive care : a follow-up study. Crit Care Med, 38 (1) : 38-44, 2010.
11) Tolin DF, et al : Sex differences in trauma and posttraumatic stress disorder : a quantitative review of 25 years of research. Psychol Bull, 132 (6) : 959-992, 2006.
12) Rattray JE, et al : Predictors of emotional outcomes of intensive care. Anaesthesia, 60 (11) : 1085-1092, 2005.
13) Boer KR, et al : Factors associated with posttraumatic stress symptoms in a prospective cohort of patients after abdominal sepsis : a nomogram. Intensive Care Med, 34 (4) : 664-674, 2008.
14) Nelson BJ, et al : Intensive care unit drug use and subsequent quality of life in acute lung injury patients. Crit Care Med, 28 (11) : 3626-3630, 2000.
15) Parker AM, et al : Posttraumatic stress disorder in critical illness survivors : a metaanalysis. Crit Care Med, 43 (5) : 1121-1129, 2015.
16) Cuthbertson BH, et al : Post-traumatic stress disorder after critical illness requiring general intensive care. Intensive Care Med, 30 (3) : 450-455, 2004.
17) Myhren H, et al : Patients' memory and psychological distress after ICU stay compared with expectations of the relatives. Intensive Care Med, 35 (12) : 2078-2086, 2009.
18) Girard TD, et al : Risk factors for post-traumatic stress disorder symptoms following critical illness requiring mechanical ventilation : a prospective cohort study. Crit Care, 11 (1) : R28, 2007.
19) Granja C, et al : Understanding posttraumatic stress disorder-related symptoms

after critical care : the early illness amnesia hypothesis. Crit Care Med, 36 (10) : 2801-2809, 2008.

20) Myhren H, et al : Posttraumatic stress, anxiety and depression symptoms in patients during the first year post intensive care unit discharge. Crit Care, 14 (1) : R14, 2010.

21) Gries CJ, et al : Predictors of symptoms of posttraumatic stress and depression in family members after patient death in the ICU. Chest, 137 (2) : 280-287, 2010.

22) Kentish Barnes N, et al : Complicated grief after death of a relative in the intensive care unit. Eur Respir J, 45 (5) : 1341-1352, 2015.

23) Azoulay E, et al : Risk of post-traumatic stress symptoms in family members of intensive care unit patients. Am J Respir Crit Care Med, 171 (9) : 987-994, 2005.

24) Knowles RE, et al : Evaluation of the effect of prospective patient diaries on emotional well-being in intensive care unit survivors : a randomized controlled trial. Crit Care Med 37, (1) : 184-191, 2009.

25) Kress JP, et al : The long-term psychological effects of daily sedative interruption on critically ill patients. Am J Respir Crit Care Med, 168 (12) : 1457-1461, 2003.

26) Jones C, et al : Intensive care diaries reduce new onset post traumatic stress disorder following critical illness : a randomized, controlled trial. Crit Care, 14 (5) : R168, 2010.

27) Azoulay E, et al : Impact of a family information leaflet on effectiveness of information provided to family members of intensive care unit patients : a multicenter, prospective, randomized, controlled trial. Am J Respir Crit Care Med, 165 (4) : 438-442, 2002.

28) Roland P, et al : Visitation in critical care : processes and outcomes of a performance improvement initiative. J Nurs Care Qual, 15 (2) : 18-26, 2001.

29) Jones C, et al : Intensive care diaries and relatives' symptoms of posttraumatic stress disorder after critical illness : a pilot study. Am J Crit Care, 21 (3) : 172-176, 2012.

30) Egi M, et al : Glycemic control in the ICU. Chest, 140 (1) : 212-220, 2011.

31) 櫻本秀明：PICS-F（Post Intensive Care Syndrome-Family）家族にみられる集中治療後症候群とそのケア. ICNR, 3 (3) : 67-77, 2016.

32) 佐藤智夫：うつ症状と不安 予防のために ICU で何ができるか. ICNR, 3 (3) : 13-18, 2016.

V 鎮痛・鎮静・せん妄管理

布宮 伸

キーワード

鎮痛・鎮静，せん妄評価，早期リハビリテーション，ABCDEバンドル，PICS

キーポイント

①重症患者に発生する，いわゆるICUせん妄は，患者予後を悪化させる。
②ICUせん妄対策として有効性が期待できるものは，早期リハビリテーションのみである。
③重症患者管理の基本原則は，十分な痛み対策を基盤とした必要最低限の鎮静管理と頻回のせん妄評価，可及的速やかなリハビリテーションの実施である。

I 「鎮痛・鎮静・せん妄管理」の概念

■重症患者に対する精神的ケア

　集中治療を必要とする重症患者は，さまざまなストレスにさらされる。これら重症患者に対するストレス対策や精神的ケアの重要性については，これまでさまざまに論じられてきており，各国でそのガイドライン化が進んでいる[1-3]。わが国においては，2014年に日本集中治療医学会から公表された「日本版・集中治療室における成人重症患者に対する痛み・不穏・せん妄管理のための臨床ガイドライン」[4]が，現時点での集大成である。これらのガイドラインに共通するものは，「これまで伝統的に行われてきた集中治療管理法でも，根拠に基づかないものは見直し，改めるべきは改め，患者中心の医療を実現して予後改善に寄与する」という考え方である。

■鎮痛・鎮静・せん妄管理

　これまでは永らく「鎮痛・鎮静」という用語が広く用いられてきたが，現在ではこれに加えて「せん妄管理」も重要視されており，すでに「鎮痛・鎮静薬をどう使うか」ではなく「痛み・不穏・せん妄をどう管理するか」が焦点となっている。「重症患者をいかにうまく眠らせるか」ではなく，「**重症患者の痛み・不穏・せん妄をいかにうまく管理するか**」でなければならない時代になったということもできる。例えば，従来は，人工呼吸患者に対してはそのストレスを自覚させないよう，患者を深い鎮静状態におくことが愛護的

であるとの医療者側の一方的な思い込みから，人工呼吸中は持続鎮静を行うことがなかば常識とされていた。しかし，このような管理法は人工呼吸器関連肺炎やウィーニングトライアルの遅れなどから，人工呼吸期間を不必要に延長させ，患者予後を悪化させることがすでに明らかとなっている。重症患者に限らず，一般的な患者管理で重要なのは医療者側の思い込みではなく，あくまでも患者自身の訴えであるのは当然のことであり，そのためには患者と密接にコミュニケーションを取り，痛みや不安をきめ細かく評価する必要があり，このことが「患者中心の医療」につながるという考え方である。

ちなみにわが国のガイドラインは，「日本版の（Japanese）痛み・不穏・せん妄（Pain, Agitation, Delirium）管理ガイドライン」の意から，「J-PADガイドライン」という略称でよばれている。

Ⅱ　重症患者管理におけるせん妄対策の重要性

■ 重症患者のせん妄

せん妄とは，重症患者に限らず一般病棟においても日常臨床上しばしば遭遇する精神障害である。なんらかの身体疾患や全身状態の変化に伴って種々の精神症状（意識，注意，知覚障害）を呈し，基本的には原因となった身体疾患などが改善すれば精神症状も回復する。多くの場合，時間〜日単位で比較的急速に発症し，症状が動揺する（日内変動する）ことが特徴とされている。精神医学的には，軽度の意識混濁に種々の程度の意識変容を伴う意識障害の一型であり，出現する症状によって3亜型に分類される（**表1**）[5]。これらのなかで，過活動型せん妄はその症状の激しさから一般にも認識されやすく，また治療の妨げともなりやすいこともあって以前から治療介入の対象とされてきた。これに対して**低活動型せん妄**は危険行動を呈することは少なく，管理上も一見すると「安静が保持」されている状況にみえることなどから，これまで積極的に診断されることが少なかった。しかし，重症患者においては，せん妄は実際には圧倒的に低活動型が多く[6]，重症患者におけるいわゆるICUせん妄の多くが見過ごされ，結果として放置されてきたことがわかっている[7, 8]。

表1　せん妄の3亜型

1）過活動型（hyperactive）せん妄	精神運動興奮，錯乱，声高，易刺激性，衝動行為，夜間せん妄，不眠症，了解不能など
2）低活動型（hypoactive）せん妄	無表情，無気力，昼間の傾眠，的外れ応答，記銘力低下，認知症，失禁など
3）混合型（mixed）せん妄	活動過剰型と活動減少型を1日のうちに反復発症するが，昼間に傾眠傾向を示し，夜間興奮状態になることが多い

さらに，人工呼吸管理を要する重症患者に発生するせん妄は，患者予後を大きく悪化させる独立危険因子であることが報告[9]されたことから，現在ではICUせん妄は重症患者に発生する多臓器障害のうちの中枢神経系に発生する急性脳機能障害であり，中枢神経系は重症患者に発生する機能障害臓器として，呼吸器系や循環器系と並んで頻度の高い標的臓器である，という考え[10]が広く受け入れられている。従って，SpO₂や血液ガス分析，あるいは血圧や心電図などで呼吸状態や循環動態を経時的にモニタするのと同列に，中枢神経系の経時的なモニタリングを行うことが，現代ICUでの必須要件となっている[1-4]。

前項で詳述されたとおり，ICU生存退院患者における認知機能障害や心的外傷後ストレス障害など，いわゆるPICSによる長期精神的QOL（生活の質）低下にもせん妄が大きく関わっていることがわかっており[11-13]，せん妄モニタリングによる早期発見と対策の重要性が強調されている。現在では，前項のICU-AWと合わせ，せん妄は重症患者の生存退院後の長期的予後を大きく悪化させる要因であり，これらは医療者側の管理のつたなさからくる2つの医原性リスクであるとする考え[14]が一般的である。

PICS : post intensive care syndrome
QOL : quality of life

ICU-AW : ICU- acquired weakness

■せん妄のモニタリング

集中治療領域におけるせん妄のモニタリングは，一般医療者にも使用可能なせん妄評価ツールを用いて行う。J-PADガイドラインをはじめとする各国のガイドラインでは，CAM-ICU（**表2**）[4]とICDSC（**表3**）[4]が，最も妥当性と信頼性のあるせん妄評価ツールであるとして，いずれかの使用を強く推奨している[1-4]。

CAM-ICU : Confusion Assessment Method for the Intensive Care Unit
ICDSC : Intensive Care Delirium Screening Checklist

Ⅲ　鎮痛・鎮静管理の役割

■せん妄モニタリングのコツ

重症患者のせん妄評価の際に最も重要な点は，患者をせん妄評価に値する意識レベルにおくことである。例えば，人工呼吸中であることを理由に持続鎮静で昏睡状態にある患者に対しては，せん妄評価は行いようがない。すでに人工呼吸中の深すぎる鎮静（過鎮静）が患者予後を悪化させることは前述したが，せん妄評価のためにも鎮静深度は必要最低限である必要があり，必要最低限ということは，必要がなければ鎮静しないことを意味する。

■鎮静深度調節のコツ

人工呼吸中などの重症患者の過鎮静を防ぎ，必要最低限の浅めの鎮静深度を維持する方法として有効性が証明されているものは，「1日1回の持続鎮

表2 CAM-ICU

1. 急性発症または変動性の経過	ある	なし

A. 基準線からの精神状態の急性変化の根拠があるか？
　　　　　または
B. （異常な）行動が過去24時間の間に変動したか？　すなわち，移り変わる傾向があるか，あるいは鎮静スケール（例えばRASS），GCSまたは以前のせん妄評価の変動によって証明されるように，重症度が増減するか？

2. 注意力欠如	ある	なし

注意力スクリーニングテスト（ASE）の聴覚か視覚のパートでスコア8点未満により示されるように，患者は注意力を集中させるのが困難だったか？

3. 無秩序な思考	ある	なし

4つの質問のうち2つ以上の誤った答えおよび／または指示に従うことができないことによって証明されるように無秩序あるいは首尾一貫しない思考の証拠があるか？

4. 意識レベルの変化	ある	なし

現在の意識レベルは清明以外の何か，例えば，用心深い，嗜眠性の，または昏迷であるか？（例えば評価時にRASSの0以外である）
意識明瞭：自発的に十分に周囲を認識し，また，適切に対話する。
用心深い／緊張状態：過度の警戒。
嗜眠性の：傾眠傾向であるが，容易に目覚めることができる，周囲のある要素には気付かない，あるいは自発的に適切に聞き手と対話しない。または，軽く刺激すると十分に認識し，適切に対話する。
昏迷：強く刺激したときに不完全に目覚める。または，力強く，繰り返し刺激したときのみ目覚め，刺激が中断するや否や昏迷患者は無反応の状態に戻る。

全体評価（所見1と所見2かつ所見3か所見4のいずれか）	はい	いいえ

（文献4より引用）

表3 ICDSC

1. 意識レベルの変化： （A）反応がないか，（B）なんらかの反応を得るために強い刺激を必要とする場合は評価を妨げる重篤な意識障害を示す。もしほとんどの時間（A）昏睡あるいは（B）昏迷状態である場合，ダッシュ（―）を入力し，それ以上評価は行わない。 （C）傾眠あるいは，反応までに軽度ないし中等度の刺激が必要な場合は意識レベルの変化を意味し，1点である。 （D）覚醒，あるいは容易に覚醒する睡眠状態は正常を意味し，0点である。 （E）過覚醒は意識レベルの異常と捉え，1点である。	0, 1
2. 注意力欠如： 会話の理解や指示に従うことが困難。外からの刺激で容易に注意がそらされる。話題を変えることが困難。これらのいずれかがあれば1点。	0, 1
3. 失見当識： 時間，場所，人物の明らかな誤認。これらのうちいずれかがあれば1点。	0, 1
4. 幻覚，妄想，精神障害： 臨床症状として，幻覚あるいは幻覚から引き起こされていると思われる行動（例えば，空をつかむような動作）が明らかにある，現実検討能力の総合的な悪化，これらのうちいずれかがあれば1点。	0, 1
5. 精神運動的な興奮あるいは遅滞： 患者自身あるいはスタッフの危険を予測するために追加の鎮静薬あるいは身体抑制が必要となるような過活動（例えば，静脈ラインを抜く，スタッフをたたく），活動の低下，あるいは臨床上明らかな精神運動遅滞（遅くなる），これらのうちいずれかがあれば1点。	0, 1
6. 不適切な会話あるいは情緒： 不適切な，整理されていない，あるいは一貫性のない会話，出来事や状況にそぐわない感情の表出。これらのうちいずれかがあれば1点。	0, 1
7. 睡眠・覚醒サイクルの障害： 4時間以下の睡眠。あるいは頻回な夜間覚醒（医療スタッフや大きな音で起きた場合の覚醒を含まない），ほとんど一日中眠っている，これらのいずれかがあれば1点。	0, 1
8. 症状の変動： 上記の徴候あるいは症状が24時間のなかで変化する（例えば，その勤務帯から別の勤務帯で異なる）場合は1点。	0, 1

合計点が4点以上であればせん妄と評価する。

（文献4より引用）

BIS : Bispectral Index

RASS : Richmond Agitation-Sedation Scale

SAS : Sedation-Agitation Scale

静の中断」と「鎮静プロトコル」の使用である[1-4]。どちらの場合も，目標とする鎮静深度を患者ごとに明確に定め，それを医療者間で共有することが重要とされており，そのためにも鎮静深度判定の個人差をできる限りなくす必要がある。しかし，血圧や心拍数などのいわゆるバイタルサインは，患者の精神状態に応じて変動するもののその変動は精神状態のみに特異的ではない。また，麻酔深度モニタとして用いられるBISモニタの集中治療領域での有用性も証明されていない。従って，現時点では鎮静深度判定の個人差を許容範囲内に抑えた鎮静深度評価スケールの使用が効果的であり，この目的にはRASS（**表4**）[4]とSAS（**表5**）[4]が最も有用であるとして，いずれかの使用が強く推奨されている[1-4]。これらのスケールを用いて患者の鎮静深度評価を繰り返し，過鎮静を防ぎつつ，個々の患者がそのときどきの必要最低限の鎮静深度を維持できるように，鎮静薬投与量を細かに調節あるいは中止してせん妄評価を繰り返す。一般的な目標深度は，RASS＝－2～0，もしくはSAS＝3～4で，患者が平静で苦痛なく，呼びかけに容易に覚醒して応答できるレベルを目指す。

表4 RASS

スコア	用語	説明	
＋4	好戦的な	明らかに好戦的な，暴力的な，スタッフに対する差し迫った危険	
＋3	非常に興奮した	チューブ類またはカテーテル類を自己抜去；攻撃的な	
＋2	興奮した	頻繁な非意図的な運動，人工呼吸器ファイティング	
＋1	落ち着きのない	不安で絶えずそわそわしている，しかし動きは攻撃的でも活発でもない	
＋0	意識清明な落ち着いている		
－1	傾眠状態	完全に清明ではないが，呼びかけに10秒以上の開眼およびアイ・コンタクトで応答する	呼びかけ刺激
－2	軽い鎮静状態	呼びかけに10秒未満のアイ・コンタクトで応答	呼びかけ刺激
－3	中等度鎮静状態	呼びかけに動きまたは開眼で応答するがアイ・コンタクトなし	呼びかけ刺激
－4	深い鎮静状態	呼びかけに無反応，しかし，身体刺激で動きまたは開眼	身体刺激
－5	昏睡	呼びかけにも身体刺激にも無反応	身体刺激

（文献4より引用）

■痛み対策の重要性

　さまざまなストレス下にある重症患者を，せん妄評価が可能なレベルの「必要最低限の浅めの鎮静もしくは鎮静なし」で管理するには，その大前提として「適切な痛み対策」が必要となる。十分な痛み対策に基づいた管理を行えば，人工呼吸中であっても鎮静なしで過ごすことも可能[15]であり，不適切な鎮静管理による多くの合併症を防ぐことができる。

　重症患者の痛みに対応する際に重要な点は，**医療者側の思い込みをなくす**ことである。疼痛や苦痛などのストレスは患者が主観的に感じるものであり，

表5 SAS

スコア	状態	説明
7	危険なほど興奮	気管チューブやカテーテルを引っ張る。 ベッド柵を越える。医療者に暴力的。 ベッドの端から端まで転げ回る。
6	非常に興奮	頻回の注意にもかかわらず静まらない。 身体抑制が必要。気管チューブを噛む。
5	興奮	不安または軽度興奮。 起き上がろうとするが，注意すれば落ち着く。
4	平静で協力的	平静で覚醒しており，または容易に覚醒し，指示に従う。
3	鎮静状態	自然覚醒は困難。声がけや軽い揺さぶりで覚醒するが，放置すれば再び眠る。 簡単な指示に従う。
2	過度に鎮静	意思疎通はなく，指示に従わない。 自発的動きが認められることがある。目覚めていないが，移動してもよい。
1	覚醒不能	強い刺激にわずかに反応する，もしくは反応がない。 意思疎通はなく，指示に従わない。

(文献4より引用)

BPS : Behavioral Pain Scale

CPOT : Critical-Care Pain Observation Tool

その程度は患者ごとに大きく異なる。従って，患者の主観の程度を患者管理に関わるすべての医療者側が客観的に共有するためにも，患者が感じる痛みの程度をスケール化する必要がある。この場合，患者が自分で痛みを訴えることができる（自己申告可能な）場合は，それが患者自身の痛み評価であり，ゴールドスタンダードである。これに対して気管挿管などで自己申告不能な患者の場合は，**より客観的な評価が可能なスケール**が必要となる。患者が痛みを自己申告できる場合はNRS[*1]やVAS[*2]の使用が，自己申告できない場合はBPS（**表6**）[4]やCPOT（**表7**）[4]が推奨されている[1-4]。痛み対策介入の目安は，NRS＞3，もしくはVAS＞3，あるいはBPS＞5，もしくはCPOT＞2であるが，これらの数値に満たない場合でも患者には痛みがないと決め付けず，注意深く観察と評価を繰り返す必要がある。重要なことは，すべての重症患者には日常的になんらかの「痛み」があるという前提に立ち，「患者の訴えに正しく耳を傾け，医療者側の主観を交えて勝手に解釈しない」という一点である。

*1 NRS（Numeric Rating Scale）
現在の痛みが0～10までの11段階でどの程度かを，患者自身により口頭ないしは目盛りの入った線上で示してもらう方法

*2 VAS（Visual Analogue Scale）
一端が「まったく痛まない」，他端が「これ以上ない痛み，もしくは想像し得る最大の痛み」を配した10cmのスケールに，現在の痛みがどこに相当するかを患者に記入してもらう方法

痛みに対する薬理学的介入の第一選択は静注オピオイドである。国内で使用可能な鎮静薬には臨床的に満足できる鎮痛作用を示すものはなく，患者の痛みに対して鎮静薬で対応するのは大きな誤りである。一方で，オピオイドの過量投与もせん妄発症との関連が指摘されており，必要以上の鎮痛（過鎮痛）も避けたほうがよい。そのため，痛み評価もこまめに繰り返す必要がある。

表6 BPS

項目	説明	スコア
表情	穏やかな	1
	一部硬い（例えば，眉が下がっている）	2
	まったく硬い（例えば，まぶたを閉じている）	3
	しかめ面	4
上肢	まったく動かない	1
	一部曲げている	2
	指を曲げて完全に曲げている	3
	ずっと引っ込めている	4
呼吸器との同調性	同調している	1
	ときに咳嗽，大部分は呼吸器に同調している	2
	呼吸器とファイティング	3
	呼吸器の調整がきかない	4

（文献4より引用）

表7 CPOT

指標	状態	説明	点
表情	筋の緊張がまったくない	リラックスした状態	0
	しかめ面・眉が下がる・眼球の固定，まぶたや口角の筋肉が萎縮する	緊張状態	1
	上記の顔の動きとぎゅっとするに加え固く閉じる	顔をゆがめている状態	2
身体運動	まったく動かない（必ずしも無痛を意味していない）	動きの欠如	0
	緩慢かつ慎重な運動・疼痛部位を触ったりさすったりする動作・体動時注意を払う	保護	1
	チューブを引っ張る・起き上がろうとする・手足を動かす／ばたつく・指示に従わない・医療スタッフをたたく・ベッドから出ようとする	落ち着かない状態	2
筋緊張（上肢の他動的屈曲と伸展による評価）	他動運動に対する抵抗がない	リラックスした	0
	他動運動に対する抵抗がある	緊張状態・硬直状態	1
	他動運動に対する強い抵抗があり，最後まで行うことができない	極度の緊張状態あるいは硬直状態	2
人工呼吸器の順応性（挿管患者）	アラームの作動がなく，人工呼吸器と同調した状態	人工呼吸器または運動に許容している	0
	アラームが自然に止まる	咳き込むが許容している	1
または	非同調性：人工呼吸の妨げ，頻回にアラームが作動する	人工呼吸器に抵抗している	2
発声（抜管された患者）	普通の調子で話すか，無音	普通の調子で話すか，無音	0
	ため息・うめき声	ため息・うめき声	1
	泣き叫ぶ・すすり泣く	泣き叫ぶ・すすり泣く	2

（文献4より引用）

Ⅳ　せん妄対策と実践

■ 1　せん妄対策

　せん妄発症の病因については，多くの観察研究などの結果から，多岐にわたる因子が提唱されている（**表8**）[5]。例えば，軽度の認知症をもつ高齢患者が，感染症を契機として急性呼吸不全となり，緊急入院のうえ，人工呼吸管理となった後にせん妄を発症した場合は，直接因子は感染症による急性呼

吸不全もしくはこれに伴う低酸素血症，準備因子は高齢や認知症，誘発因子は緊急入院による環境の激変や人工呼吸管理に伴う体動制限，種々の薬剤などが考えられる。つまり，直接因子はせん妄発症の直接的な原因となる身体疾患であり，多くの場合，患者が入院する契機となった基礎疾患である。また，準備因子はそもそもせん妄を発症しやすい危険因子であり，患者固有の体質とみなすことができる。一方，誘発因子はせん妄の発症を誘発・促進する因子であり，治療介入に伴って生じる因子と考えることができる。

　十分な痛み対策と必要最低限の鎮静深度でせん妄評価を繰り返し，せん妄が強く疑われる場合にはただちに対応が必要である。ICUせん妄への対応の原則は，
①除去可能な危険因子に対する対処
②原疾患の治療
③薬理学的・非薬理学的対応
である。重症患者のせん妄は低酸素血症や各種アシドーシス，低血糖などの代謝障害，ショックなどの重篤な病態の表現型である場合もしばしば認められ，これらが改善可能であればせん妄自体の治療は必要ないこともある。しかし，危険因子の除去や原因病態の治療を行っても，なおせん妄が持続する場合や，特に過活動型せん妄で興奮状態や錯乱などから治療の継続が困難となる場合，あるいは医療者にも危害が加えられるおそれがある場合などは，時間的にも余裕がなく，急速にその症状を抑える必要が生じることもある。

表8　せん妄発症の病因

1）直接因子	2）準備因子
●限局性または広汎性の脳疾患脳血管疾患 ●脳炎，髄膜炎，代謝性脳症など ●二次的に脳機能に影響を及ぼす全身性疾患 ●低酸素血症，電解質異常，肝不全，腎不全など ●薬物や化学物質の中毒 ●アルコールや睡眠薬の離脱	●60歳以上の高齢 ●脳障害 ●認知症などの慢性脳障害
	3）促進因子
	●精神的社会的ストレス ●睡眠障害 ●感覚遮断または感覚過剰 ●不動化または体動制限

（文献5より引用）

■ 薬理学的対応

　従来よりせん妄に対する薬物療法としては，ハロペリドールや非定型抗精神病薬が用いられてきたが，ICUせん妄に対する有効性を証明した報告はなく，わずかにクエチアピンの効果が期待できる少数例の検討[16]があるのみである。現時点では，これら抗精神病薬によってせん妄発症はやや減少する可能性はあるが，最終的な患者予後の改善には結びつかず，抗精神病薬のもつ副作用[*3]を考慮するとルーチンに推奨できる方策ではない[17]とするのが一般的である。

*3　抗精神病薬のもつ副作用
錐体外路症状の出現やtorsade de pointesなどの心室性不整脈の誘発など。

一方，自然睡眠の誘発に近い鎮静作用をもつデクスメデトミジンに対するせん妄対策薬としての期待は以前から大きく，これまでにもさまざまな臨床試験が行われてきているが，方法論的な欠点などからその評価は確定していない。従って現時点では，せん妄対策として有効性が証明された薬物はないのが実情である。

しかし，せん妄発症が中枢神経系の臓器障害の発現型であり，患者予後を悪化させる独立危険因子である以上，なんらかの対応は必須である。従って，薬理学的的対応に十分な効果が期待できないのであれば，急性の不穏症状に対するハロペリドールなどの短期間の使用の間に，原因検索を含めた非薬理学的な対応を行うことが重要であることになる。

■ 非薬理学的対応

前述のとおり，せん妄発症には必ずなんらかの直接因子（基礎病態）が存在するが，直接因子はそもそも入院の契機となった病態であることが多く，ほとんどの場合はその治療が開始されていると考えられる。ただし，すでに判明しているある1つの病態のみにこだわらず，常にほかに隠れた病態がないかを検索する姿勢も重要である。一方，年齢や既存の認知機能障害などの準備因子に対しては，現実的には介入は不可能であるため，せん妄対策の焦点は誘発因子に対する介入ということになる。

薬剤に拠らないせん妄対策の第1歩は，**環境調整**によって患者のストレスをいかに取り除くか，言い換えれば，患者の療養環境をいかに入院前の日常生活に近づけることができるか，ということである（**表9**）。これらの非薬理学的対応のなかで，近年注目されているのが夜間睡眠の促進と早期離床である。睡眠促進に関しては，現時点では総じてエビデンスレベルの高い研究はないが，睡眠の質を改善することが患者に不利益をもたらすことは一般的には考えにくく，これを推奨する意見が多い[18]。

表9　せん妄予防のための環境因子の調整

・日中は十分な照度を保つ
・見当識を保つために，少なくとも3回/日の日時や場所などの声掛け
・時計やカレンダーの配置
・必要に応じて補聴器や眼鏡の着用
・看護スタッフによる継続的なケア
・早期離床の努力
・騒音軽減の努力
・家族面会
・脱水防止
・便秘予防
・$SpO_2 \geq 95\%$を保つ
・夜間睡眠の促進

一方，人工呼吸中の成人患者における身体的機能予後の改善目的に，早期からのリハビリテーションを行ってその効果を検討した報告[19]では，介入群で人工呼吸期間が短縮し，退院時の身体機能の回復も良好であったばかりでなく，せん妄期間の短縮（2.0 vs 4.0日，P＝0.02）も認められた。早期リハビリテーションの効果は，その後他施設でも確認された[20]ことから，現時点でICUせん妄に対する有効性が確認されている非薬理学的対応は早期からのリハビリテーションのみであるとして，その施行が強く推奨されている。呼吸状態や循環動態の小康が得られたら，人工呼吸中であってもリハビリテーションの可能性を考慮するよう心掛ける。できれば理学療法士も参加して，患者の病態に応じたリハビリテーションプログラムの作成を主導することが望ましい。

■早期リハビリテーションの実施のために

以前より，重症患者に対する早期リハビリテーションの安全性は指摘されている[21]が，同時にリハビリテーション実施率の低さも報告されており[22-24]，その理由の1つとして「**過鎮静**」の問題が強調されている。鎮静が深すぎてせん妄評価すら行えないような状況では，リハビリテーションの実施が困難であるのは当然である。重症患者のせん妄発症やPICS対策として，幻覚や妄想的記憶を残さず，せん妄発症を予防するためにも，また，早期からのリハビリテーション実施の観点からも「**不必要な鎮静は避け，必要なければ鎮静しない**」ことを基本方針とし，かつての「催眠重視の鎮静法」から「鎮痛優先の鎮静法」へと移行する必要がある。

■せん妄評価の具体例（**図1**）

RASSとCAM-ICUを用いた場合のせん妄評価の例を**図1**に示す。慣れれば数分以内で終了することができる。

図1 RASSとCAM-ICUによるせん妄評価法

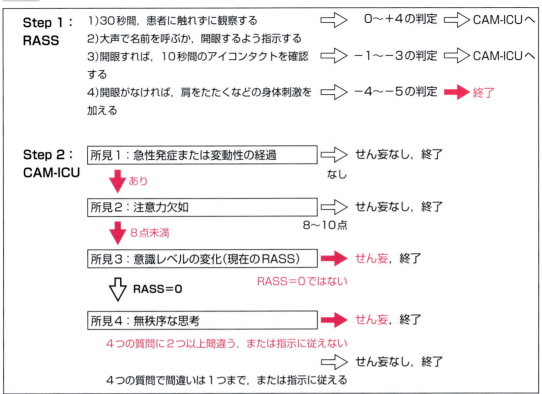

V おわりに

　せん妄のモニタリングやリハビリテーションには，当然のことながら患者に対する十分な痛み対策や過不足のない鎮静が必要である。重症患者に対する適切な鎮痛・鎮静管理，せん妄のスクリーニング，早期離床の取り組みなどは，特に人工呼吸患者の予後改善のために科学的に有効性が証明されている医療行為である。さらに，これらはそれぞれ個別に行うのではなく，一連の医療行為としてまとめて実施するとより効果的であるとして，人工呼吸器からの離脱試験（SBT）を加えた「ABCDEバンドル」としてまとめられ（表10）[14]，その日常臨床における有効性も確認されている[25]。重症患者管理の基本原則は，いまや「十分な痛み対策を基盤とした必要最低限の鎮静管理と頻回のせん妄評価，可及的速やかなリハビリテーションの実施」であり，「ABCDEバンドル」の考え方を日常の医療行為として取り入れ，医師・看護師・臨床工学技士・理学療法士など，多職種からなる多角的なチームアプローチが可能な体制構築が望ましい。

SBT: Spontaneous Breathing Trial

表10 ABCDE バンドル

Awakening and Breathing trial Coordination, Choice of sedatives and analgesics, Daily Delirium monitoring and management, and Early mobility and Exercise.

A) 毎日の鎮静覚醒トライアル（DIS/SAT）
B) 毎日の人工呼吸器離脱トライアル（SBT）
C) AとBの組み合わせ；鎮静鎮痛剤の選択
D) 毎日のせん妄モニタリングと管理
E) 早期離床と運動療法

引用文献

1) Barr J, et al：Clinical practice guidelines for the management of pain, agitation, and delirium in adult patients in the intensive care unit. Crit Care Med, 41（1）：263-306, 2013.

2) DAS-Taskforce 2005：Evidence and consensus based guideline for the management of delirium, analgesia, and sedation in intensive care medicine. Revision 2015（DAS-Guideline 2015）- short ver. Ger Med Sci, 13：Doc19, 2015.

3) Vincent JL, et al：Comfort and patient-centred care without excessive sedation：the eCASH concept. Intensive Care Med, 42：962-971, 2016.

4) 日本集中治療医学会 J-PAD ガイドライン作成委員会：日本版・集中治療室における成人重症患者に対する痛み・不穏・せん妄管理のための臨床ガイドライン. 日集中医誌, 21：539-579, 2014.

5) 平沢秀人, ほか：せん妄. 臨床精神医学講座 第10巻 器質・症状性精神障害（三好功峰, ほか編）, p.10-26, 中山書店, 1997.

6) Peterson JF, et al：Delirium and its motoric subtypes：a study of 614 critically ill patients. J Am Geriatr Soc, 54（3）：479-484, 2006.

7) Devlin JW, et al：Use of a validated delirium assessment tool improves the ability of physicians to identify delirium in medical intensive care unit patients. Crit Care Med, 35（12）：2721-2724, 2007.

8) Spronk PE, et al：Occurrence of delirium is severely underestimated in the ICU during daily care. Intensive Care Med, 35（7）：1276-1280, 2009.

9) Ely EW, et al：Delirium in mechanically ventilated patients：validity and reliability of the confusion assessment method for the intensive care unit（CAM-ICU）. JAMA, 286（21）：2703-2710, 2001.

10) Stevens RD, et al：Types of brain dysfunction in critical illness. Neurol Clin, 26（2）：469-486, 2008.

11) Girard TD, et al：Delirium as a predictor of long-term cognitive impairment in survivors of critical illness. Crit Care Med, 38（7）：1513-1520, 2010.

12) van den Boogaard M, et al：Delirium in critically ill patients：impact on long-term health-related quality of life and cognitive functioning. Crit Care Med, 40（1）：112-118, 2012.

13) Pandharipande PP, et al：Long-term cognitive impairment after critical illness. N Engl J Med, 369（14）：1306-1316, 2013.

14) Vasilevskis EE, et al：Reducing iatrogenic risks：ICU-acquired delirium and weakness--crossing the quality chasm. Chest, 138（5）：1224-1233, 2010.

15) Strøm T, et al：A protocol of no sedation for critically ill patients receiving mechanical ventilation：a randomised trial. Lancet, 375（9713）：475-480, 2010.

16) Devlin JW, et al：Efficacy and safety of quetiapine in critically ill patients with delirium：a prospective, multicenter, randomized, double-blind, placebo-controlled pilot study. Crit Care Med, 38（2）：419-427, 2010.

17) Gilmore ML, et al：Antipsychotic prophylaxis in surgical patients modestly decreases delirium incidence--but not duration--in high-incidence samples：a meta-analysis. Gen Hosp Psychiatry, 35（4）：370-375, 2013.

18) Litton E, et al：The Efficacy of Earplugs as a Sleep Hygiene Strategy for Reducing Delirium in the ICU：A Systematic Review and Meta-Analysis. Crit Care Med, 44（5）：992-999, 2016.

19) Schweickert WD, et al：Early physical and occupational therapy in mechanically ventilated, critically ill patients：a randomised controlled trial. Lancet, 373（9678）：

1874-1882, 2009.

20) Needham DM, et al : Early physical medicine and rehabilitation for patients with acute respiratory failure : a quality improvement project. Arch Phys Med Rehabil, 91 (4) : 536-542, 2010.

21) Pohlman MC, et al : Feasibility of physical and occupational therapy beginning from initiation of mechanical ventilation. Crit Care Med, 38 (11) : 2089-2094, 2010.

22) Nydahl P, et al : Early mobilization of mechanically ventilated patients : a 1-day point-prevalence study in Germany. Crit Care Med, 42 (5) : 1178-1186, 2014.

23) TEAM Study Investigators, Hodgson C, et al : Early mobilization and recovery in mechanically ventilated patients in the ICU : a bi-national, multi-centre, prospective cohort study. Crit Care, 19 : 81, 2015.

24) Malone D, et al : Physical therapist practice in intensive care unit : Results of a national survey. Phys Ther, 95 (10) : 1335-1344, 2015.

25) Balas MC, et al : Effectiveness and safety of the awakening and breathing coordination, delirium monitoring/management, and early exercise/mobility bundle. Crit Care Med, 42 (5) : 1024-1036, 2014.

VI 呼吸理学療法

神津　玲　福島卓矢

キーワード

無気肺，下側肺障害，理学療法，体位管理，気道クリアランス手技

キーポイント

①呼吸理学療法とは，呼吸障害の予防（新規発症あるいは増悪）と治療のために呼吸機能に直接的に働きかける理学療法の手段である。

②その主たる目的は酸素化の改善であり，人工呼吸管理や酸素療法を補完する呼吸管理の一手段として位置づけられる。

③重症患者では呼吸理学療法の適切な実施によって早期の人工呼吸管理の終了を目指し，速やかかつ円滑な早期離床や運動への移行を目指す。

I　呼吸理学療法の意義と役割

　呼吸理学療法（respiratory physiotherapy）とは，呼吸機能に直接的に働きかける理学療法の手段であり，重症患者では治療経過中における呼吸障害の予防（新規発症あるいは増悪）と治療のために適用される。重症患者の治療と管理には薬物療法をはじめとする全身管理，および酸素療法や人工呼吸療法といった呼吸管理が適用されるが，呼吸理学療法は後者に位置づけられる。その主たる目的は，肺容量の増大や貯留する気道分泌物の移動と排出などによって酸素化の改善や呼吸仕事量の軽減を図ることである。人工呼吸管理は重症患者に必須であるが，人工気道を介して肺に陽圧を加えることで換気を補助する弊害，すなわち換気の不均等分布や気道分泌物貯留，さらにはベッド上安静臥床の強制といった問題もある。呼吸理学療法によってこれらを補完し，呼吸状態安定化への寄与，さらには人工呼吸管理の早期完了を目指す。その役割を**表1**に示した。

　昨今，重症患者の救命率向上と生命予後の改善に伴って，集中治療では長期機能予後の改善も重要な治療目標となっている。それに伴い，積極的な早期リハビリテーションの必要性が示され，理学療法は機能予後改善に必要な運動機能障害の予防と改善に必須の介入手段として位置づけられている。この場合の理学療法の中心となる手段は，早期モビライゼーション（early mobilization：EM，早期離床と運動療法）であり，その安全性と実施可能性，

さらには有効性が検討され，一定のコンセンサスが得られている[1]。

この事実は，集中治療において呼吸理学療法の必要性や重要性が必ずしも失われたことを意味するものではなく，呼吸理学療法は，より早期からの円滑かつ安全なEMの開始に向けた呼吸障害の早期改善と呼吸機能安定化を図るための支持的な役割を担うべきであることを示唆している。後述する本法の適応病態においては，EM開始までに（あるいは同時並行的に）むしろ積極的に適用すべきことを意味するものと考える。

以下，本項では人工呼吸管理を要する成人の重症患者を対象とした呼吸理学療法の考え方と実際について解説する。

表1　重症患者における呼吸理学療法の役割

1. 酸素化と換気の改善
   ・虚脱肺胞の拡張と末梢気道の開存
   ・貯留する気道分泌物の誘導排出
   ・適正な換気および血流分配
2. 人工呼吸器からの早期離脱支援
3. 新たに発症する（呼吸器）合併症予防と早期介入
4. ベッド上安静に伴う合併症予防と早期介入
   ↓
   患者の身体活動の回復促進
   ADLの早期再獲得と早期退院

ADL：activities of daily living

Ⅱ　適応となる呼吸障害 [2]

重症患者における呼吸理学療法は，安静臥床に起因する呼吸障害や合併症をよい適応としている（**表2**）。適応病態は，肺容量減少，大量の気道分泌物貯留，無気肺に大別でき，特にこれらが呼吸仕事量増大や酸素化障害の要因となっている場合には積極的に適用される。無気肺は後述する気道分泌物貯留に起因する閉塞性無気肺が適応となるが，急性呼吸促迫症候群（ARDS）に代表される肺水腫に伴う荷重側無気肺は機序が異なるため，下側肺障害として，通常その範疇には含まない。これらは理学療法の適応が明確な病態として根拠が示されているが，これ以外の肺病変については有効な証拠はない。また，新たな肺合併症の予防のためにすべての患者にルーチンの理学療法を行うべきかも十分な証拠は存在しない。

呼吸理学療法は酸素化や肺コンプライアンスなどの呼吸機能を短期間改善させることが可能である。そのため，この手段を適用してもよい上記以外の呼吸障害としては，短時間の改善でも有益であることが予測される場合，比較的速やかな改善が期待できる場合に限られるかもしれない。呼吸理学療法の適応としてエビデンスが示されている呼吸障害を以下に示す。

ARDS：acute respiratory distress syndrome
ARDSは，p.196参照

> **表2 呼吸理学療法の対象と禁忌**
>
> ●対象：
> ・周術期：開胸・開腹手術（移植術を含む）
> ・外傷：頸髄損傷，胸部・頭部・多発外傷
> ・急性呼吸不全：肺炎，ARDS，急性呼吸筋麻痺，慢性肺疾患急性増悪
> ●禁忌：
> ・絶対的：胸腔ドレーンの挿入されていない気胸，大量出血のリスク，肺血栓塞栓急性期，治療反応不良な循環不全・ショック・重症不整脈
> ・相対的：鎮痛不十分な多発肋骨骨折，脳外科術後・頭部外傷後の脳圧亢進，頸髄損傷後の損傷部非固定状態，PCPS装着例，大動脈解離術前・くも膜下出血術前

PCPS：percutaneous cardiopulmonary support

■急性無気肺

無気肺は肺の一部，または全体の空気が吸収され，当該領域が完全に虚脱した状態である。粘稠かつ大量の気道分泌物，異物，腫瘍などによる中枢側の気道に閉塞をきたした閉塞性無気肺と，非閉塞性無気肺（胸水などの圧排に伴う受動性無気肺や円形無気肺など）に大別できる。呼吸理学療法の適応となる無気肺は前者，なかでも気道分泌物の閉塞によって生じた急性の閉塞性無気肺である。

無気肺は，胸部X線写真やCTによって診断される。気道の閉塞が急速に進行したり，より中枢側に生じた結果による広範な無気肺では，胸痛，呼吸困難，呼吸促迫，低酸素血症といった症状を認めることが多い。閉塞が緩徐あるいは病変が限局する末梢気道領域では胸部画像に出現しにくく，判断が困難である。無気肺が生じた肺領域では聴診上，気管支呼吸音の伝達，打診では濁音といった所見を認める。

■片側性肺障害

右あるいは左の，一側の肺領域に限局するが比較的広範（大葉性）な肺病変である（図1）。肺炎が代表的であるが片側肺に生じた広範な無気肺，ま

図1 片側性肺障害

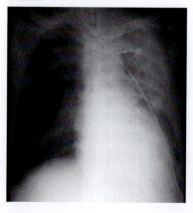

胸部X線
重症肺炎の症例。左前肺野に広範かつ比較的濃度の均一な浸潤陰影を認める。

れに片側に生じた肺水腫も含まれる。

■下側肺障害

両側肺の下側（通常は荷重側，つまり背側領域）に限局した肺病変である（図2）。特にARDSに代表される肺水腫や両側びまん性の重症肺炎に伴って出現する。

ARDSでは全身性炎症の惹起によって，好中球が肺血管内皮を傷害し血漿成分が間質や肺胞腔に漏出，換気可能な肺胞領域が減少するとともに肺の重量が増加し，荷重側の肺胞が虚脱する。肺実質病変は重力依存性に背側領域を中心として不均等に分布し，高度な換気血流比の低下が出現し，肺内シャント率の増加として重篤な低酸素血症を引き起こすとともに，人工呼吸関連肺損傷のリスクを高めることが知られている。下側肺障害領域も無気肺領域と同様，聴診上，気管支呼吸音の伝達，打診では濁音といった所見を認める。

下側肺障害の主要な成立条件は仰臥位管理の持続であり，このような「重力依存性」による「不均等」な肺病変に起因する酸素化障害は，（その正反対への）体位変換によく反応することが経験的に知られており，呼吸理学療法の適応として多くの研究報告によってその臨床的有益性が証明されている。

図2 下側肺障害

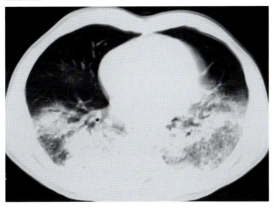

胸部CT
重症肺炎によるARDS症例。背側に限局したびまん性浸潤影を認める

■気道クリアランス障害

下気道感染，入院前の重喫煙や併存呼吸器疾患などの影響に起因して，気道分泌物の大量産生と貯留をきたした状態である。また，低酸素血症や安静臥床，人工呼吸管理に必要な人工気道の留置も生体本来の気道クリアランス機能（粘液線毛輸送能）を有意に障害する。貯留する気道分泌物の性状，量，（貯留）部位（末梢肺領域あるいは中枢気道）によって呼吸状態への影響，呼吸理学療法介入の必要性と効果といった臨床的意味は大きく異なるため，

胸部画像や身体所見，人工呼吸器の換気様式と換気パラメータなどを参考に
その解釈に努める必要がある。

Ⅲ　適用のための評価とその考え方

　呼吸理学療法を安全かつ効果的に行うためには患者の呼吸状態，さらには
全身状態の評価が必要不可欠である。評価は患者の病態の把握，呼吸理学療
法の必要性あるいは終了の判断，効果判定，その他，ベッドサイドでの意思
決定のために必須である。

　評価の目的は，全身状態の理解，実施に伴う危険因子の把握とリスクマネ
ージメント，呼吸理学療法の適応および必要性の判断，介入効果の判定であ
る。その導入開始時には，初期治療の反応を踏まえた全体の治療・管理の方
針，重症度と予後予測，予想される治療期間を把握し，医療チームで共有す
ることが不可欠である。

　呼吸理学療法の計画立案では，短期間での目標に向けた介入の全体的方針
に基づき，具体的な目的と方法を示すべきである。その目的を明確にしたう
えで，詳細な方法，手技，目標とする反応，治療時間，頻度，注意事項，中
止基準といったプロトコルも明らかにする。実際には，1回の治療介入ごと
に実施前後と実施中にわたって診察，モニター所見を評価しながらアプロー
チし，反応を評価，修正の必要性を検討する。

　重症患者における評価の項目は，基礎情報，治療内容・経過（手術所見・
術後経過も含む），バイタルサイン，身体所見，各種モニター所見，臨床検
査所見，動脈血液ガス所見，胸部画像所見などであり，情報収集と整理，解
釈が中心となる。毎回の介入にあたって，臨床状態と変化を把握し，リスク
を認識するとともに，不足している情報を収集，患者と接する段階での安全
かつ効率的な評価と治療が行えるように備える。これらに関しても医療チー
ムの多職種間での情報共有と共通の認識が必須である。そのためには，カン
ファレンスやスタッフ間での十分なコミュニケーションが不可欠である。

　ベッドサイドでは，各種医療機器の作動状況，モニター所見，ドレーンや
ラインの部位や種類ならびにドレナージの状態（排液の性状，量）の確認，
鎮静あるいは覚醒（不穏）状態，痛みの有無，自発的運動といった患者全体
像と胸部のフィジカル・イグザミネーションを中心とした身体所見を評価す
る。

Ⅳ　呼吸理学療法の手段[3]

■呼吸理学療法手技の特徴

　呼吸理学療法では，徒手的（あるいは機械的）に胸壁や腹壁上に対する圧迫や伸張などの外力，体位変換による重力といった物理的な外的刺激，さらには対象者自身の努力による深吸気や強制呼気，身体運動などを用いることが特徴である。物理的な外力を利用するために，呼吸状態さらには全身状態が不安定な重症患者では過剰なストレスになる可能性がある。呼吸理学療法のリスク因子について**表3**に示した。

　呼吸理学療法の手段の多くは即時効果を期待するものであるが，手技を中断あるいは終了させると比較的速やかに実施前の状態に戻ってしまうことが多い。しかし，貯留分泌物の除去による気道の開存や肺胞の拡張，無気肺の解除，肺容量増大などが得られれば，その効果の持続が期待できる。一般的に各手段の単独，あるいは併用効果は限られており，特に長期効果，予後や転帰への影響は大きくない[1]。これらの手段のなかでは徒手的な治療手技も少なくなく，用量，時間，頻度，期間などを標準化することが困難である。また各手技単独あるいは組み合わせに関するアウトカム指標の選択，有効性の根拠，生理学的影響，有害事象の種類と発症率などに関する検討はいまだ十分ではない。

表3　**呼吸理学療法実施にあたって考慮すべきリスク因子**

実施中に生じうるインシデント	主な要因
頻呼吸・呼吸努力増強	低酸素血症 気道閉塞，肺虚脱など
O_2 desaturation	酸素投与トラブル 換気血流不均等 気道閉塞，肺虚脱など
窒息・痰詰まり	気道分泌物の粘稠度増強 大量の分泌物貯留 呼吸筋力の弱化 咳嗽力の低下
血圧・心拍数変動	体位変換 低酸素血症 患者の不隠・興奮 過剰な負荷

■基本的手技

■体位管理

　体位管理（body positioning）とは呼吸障害の治療と予防のために，体位変換によって特定の体位を一定時間保持する方法である。用いられる体位

は側臥位や前傾側臥位，腹臥位，座位である（**図3**）。重症患者は仰臥位で管理されることがほとんどであり，臥床期間が遷延するとともに，肺の自重に加えて腹部臓器や心臓の圧排によって肺容量が減少し，気道分泌物貯留や酸素化障害，それらに起因する新たな呼吸器合併症を生じやすい。体位管理はこのような長時間の仰臥位による呼吸器合併症の予防を目的とする予防的体位管理と，すでに存在する呼吸障害に対してその改善を目的とする治療的体位管理とに大別できる。ここでは，後者について述べる。

図3　体位管理

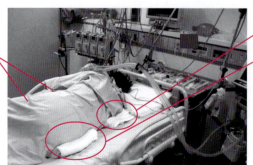

下側の下肢は股関節および膝関節を伸展位とし，上側は屈曲位とする。大きめのクッションを用いて両側の上肢で抱きかかえるようにして体幹を支持する

本症例では骨盤ならびに肩甲帯の下に薄めのクッションを置き，骨突出部へのストレス軽減に努めた

前傾側臥位

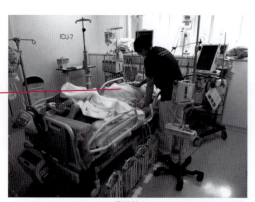

頸部は回旋位とし，上肢は体幹に沿うように保持する（あるいは一側の上肢は挙上位）。腹側の骨突出部へのストレス軽減のためにタオルやクッションでサポートしている。また，ドレーンの屈曲や圧迫を避け，皮膚への圧迫が加わらないようにする。

腹臥位

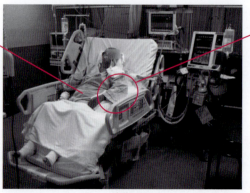

座骨で支持するように配慮するとともに，仙骨部にストレスがかからないようにする。

体幹の側方への傾斜を避けるために体幹側方にクッションを置き，支持する。

座位

①方法

酸素化の改善や肺拡張を目的とする場合，病変部位が上側になる体位を用いることを原則とする。通常，側臥位，前傾側臥位，腹臥位，座位のいずれかが選択され，側臥位は片側性肺病変に，腹臥位は背側の無気肺や下側肺障害に対して適用，前傾側臥位は腹臥位の代用体位である。実際には，どの体位で最も酸素化が改善するか，加えてそのリスクと必要な時間や労力を評価するために試験的な評価を行った後に導入する。

無気肺の解除や気道分泌物のドレナージ，レスキュー的酸素化の改善を目的とする場合，それぞれの体位は通常，約30分〜2時間程度保持されるが，持続時間，頻度についての一定基準は存在しない。また，体位変換に伴う危険性や合併症としては血行動態への有意な影響が知られており，ライン，ドレーンなどの事故抜去のリスクも無視できない。

②有効性の根拠

（治療的）体位管理による酸素化の改善には換気血流比の是正に加えて，肺容量の増大，呼吸仕事量の軽減，粘液線毛クリアランスの増強なども関与している[2]。急性肺葉無気肺に対する病変部を上側にする側臥位では，換気と気道分泌物クリアランスが改善し，その解除に有効である[4]。片側性肺障害における障害側を上側にする側臥位は，換気血流のマッチングによる酸素化の改善が得られる[5, 6]。障害側を下側にする側臥位では酸素化は増悪し[7]，両側性の肺障害では酸素化を改善する証拠はない。側臥位での酸素化の改善が予後に及ぼす影響は不明である。

ARDSをはじめとする重症急性呼吸不全では腹臥位により，70〜80%の症例で酸素化の改善を認める[2]。予後に及ぼす影響として，重症ARDSを対象に1日16時間の腹臥位管理を行う多施設試験[8]において，有意な死亡率の減少が示された。この介入は上記のごとく短時間の体位管理による酸素化を図るものではなく，換気分布の均一化による人工呼吸器関連肺損傷の予防，すなわち肺保護戦略に位置づけられるため，呼吸理学療法とは一線が画され，注意が必要である。体位管理における腹臥位は，短時間あるいは長時間適用に大別して適応と効果判定を検討する必要がある。

近年では座位の有効性も報告されており，ARDSにおいて呼気終末肺容量の増大と酸素化の改善が得られている[9]。半座位（semirecumbent position）では，仰臥位と比較して酸素化の改善なしに肺コンプライアンスを有意に低下させることが指摘されており[10]，注意が必要である。

このように体位管理の有効性は確立されているが，実施時間，頻度，効果判定の指標などは，症例ごとに評価しながら行われているのが実状である。

■気道クリアランス手技

　気道クリアランス手技（airway clearance techniques）は気道内に貯留する分泌物の除去を有意に促進するための物理的手段であり，排痰法と同義語である。その今日的意義は，気道分泌物貯留に伴う弊害が存在する（あるいは予測される）患者に適応を限定した気道管理にあり，有効な排出促進による換気や酸素化の改善を目標とする。適応は，気道分泌物貯留が明らかであり，自力での排出が十分に行いえない場合に限られ，障害された分泌物排出機構の補助あるいは代用手段と位置づける。手技の選択は病態，および貯留する気道分泌物の推定量，（貯留）部位，性状（粘稠度）などの臨床状態に依存する。

①方法

　手技の選択は，気道分泌物が中枢気道あるいは末梢肺領域に貯留するかによって判断される。前者の場合の気道分泌物除去は気管吸引が一般的であり，人工気道留置の有無によらず，咳嗽や強制呼出手技といった手技を併用（気管吸引の結果としても）することもある。深い鎮静下や意識障害，呼吸筋力および咳嗽反射の弱化などの状態では，十分な咳嗽効果は期待できず，徒手的または機械的（MI-E）な咳嗽介助を併用すると効果的である。また，徒手的あるいは機械的過膨張による吸気容量の補助も併用される。気管チューブ抜管後に去痰困難に陥ることがあり，その予測のために咳嗽時の最大呼気流速（CPF）の測定が有用である。咳嗽介助や気管吸引の適応基準としてはCPFが240 L/min以上であれば咳嗽による自力去痰が可能であるが，100 L/min以下となると自己喀出が不可能となり，吸引が必要となる[11]。

　後者の場合は，体位ドレナージが適応となる。これは，気道分泌物が貯留した末梢肺領域の誘導気管支の方向に重力の作用が一致する体位（排痰体位）を用いて，貯留分泌物の誘導排出を図る手段である。場合によっては，徒手的あるいは機械的排痰手技を併用し，分泌物の末梢から中枢気道への有意な移動を期待する。排痰体位を保ちながら，分泌物貯留部位に相当する胸壁上に排痰手技を加える。その方法として軽打法（percussion）と振動法（vibration）が古くから用いられてきた。これらはいずれも胸壁上に加えた振動刺激を気道壁に伝達させることによって，分泌物を振るい落とすことをその作用原理としているが，明らかな効果は科学的に証明されていない[2]。わが国では気道分泌物貯留部位に相当する胸壁上を呼気時に圧迫し，吸気時に圧迫を解放するスクイージング（squeezing），あるいは徒手的呼吸介助という手技があり，前者では胸壁圧迫に伴う呼気気流の増大による分泌物の押し出し効果を，後者では換気の改善に伴う気道分泌物の移動を期待するものである。

MI-E：mechanical in-exsufflation

CPF：cough peak flow

②有効性の根拠

人工呼吸管理中の気道クリアランス手技の有効性は，十分に証明されておらず，予後への影響も不明である。体位ドレナージによる分泌物のクリアランス改善の根拠は乏しく，その効果を支持するにも，しないにも証拠が不十分である。酸素化の改善といった即時効果，人工呼吸期間の短縮や予後への影響などに関しても不明である[2]。

スクイージングは安全性に優れ，貯留分泌物の移動に効果的であると考えられているが，十分な証拠は不足している。特に気道分泌物の除去に有効に作用するか否か，が検討されている。Unokiら[12]は人工呼吸患者を対象に，気管吸引前に本手技を適用しても，吸引分泌物重量や酸素化およびコンプライアンスに及ぼす効果はないことを報告している。Guimaraesら[13]の追試も同様の成績であり，ポジショニングや吸引の効果を高めるには至っていない。

■ 徒手および人工呼吸器過膨脹

人工気道を介し，蘇生バッグやジャクソンリース回路を用いて加圧する方法を徒手的過膨脹（MHI），同様に人工呼吸器の換気モードによって行う方法を人工呼吸器過膨脹（VHI）という。後者はいわゆるリクルートメント手技と酷似している。これらの手技は虚脱した肺胞の再拡張，無気肺の解除，貯留する気道分泌物の移動と除去を目的とする。

MHI：manual hyperinflation

VHI：ventilator hyperinflation

①方法

MHIでは咳嗽を模倣するように，吸気はゆっくりと加圧した後，2～3秒間保持し，呼気ではすばやく解放する。気道分泌物を移動させるための呼気流速は，吸気のそれより10％以上の超過とともに，1,000 mL/sec以上を要する。VHIには確立した方法がなく，リクルートメント手技に準じて用いられることがほとんどである。この場合，肺の状態によって30～50 cmH₂Oの持続陽圧を30～40秒程度，適用することが多い。

これらの手技は，座位や側臥位，腹臥位といった体位管理の効果やその持続性を高めるために併用されることもある。

②有効性の根拠

MHIでは，静的コンプライアンス，気道クリアランス，気道抵抗，虚脱肺のリクルートをそれぞれ改善させるとするが，システマティックレビューではその有効性を示しえていない[14]。一方，VHIは人工呼吸器に接続したままで実施できるためPEEPが付加されていること，MHIと比較して安全性，再現性に優れていることが大きな利点であるが，その有効性は両者で有意な相違は認められていない[15]。リクルートメント手技としての効果は，

PEEP：positive end expiratory pressure

酸素化および肺コンプライアンスの上昇，無気肺の解除が報告されているが，これらは一時的であることが多い。

■呼吸理学療法実施にあたっての基本原則

■ 呼吸理学療法介入の独自性を理解する

理学療法は，内科的あるいは外科的治療と異なり，独自の治療概念を有している。これは，各種情報や評価結果から仮説を立て，プログラムの実施と患者の反応を評価することで効果の検証を行い，仮説（ならびにプログラム）の修正を行うというサイクルのなかで進めていく「仮説検証型思考」であることを特徴とする。この臨床思考は自由度や意思決定の選択肢が高い反面，個人の臨床経験や思い込みに影響されやすいといった問題を常に内在する。エビデンスと臨床での仮説検証の考え方と実際をバランスよく眼前の対象者にいかに適用していくかが，重要かつ最も難しい部分であると同時にダイナミックな理学療法を展開できる利点でもある。

■ 実施に伴うリスクを認識する

前述のとおり，これらの手技は姿勢の変化による重力作用の操作などを全身状態が不安定である重症患者に適用するものである。従って，その実施にあたっては，少なからぬストレス，特に循環動態へのリスクを伴う可能性があることを認識すべきである。適用の際は，それぞれの手技のリスクと効果（risk and benefit）を絶えず予測，比較する必要がある。

■ 評価の重要性

呼吸理学療法の実施にあたって最も重要であることは，常に評価しながら介入を行うことである。言い換えれば「評価は治療でもあり，治療は評価でもある」ということである。また，評価を適宜行いながら呼吸理学療法の必要性がないと判断される場合には実施を中止したり，状況によっては何も行わずに経過を見守る姿勢も必要である。「何が問題で」，「何のために」，「何を目標に」，「何をするか」を絶えず見失わないよう，常に評価を行いながら検討すべきである。

■ 全体の治療・管理の方針に従う

呼吸理学療法は薬物治療をはじめとした全身管理が適切になされてこそ，その効果を発揮できる。つまり，全身管理のあり方や治療方針に確実に従う必要がある。「呼吸理学療法で何とかなる」わけではなく，その実施に関わるスタッフの十分な共通認識が必要である。

V 呼吸理学療法の実際：症例提示

最後に重症患者への呼吸理学療法の実際として，体位管理の適用によって，円滑に人工呼吸管理を終了し，EMに移行しえた症例を提示する。

BMI：body mass index

症例は70歳代の女性で，BMI 29.1 kg/m²。胸痛と呼吸困難を主訴に当院に緊急搬送され，肺血栓塞栓症と診断された。同日，開胸下に肺動脈内血栓摘出術が施行されたが，循環動態が不安定であり経皮的心肺補助装置（PCPS）ならびに工呼吸管理下にてICU入室となった。

ICU：intensive care unit

第1病日は循環動態が不安定であり，カテコラミンに加え輸液負荷を必要とする状態であったが，第3病日には循環動態は改善も，自己肺による酸素化の改善には至らず，左下葉の広範な無気肺（図4）によるシャント血流が原因と考えた。無気肺の解除および酸素化の改善を目的として，第4病日よりICU専従医を中心に理学療法士，臨床工学技士，看護師が連携して体位管理を実施した（図5）。右完全側臥位を選択し，2時間の実施によって，著明な酸素化の改善を認め（図6），それを機に人工呼吸器の吸入気酸素濃度を徐々に減ずることができた。第5病日も同様に実施し，直後の胸部単純写真（図7）では左下肺野の著明な含気の改善が得られるとともに，さらなる酸素化の増大を認めた（図6）。体位管理実施にあたっての大腿動静脈の送脱血カテーテルの屈曲や抜去，脱血不良，呼吸および循環動態に関する有害事象は皆無であった。

その後，第6病日にPCPS離脱，離床を中心としたEMを開始，第8病日には人工呼吸器離脱となり，第14病日にICU退室となった。その後も積極的に理学療法を継続し，ADL自立のもと加療目的で他院転院となった。

図4　胸部X線写真（第4病日）

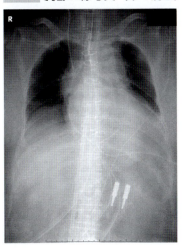

図5 右完全側臥位による体位管理：多職種による連携

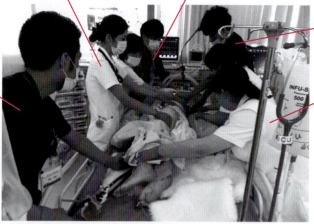

PCPS作動状態，カテーテルの位置に注意しながら実施した。

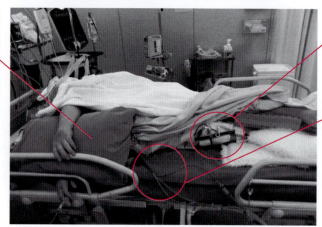

図6 体位管理による酸素化の推移（第4および5病日）

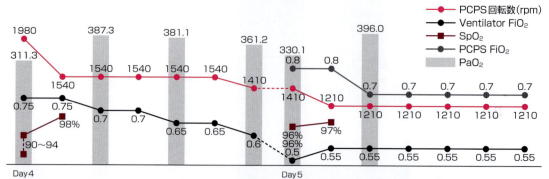

図7 胸部X線写真（第5病日，体位管理終了直後）

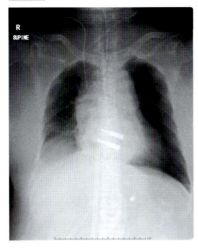

文献

1) Stiller K：Physiotherapy in intensive care：an updated systematic review. Chest, 144（3）：825-847, 2013.
2) Stiller K：Physiotherapy in intensive care：towards an evidence-based practice. Chest, 118（6）：1801-1813, 2000.
3) 神津 玲, ほか：急性呼吸不全に対する呼吸理学療法. 人工呼吸, 33（1）：40-45, 2016.
4) Stiller K, et al：Acute lobar atelectasis：A comparison of five physiotherapy regimens. Physiother Theory Pract, 12（4）：197-209, 1996.
5) Ibañez J, et al：The effect of lateral positions on gas exchange in patients with unilateral lung disease during mechanical ventilation. Intensive Care Med, 7（5）：231-234, 1981.
6) Gillespie DJ, et al：Body position and ventilation-perfusion relationships in unilateral pulmonary disease. Chest, 91（1）：75-79, 1987.
7) Rivara D, et al：Positional hypoxemia during artificial ventilation. Crit Care Med, 12（5）：436-438, 1984.
8) Guérin C, et al：Prone positioning in severe acute respiratory distress syndrome. N Engl J Med, 368（23）：2159-2168, 2013.
9) Richard JC, et al：Effects of vertical positioning on gas exchange and lung volumes in acute respiratory distress syndrome. Intensive Care Med, 32（10）：1623-1626, 2006.
10) Bittner E, et al：Changes in oxygenation and compliance as related to body position in acute lung injury. Am Surg, 62（12）：1038-1041, 1996.
11) 山川梨絵, ほか：排痰能力を判別する cough peak flow の水準：中高齢患者における検討. 人工呼吸, 27（2）：260-266, 2010.
12) Unoki T, et al：Effects of expiratory rib-cage compression on oxygenation, ventilation, and airway-secretion removal in patients receiving mechanical ventilation. Respir Care, 50（11）：1430-1437, 2005.
13) Guimarães FS, et al：Expiratory rib cage Compression in mechanically ventilated subjects：a randomized crossover trial [corrected]. Respir Care, 59（5）：678-685, 2014.
14) Paulus F, et al：Benefits and risks of manual hyperinflation in intubated and mechanically ventilated intensive care unit patients：a systematic review. Crit Care, 16（4）：R145, 2012.
15) Anderson A, et al：Effects of ventilator vs manual hyperinflation in adults receiving mechanical ventilation：a systematic review of randomised clinical trials. Physiotherapy, 101（2）：103-110, 2015.

VII 早期リハビリテーションと栄養管理

東別府直紀　常峰かな

キーワード

経腸栄養，高蛋白，嚥下障害

キーポイント

①重症患者は全員栄養障害のリスク患者である。
②できる限り早く経腸栄養を開始するべきであるが，嚥下障害の発症リスクは高く，経管栄養の使用も考慮する。
③疾患により嚥下障害の予後にはかなり差があるため，疾患に応じた経腸栄養投与ルートを選択するべきである。

I　ICUにおける栄養障害のポイント

■概念

■ICUにおける栄養障害とは何か？

BMI：body mass index

ICUでは栄養障害があると予後が悪くなり[1, 2]，BMIが低いと死亡率が上がり[3]，また手術前に意図せずに体重が減った場合も予後が悪いとされている。ただ，病前は元気だった患者でも多発外傷など重度の炎症が生じる病態に陥るとエネルギー消費は上がるものの，糖分を筋肉に取り込むこと（＝使うこと）が難しくなることによって耐糖能異常が生じ，その代わりに筋肉などの体蛋白を分解してそれをエネルギーに変える。そのため，体格および最近の体格の変化，それに加えて炎症の有無が非常に重要である[4]。**図1**はASPENによる栄養障害の概念図だが，体格に加えて炎症の有無が非常に重要なことがわかりやすくまとめられている。

ASPEN：American Society for Parenteral and Enteral Nutrition

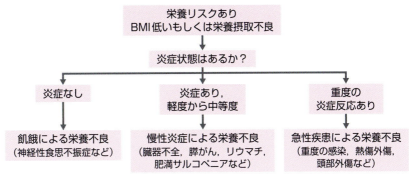

図1 ASPENによる栄養障害の概念

BMI：body mass index

（文献5より改変引用）

　ICUに数日以上滞在する症例は重度の炎症を伴っているため，ほぼすべての症例が栄養障害と考える必要がある。

　加えて重症患者は床上安静に容易になりがちである。非常に重篤な病態やさまざまなドレーン，チューブがつながっている状態でリハビリテーションを行うことには多くの医療従事者に抵抗がある。

　さらに見過ごせないのは医原性低栄養，すなわちICUで十分な栄養療法をなされていないことが非常に多い[6]。気管挿管されている症例は自分で摂取できないため，経腸栄養，経静脈栄養などでサポートする必要があるが，不十分な投与のまま2週間以上経過することもある。

　以上より，重症患者では栄養の使い方が下手なうえにそもそも少ない量しか与えられず，筋肉は分解されるため，全身の除脂肪体重はどんどん低下していき，リハビリテーションが進められるころには立つこともできない状態となっていることがある。

■栄養療法の役割

　栄養療法は，上記の栄養が入らない，という面をうめるだけ，という見方もあるが（経腸栄養が炎症を抑えるという説もある）栄養とリハビリテーションしか介入できない。炎症は治療が進めば収まるため，治療，栄養，リハビリテーションはそれぞれ非常に重要な要素である。

■対策と実践，その効果

■いつまでに栄養を始めなければいけないのか

　ICU入室後数日以内に十分な量の経口摂取ができないと考えられる症例は経腸栄養の対象であり，ICU入室後できるだけ早く，遅くとも**48時間以内**に経腸栄養を開始すべきである[7]。

　経腸栄養により，腸管絨毛の表面からの栄養の供給および腸管血流の両者

が増え，免疫臓器である腸管絨毛を保ち，ひいては全身の免疫能を保つと考えられている。静脈栄養と比して経腸栄養を行った症例では，感染症が少ないとされている[6]。数時間遅れると栄養の吸収などが悪化するとされており，できるだけ早い開始が望まれる。

■ 何をどれだけ入れるのか

エネルギー（糖質および脂質），蛋白，（微量元素，ビタミン）に分けて考える。

・必要な蛋白：1.2 g/kg/day 以上
・ICUの初期で最終的な必要エネルギー：25 kcal/kg/day
　（初期を過ぎた場合は活動量や炎症状態などでさらに調整していく）
・微量元素，ビタミンはそれぞれ一般的な一日必要量を最終的に投与する。
・水分：30 mL/kg/day ぐらい

蛋白について

蛋白質の投与量はエネルギー投与量よりも重要と考えられており，現在は明確なデータはないが，ICU 7日までに1.2 g/kg/dayを達成することを推奨されている[8]。投与できた症例ではできなかった症例よりも予後がよいとされている[9]。重症患者に蛋白を投与するとBUNが上がっていくことを経験するが，BUNが高いから蛋白を抑える必要はあまりないと考えられている。

BUN：blood urea nitrogen

また，リハビリテーションが行われている場合は，蛋白投与とリハビリテーションのタイミングをできるだけ近づけることを推奨されている[8]。

エネルギーについて

初期の数日間（7日ぐらいまで）は目標エネルギーを充足しなくてもよいと考えられている。さらに，もともとの栄養状態がよい（BMIが25～35程度，最近の意図しない体重減少はないなど）症例はむしろ目標の70%程度までの投与により害はなく，むしろ透析を必要とする確率が減る[6]など，利益がある可能性がある。

しかし，初期の7日間のエネルギー/蛋白投与量が多いほうが，ICUを出て3カ月間の運動能力は高かったという報告もあり，生命予後には影響しなくても，機能予後には初期のエネルギー投与が重要な影響を与える可能性がある[10]。

もともとの栄養状態が悪い症例群

BMI＜25，最近体重が減ったなど，栄養状態がもともと悪い症例では，エネルギー投与量が多いほうが死亡率が減る可能性があると考えられてい

る[11]）．さらに，栄養状態が悪い群では栄養投与によるリフィーディング症候群発症のおそれがあるため，電解質の変動に注意して初期はエネルギーを少なめにコントロールしながら開始するべき[12]である．

表1 NICEのrefeeding発症リスクを示す基準

以下のうち，1つ以上の項目を満たす場合	以下のうち2つ以上の項目を満たす場合
・BMIが16 kg/m^{2}未満 ・過去3〜6カ月で15%以上の意図しない体重減少 ・10日間以上ほとんど食べていない ・栄養投与再開前の低カリウム血症，低リン血症，低マグネシウム血症	・BMIが18.5 kg/m^{2}未満 ・BMIが3〜6カ月で10%以上の意図しない体重減少 ・5日間以上ほとんど食べていない ・アルコール依存の既往，インスリン・抗がん剤・制酸薬・利尿剤の使用

(Mehanna HM, et al：Refeeding syndrome：what it is, and how to prevent and treat it. BMJ, 336：1495-1498, 2008.より引用)

水分について

重症患者は救急外来や手術で10 L程度細胞外液〔生理食塩水や乳酸リンゲル液（ソルラクト®）など〕を投与されている場合も少なくなく，全身の水分が過剰なことが多い．それに加え抗生剤や血圧低下のための輸液負荷などで，ICUに入って数日は細胞外液がかなり投与される．そのため，栄養のために投与できる水分は限られることが多く，ペプタメン®AFなど高濃度の製剤（1.5 kcal/mL）が好まれる．

ただ，栄養剤100 mL中70〜80 mLしか水分でないことは注意する必要がある．よく1,500 mL栄養剤が入っているからと安心してしまうことがあるが，実際に入っている水分量は1,200 mL程度である．50 kgの患者では脱水に陥る．また，PEG用の栄養剤は特に水分が少ない．メディエフ®プ

早期リハチェックポイント

内因性，外因性のエネルギーとは

重症患者では高度の炎症のため全身の筋肉や脂肪が分解され，エネルギーに変換される．重度の炎症の場合1日に1,000 kcalを超えることもあるとされる．重症患者は消費エネルギーも増えて2,000 kcal/dayなどを超えていることも多いが，内因性エネルギーが1,000 kcal/day生じている状況で経静脈栄養，経腸栄養など強制栄養で1,500 kcal/day投与された場合，過量投与になってしまう．過量投与は代謝負荷となり，血糖値が上がり，予後悪化につながると考えられている．そのため，重症患者では，特に初期はエネルギーは少なめに投与するべきと考えられている．

早期リハチェックポイント

リフィーディング症候群

リフィーディング症候群とは，栄養状態が悪い患者に栄養を与えることで体内にもともと少なかったビタミンB1やカリウム，マグネシウムなどの電解質が代謝の増加に追いつかなくなり，乳酸アシドーシス，ショックなどに陥る症候群．特に，神経性食思不振症など長期間の飢餓症例に多くみられる．そのため，長期間栄養投与がなかった，アルコール多飲がある症例などでは栄養投与を行う前にビタミンB1を静脈より注射し，栄養投与量はかなり控えめに開始し，投与開始後数日は電解質のフォローを続ける必要がある．

ッシュケア®1,200 kcalだと水分量は320 mL程度しか入らないため，1,000 mL程度の追加は必要である。ご注意されたい。

経腸栄養の進め方

初期は経腸栄養ポンプを使った少量持続投与から開始する。なぜならば重症患者が経腸栄養を受けると腸管の血管抵抗が下がり，腸管血流が増えるが，それと同時に血圧が下がることがあるためである[6]。**図2**にプロトコルの例を示す。重症患者では腸管の動きが低下していたり，腸管虚血につながったりすることがあるため，消化管が経腸栄養に耐えうるかを観察する必要がある。臨床的には胃残量のチェックが多いが，胃残量のチェックでは嘔吐が減るぐらいの効果がないことが示されている。経腸栄養投与後の腹痛，腹満，重度の下痢などの場合は腸管虚血の有無などを精査するべきであろう。なお，泥状便や，1日3回程度の水様便などでは臨床的には問題ないと考えられている。

図2　経腸栄養のプロトコル

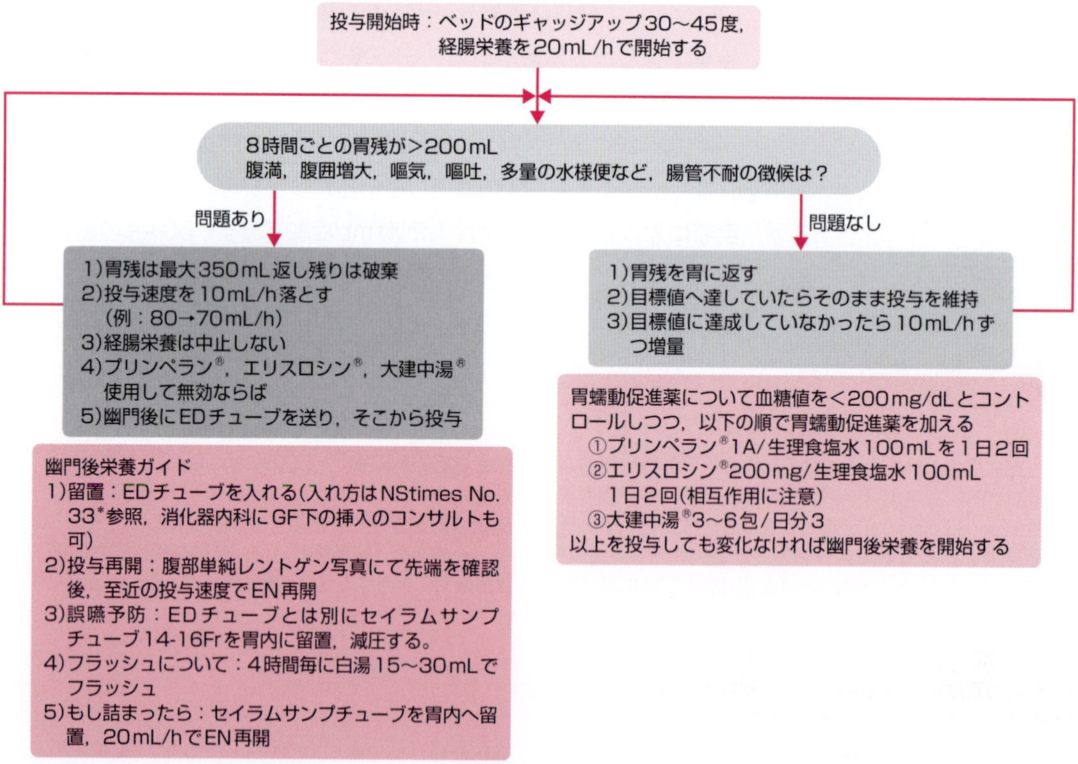

```
┌─────────────────────────────────────────┐
│ 投与開始時：ベッドのギャッジアップ30〜45度，   │
│ 経腸栄養を20mL/hで開始する                  │
└─────────────────────────────────────────┘

┌─────────────────────────────────────────┐
│ 8時間ごとの胃残が＞200mL                     │
│ 腹満，腹囲増大，嘔気，嘔吐，多量の水様便など，腸管不耐の徴候は？ │
└─────────────────────────────────────────┘

        問題あり                       問題なし
```

問題あり
1) 胃残は最大350mL返し残りは破棄
2) 投与速度を10mL/h落とす
　（例：80→70mL/h）
3) 経腸栄養は中止しない
4) プリンペラン®，エリスロシン®，大建中湯® 使用して無効ならば
5) 幽門後にEDチューブを送り，そこから投与

幽門後栄養ガイド
1) 留置：EDチューブを入れる（入れ方はNStimes No.33*参照，消化器内科にGF下の挿入のコンサルトも可）
2) 投与再開：腹部単純レントゲン写真にて先端を確認後，至近の投与速度でEN再開
3) 誤嚥予防：EDチューブとは別にセイラムサンプチューブ14-16Frを胃内に留置，減圧する。
4) フラッシュについて：4時間毎に白湯15〜30mLでフラッシュ
5) もし詰まったら：セイラムサンプチューブを胃内へ留置，20mL/hでEN再開

問題なし
1) 胃残を胃に返す
2) 目標値へ達していたらそのまま投与を維持
3) 目標値に達成していなかったら10mL/hずつ増量

胃蠕動促進薬について血糖値を＜200mg/dLとコントロールしつつ，以下の順で胃蠕動促進薬を加える
①プリンペラン®1A/生理食塩水100mLを1日2回
②エリスロシン®200mg/生理食塩水100mL 1日2回（相互作用に注意）
③大建中湯®3〜6包/日分3
以上を投与しても変化なければ幽門後栄養を開始する

注　：胃残が＞500mLの場合，経腸栄養を中止して原因検索をすること。虚血性腸炎なども考慮
参考：目標スピード：サンエットSA®，メディエフバッグ®では体重(kg)×1.2mL/h，ペプタメンAF®では0.8mL/h
　　　水分はサンエットSA®やメディエフ®だと8割が水分，高濃度なペプタメンAF®，テルミール2.0α®は7割が水分。一日にBW×30mLが必要水分量の目安。状況に応じて適宜調節する

*http://chuo.kcho.jp/original/nst/nstnews/NStimes33.pdf

■ どのような内容か

経腸栄養剤

　一般的な重症患者において，明確に推奨される製剤はない。ただ，高蛋白型の製剤（蛋白含有量5〜6.2 g/100 kcal）が初期の低エネルギー高蛋白の目標を達成するために用いられることが多く，プロテインパウダーを加えることも多い。

　注意点としては腎障害があっても重症患者では蛋白制限をせず，高蛋白（1.2 g/kg/day以上）を目指す。そのため，一般的な腎障害用の製剤は低蛋白な組成（蛋白含有量1.5〜3.5 g/100 kcal）であり，ICUでは滅多に使用されない。

早期リハチェックポイント

エネルギーの内訳

・糖分：4 kcal/g，蛋白質：4 kcal/g，脂質：9 kcal/g

　エネルギー比率は，安定したころ（ICU入室10日後程度?）には糖分50％，蛋白質20％，脂質30％程度とすることが多いが，初期（ICU入室7日後まで）は蛋白を1.2 g/kg/day＝4.8 kcal/dayが目標であり，15 kcal/dayまで投与していたとするとエネルギーの30％程度が蛋白由来となる。非蛋白エネルギー比（NPC比）を以前は考慮していたが，実際は蛋白，エネルギーの実数値が重要であるため今は考慮しない。

早期リハチェックポイント

腎障害と蛋白制限

　腎障害では蛋白を制限し，腎臓への負担を抑制することは通常の外来での保存期腎不全ではしばしばみられる管理である。しかし，重症患者においては腎障害があっても蛋白質は多め，1.2〜15 g/kg/day程度投与することを目指す。

　なぜならば，重症患者では全身の炎症のため筋肉は分解され，窒素は非常に大量に捨てられることから，体外に出た窒素を補充しないと予後が悪くなると考えられているためである[6]。

早期リハチェックポイント

腎障害と蛋白制限，慢性腎障害では?

　慢性腎障害に関する診療ガイドラインである，「CKDステージG3b〜5患者のための腎障害進展予防とスムーズな腎代替療法への移行に向けた診療ガイドライン」[16]において，「後期高齢者CKDステージG3b〜5に対して食事蛋白質制限は，末期腎不全への進展・生命予後改善の観点から推奨されるか?」というクリニカルクエスチョンに対し，グレードC（エビデンスは弱），レベル2（弱く推奨する）としている。そのなかで，「後期高齢者CKDステージG3b〜5患者に対して末期腎不全への進展抑制を目的として食事蛋白質制限を実施することに関するエビデンスは限られている」「eGFRを中心とした腎機能評価に基づいて一律に蛋白質制限を行うことは勧められない。実施にあたっては0.6〜0.8 g/kg 体重/日が目標となる」（以下略）とされている。厳格な蛋白制限で生命予後が悪くなる可能性を示唆する研究もあり，現状では慢性腎障害ですら蛋白制限は慎重に行う必要がある。

NPC：non protein calorie
CKD：chronic kidney disease

経腸栄養を開始できないときに静脈栄養を行うべきか

1週間は待つことが多いが栄養状態が悪ければあまり遅らせず開始を考える[6]。

静脈栄養は重要な栄養ルートであるが，重症患者ではICU入室後初期の1週間は好まれない。静脈栄養は経腸栄養よりも感染が増える[6]と考えられているためである。ただ，経腸栄養が投与できない場合，適宜使用する必要がある。今現在は静脈栄養でどの程度エネルギーを入れるべきかなどは明確ではないが，経腸栄養よりもさらにエネルギーは少なめにすることが多い。

TPN：total parenteral nutrition

一般的な管理としては，初期の1週間はTPN（完全静脈栄養）は開始せずに静脈からソリタ®T3などの維持液を投与しておき，徐々に蛋白製剤（アミパレン®など）を増やす，もしくはパレプラス®などの維持液に蛋白が混ざった静脈栄養剤を開始するなどで最低限の糖分と蛋白質を投与し，TPNのように1,000 kcal/dayまでは投与しないものの徐々に増やし，1週間後にはTPNに耐えうるように慣らし運転をすることもある。なぜなら，まったくエネルギーを投与しない場合は蛋白の分解に拍車がかかるため，最低2 g/kg/dayの糖質を投与するべき[13]とも考えられていること，1週間たって突然1,000 kcal/dayのエネルギーを投与することは臨床的には行いにくく，そこから数日かけて徐々にエネルギーを上げていく間にさらにエネルギー負債がかさんでいくためである。

血糖管理について

血糖は上限を180 mg/dL程度までに抑えることが多い。血糖が高いと白血球の機能が落ち，腎臓にも負担になるため感染症増加，腎障害増加により死亡率が上がると考えられている。それであれば90〜110 mg/dLにするべきと考えた研究もあるが，厳しい血糖管理は低血糖による害のみ増加し，利益がなかったとされ，現在は血糖は上限は180 mg/dL，下限は明確ではないが80 mg/dL以上程度には管理することが多い。

栄養評価について：アルブミンでいいのか

SGA：subjective global assessment

一般的によく行われる栄養状態の評価は，アルブミンなどの生化学的な指標や体格および最近の体重の変化により，主観的包括的評価（SGA）が行われることが多い。重症患者においてはSGAがよく行われるが，アセスメ

👉 早期リハチェックポイント

経腸栄養を開始できないときとは？
・消化管から栄養が吸収できない：イレウス，短腸症候群，大量の下痢が続くなど。
・循環動態不安定：大量の輸液や昇圧薬をどんどん増

量しなければならない状態など。経腸栄養を投与することによって腸管血流が増えるが，その結果全身の血管抵抗が下がり，血圧が下がったり，もしくは血流が足らなくて虚血性腸炎を生じたりするため。

ントの際にアルブミンは含めるべきではない。

　アルブミンは重症患者においては栄養の指標ではなく炎症の指標であり，重症であればあるほど低下する。そして半減期が20日を超えていて，炎症が落ち着いたあとでないとなかなか戻ってこない（症例参照）。そのため，アルブミンが低いからリハビリテーションができないなどと考える必要はない。リハビリテーション開始の基準はあくまで循環，呼吸状態の安定が第一義である。

■症例提示

COPD : chronic obstructive pulmonary disease

症例：70歳代，男性。163 cm，45 kg，BMI 17
既往歴：COPDにて在宅酸素療法中
現病歴：酸素吸入中に喫煙を試み，引火した。
現症：意識清明，口渇を訴える。口腔内，鼻腔内に熱傷あり。顔面，頭部，胸部，両上肢にⅡ-Ⅲ度熱傷あり，熱傷面積は21％

経過：救急外来で3L細胞外液を投与され，気道熱傷に対し気管挿管を行い，人工呼吸を行った。
アセスメント：BMI 17とやせのあるCOPD症例でかつ気道熱傷を伴うため，栄養不良がありかつ炎症があると考えられ，栄養障害と判断された。
目標エネルギー：ハリスベネディクト式で障害係数1.5，活動計数1.1であり，1,775 kcal/dayであった。なお，25 kcal/kg/dayでは1,125 kcal/dayとなるが，熱傷患者の代謝は高く，COPDもあるため呼吸負荷も強いため多めのエネルギーを必要と考えた。
蛋白目標投与量：1.5～2.0 g/kg/day＝67.5～90 g/day
微量元素補充のためブイ・クレス®キャロットを1本投与。
実際の投与：しかし，重症患者特有の胃静止がひどく，なかなか経腸栄養が進まなかったため，末梢静脈栄養も併用しながらなんとか目標に近いエネルギー，蛋白を投与していった（**表2**）。

表2　症例の栄養治療経過

ICU（日）	2	8	14	21
エネルギー（kcal/day）	729	1,600	1,700	1,700
蛋白（g/day）	53	100	112	112
サンエット®SA	600 mL	1,270 mL	1,130 mL	1,130 mL
プロテインパウダー	30 g	30 g	30 g	30 g
ブイ・クレス®		1本	1本	1本
フィジオ®35（mL）		500	500	500
アミパレン®（mL）			200	200

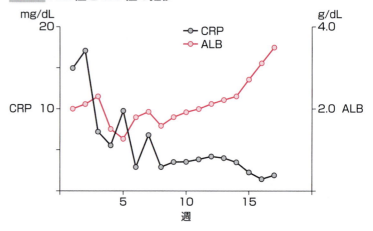

図3 ALB値とCRP値の推移

アルブミンは栄養状態の指標によく使われるが，炎症が高い間は低いままであり，炎症状態が高い場合は炎症反応の指標となるのみである．本症例は繰り返す創処置が終了（第14週）するまでアルブミンが上がることはなかった（図3）．

II 摂食嚥下障害

■概念

摂食嚥下障害は病態生理から，口腔・咽頭・喉頭・食道に器質的病変を伴う解剖学的問題と神経疾患による生理学的問題とに分けられる．摂食嚥下障害は，単一ではなく，さまざまな疾患に伴って生じる症状，障害である．

ICU : intensive care unit

■ICUでの嚥下障害の疫学

人工呼吸後の嚥下障害は少なくとも抜管後生存者の20%以上に認め[18]，84%という報告もある[19]．

■嚥下機能低下の要因と急性期の特徴，摂食嚥下リハビリテーションの役割

摂食嚥下障害は脱水，低栄養，誤嚥性肺炎，窒息，食べる楽しみの喪失の原因となるため，その評価とリハビリテーションは極めて重要である．

摂食嚥下機能低下の要因としては，脳卒中の既往や神経筋疾患，長期の人工呼吸，うっ血性心不全の既往，意識障害，高齢，仰臥位での臥床，気管切開，経鼻胃管チューブ，頭頸部がんなどがある．嚥下評価前にはこれらのリスク因子を把握することが重要である．

急性期では，原疾患の治療や生命維持を最優先とした医療が提供されるた

め，摂食嚥下リハビリテーションの介入が遅れることもある。しかし，人工呼吸器関連肺炎や誤嚥性肺炎合併予防のため，早期から口腔内保湿や清潔保持，廃用予防を行うことが重要である。

　ICUでは気管切開を行っている場合が多い。気管カニューレは，物理的に喉頭挙上を制限し，人工呼吸器から離脱している場合は大気圧と同一になるため声門下圧上昇が不良になる。また，カフが頸部食道を圧迫して通過障害をきたし，喉頭，気管への物理的刺激で分泌物を増加させるなどの問題を起こす[20]。スピーチバルブなどが使用できる場合は，嚥下機能面で有利になることがある。

　気管カニューレの種類に関してはカフの有無，側孔の有無，複管式・単管式，吸引ラインの有無を組み合わせたものであり，患者の状態に合わせて選択される。カニューレの種類，特徴については介入前に学習しておく必要がある。

■原因と病態

■ICUで関わることが多い疾患の成因，予後

脳血管疾患

　脳血管障害は脳出血，脳梗塞に大別され，症状は病巣で決まる。摂食嚥下障害は，定義や病状，疾患の時期により決定される。脳梗塞発症後5日以内の患者では摂食嚥下障害の有病率は30〜81％（病変部位，評価時期などによる）[21, 22]と高いが，発症後2週間経過した患者の場合，有病率はわずか10〜20％となる。急性期の場合は経時的に変化することに留意する。脳血管障害で生じる摂食嚥下障害は，球麻痺と仮性球麻痺（偽性球麻痺）に分けられる（**表3**）。球麻痺ではWallenberg症候群が知られているが，延髄の病巣では重症例が多い。球麻痺では輪状咽頭筋弛緩不全が特徴的である[23]。仮性球麻痺では，摂食嚥下障害のほかに構音障害が特徴的である[24]。構音器官の協調性低下や筋力低下により嚥下機能の低下を呈する。

　経過としては，その症状は一過性であることが多く症状悪化などのイベントがなければ改善することが多い。

表3 仮性球麻痺と球麻痺

	仮性球麻痺	球麻痺
病巣	延髄の両側上位運動ニューロン	延髄
嚥下反射	誘発されにくい	起こらないか弱い
パターン	正常	異常，要素的障害*
左右差	なし	あり
喉頭挙上	十分	不十分
嚥下圧	わずかに低下	低下
高次脳機能障害	しばしばあり	ない
構音障害	痙性	弛緩性

＊輪状咽頭筋開大不全などの要素的障害を指す。
（才藤栄一，ほか：摂食嚥下リハビリテーション，第3版. 医歯薬出版，2016. より引用）

神経疾患

　Guillain-Barré症候群の場合，四肢筋力低下が急激に進行する。約2/3の症例で発症前に上気道や消化器の先行感染を認める。脳神経麻痺，呼吸筋麻痺，自律神経障害を呈することもある。機能，生命予後は一般的によいといわれているが，治療の遅れは予後不良因子である[25]。

　重症筋無力症では，眼瞼下垂，複視，四肢の脱力，開鼻声，摂食嚥下障害などが出現する。運動を繰り返すと筋力低下が悪化しやすい。夕方以降に症状が増悪するが，重症例では日内変動が顕著とならず，常時筋力低下の状態が持続する。呼吸筋の障害が強ければ一時的に人工呼吸器管理となる。また，重症筋無力症は経過中に全身の筋力低下と摂食嚥下障害，構音障害，呼吸不全が急激に増悪する場合があり，注意を要する。摂食嚥下障害の特徴は嚥下運動の繰り返しにより筋力低下を起こす[26]。疾患の治療を優先し，症状が安定するまでは積極的なリハビリテーションは控える。誤嚥や咳嗽は呼吸筋の疲労により呼吸不全を招くおそれがある。

呼吸器疾患

　慢性閉塞性肺疾患（COPD）などの呼吸器疾患では，摂食嚥下障害との関連が強い。嚥下時に呼吸が停止するため，呼吸器疾患患者では息切れなどの悪化をまねくおそれがある。臨床症状としては，労作時の呼吸困難や慢性の咳嗽，痰であるが乏しいこともある[27]。COPDの20～30％以上で摂食嚥下障害を呈する報告や，増悪を繰り返す中等度から重度のCOPDでは80％以上で摂食嚥下障害を認めるという報告もある[28-30]。近年，増悪原因に摂食嚥下障害が指摘されるようになってきている。

心疾患

　心疾患術後では主に反回神経麻痺を認めることがある。大動脈と肺動脈間の左反回神経麻痺による声帯麻痺，摂食嚥下障害をきたす。抜管後の声帯麻

COPD : chronic obstructive pulmonary disease

痺に関しての予後はよいとされているが，神経損傷やその他の要因により残存する場合もあるため，摂食嚥下スクリーニングや嚥下内視鏡検査などでの精査を行うことが望ましい[31]。

■対策と実践

■ICU患者の注意事項

意識レベルやバイタルなど，全身状態の確認から行う。患者に介入する際は，安静度の確認を怠ってはいけない。また，経時的に変化する急性期では，日内変動にも注意を要す。意識状態が不安定な場合，摂食嚥下障害も低下する。

姿勢評価を行い，ポジショニングで安楽な姿勢を調整する。その際，嚥下運動に影響を及ぼす頸部後屈位などの状態にならないよう，注意を要す。筋緊張が上部へ向かって高ければ高いほど，摂食嚥下機能に影響する可能性がある。また，コミュニケーションを図り，認知面の評価を行う。従命可能という言葉がよく使われるが，どの程度であるかも評価しなければならない。開口や挺舌などの簡単な指示なのか，閉口して息を止めて飲み込むといった多段階指示が可能なのか。口腔内視診では，衛生状態や義歯の有無について確認する。口腔ケアについては，肺炎予防の観点からも重要である。口腔器官の評価は開口や挺舌などで可動域や協調性を評価する。ただ動けばよいというものではなく，摂食嚥下に必要な取り込みや保持，送り込みなどが可能か判断する必要がある。感覚機能の評価では，口腔内視診時に確認できる範囲で口蓋垂や口蓋弓，咽頭後壁への刺激入力で反射が起きるか確認する。音声表出が可能であれば発声を促し，声質についても評価する。湿性嗄声を認める場合は誤嚥のリスクが高いと判断できる。咳払いや咳嗽の確認を行い，咽頭貯留物が除去可能か確認する。咳反射の低下は肺炎発症のリスク因子と考えられている。[32-34] 咳反射の有無は不顕性誤嚥，患者の予後を推測するうえでも重要といえる。咳が弱く，努力性呼吸を呈する場合には慎重に行う。

SpO_2の測定については，少量の誤嚥では低下を認めないとの報告もされている[35, 36]が，誤嚥による呼吸切迫や呼吸困難に陥ることがあるため，SpO_2の測定は状態変化を確認するために有効な方法である。ICUに限らず，嚥下機能評価，訓練の際はパルスオキシメーターの使用を推奨する。

■実際の介入の流れ

スクリーニングには，口唇や舌などの構音器官の機能評価や反復唾液嚥下テスト（RSST）[37, 38]，改定水飲みテスト（MWST）[39]，フードテスト（FT）[40, 41]などがある。RSSTは，30秒間になるべく速く空嚥下するよう指示する。30秒間に3回未満を陽性と判断する。誤嚥の判定に有効なスクリーニングとされ感度0.98，特異度0.66であり，テスト陰性3回以上であ

RSST : Repetitive Saliva Swallowing Test

MWST : modified Water Swallowing Test

FT : Food Test

れば誤嚥の確率はかなり低く，テスト陽性（3回未満）のときに実際に誤嚥する確率は75%とされている[42]。実施の際は，口腔乾燥や認知機能の低下，嚥下回数測定ミスに留意する。MWSTに関しては，水分3mLを嚥下させ，嚥下時のムセや湿性嗄声の有無を指標としている。水分量の多い検査法は難易度が高く，誤嚥する患者が多くなるが，感度，特異度に大きな差はない。急性期臨床において嚥下訓練を開始する場合は，MWSTなどで慎重かつ安全に評価を行う必要がある。

■ 精査について

身体所見，神経学的所見，機能検査所見のみでは咽頭残留や不顕性誤嚥（silent aspiration）などの病的所見を判断するのは困難であり，摂食嚥下の際に一連の流れを動的に評価できる嚥下造影検査（VF），嚥下内視鏡検査（VE）がある（**表4**）。

形態異常の発見，誤嚥や咽頭残留など動的病態，重症度判断，食物形態，体位や肢位，代償手段などの効果判定を行う場合もある。

ICUでは患者の状態が安定しておらず，移動が困難な場合が多く，VFよりもVEのほうが簡便に行われる。施設によってはスクリーニングのみで経口摂取を判断している場合もあるが，誤嚥や窒息のリスク管理は重要である。急性期では嚥下造影検査（VF）や嚥下内視鏡検査（VE）が積極的に行えないことも多いが，ベッドサイド評価では誤嚥の約40%が見落とされているという報告もあり[43]，初期評価および画像評価は重要である。

VF：videofluoroscopic examination of swallowing

VE：videoendoscopic examination of swallowing

表4　VF，VEの特徴の比較

VF　嚥下造影検査	VE　嚥下内視鏡検査
・間接的画像	・直接的画像
・二次元画像	・三次元画像
・体内構造物同定可能	・咽頭腔内視野
・口腔運動観察可能	・口腔運動観察不能
・嚥下反射運動観察可能	・嚥下反射時観察不能
・視野安定性は良好	・視野安定性に問題
・造影剤付加が必要	・食物加工が不要
・被ばくあり	・被ばくなし
・遮蔽室，患者移動	・ポータブル，ベッドサイド
・苦痛なし	・ファイバーの苦痛，阻害

（才藤栄一，ほか：摂食嚥下リハビリテーション，第3版. 医歯薬出版，2016. より引用）

■症例紹介

以下に2症例を紹介する。

症例1

症例：80歳代，男性

現病歴：急性大動脈乖離に対し，弓部大動脈置換術を行った。

経過：**発症8日後**に気管チューブを抜管した。しかし，同日嚥下回診を行うも意識レベル不安定であり，MWSTでは嚥下なし，ムセあり，氷片，トロミ水で反射の遅延あり，湿性嗄声有り，吸引でトロミ水も引けた。
意識レベルのよいときのみ氷片などで間接訓練開始。

発症後13日で意識レベルも安定し，嚥下1（学会基準嚥下訓練食[44]0tおよび嚥下調整食1j）開始。**発症後16日**で嚥下2（嚥下調整食2-1），**20日**で嚥下4（嚥下調整食3，4），**24日**で三分粥主食，全がゆを開始し，経管栄養を終了したが，その後摂食進まず**発症後28日**目から補助栄養併用下で経口摂取継続となったが1週間経過後，経口摂取のみとなった。

症例2

症例：70歳代，女性

現病歴：右延髄外側梗塞を発症しワレンベルグ症候群を発症した。

経過：発症2日目に嚥下回診行うが，唾液誤嚥著明であった。嚥下反射は惹起せず，咽頭貯留物の自己喀出および吸引を要した。
1週間後VFを行ったが咽頭残留，嚥下反射惹起遅延，喉頭挙上不十分，咽頭収縮不十分，喉頭侵入，嚥下時の誤嚥，食道入口部開大不全あり。
バルーン拡張訓練は唾液誤嚥多量，喀出物多く，不適応となった。
間接訓練にて訓練開始。

発症後1カ月にVEにて声門の動き良好ではあるが，唾液の貯留，食物残渣が披裂部にも大量に認められた。
フードテストでゼリー使用したが嚥下反射遅延，喉頭侵入，誤嚥を認めたがムセはなかった。
間接訓練のまま転院し，**発症後4カ月**には普通食が摂取できるようになった。

早期リハビリテーションと栄養管理

引用文献

1) Ali NA, et al：Midwest Critical Care Consortium：Acquired weakness, handgrip strength, and mortality in critically ill patients. Am J Respir Crit Care Med,178（3）：261-268, 2008.

2) Lew CCH, et al：Association Between Malnutrition and Clinical Outcomes in the Intensive Care Unit：A Systematic Review. JPEN J Parenter Enteral Nutr, 41（5）：744-758, 2017.

3) Pickkers P, et al：Body mass index is associated with hospital mortality in critically ill patients：an observational cohort study. Crit Care Med, 41（8）：1878-1883, 2013.

4) Heyland DK, et al：Identifying critically ill patients who benefit the most from nutrition therapy：the development and initial validation of a novel risk assessment tool. Crit Care, 15（6）：R268, 2011.

5) White JV, et al：Consensus statement of the Academy of Nutrition and Dietetics/American Society for Parenteral and Enteral Nutrition：characteristics recommended for the identification and documentation of adult malnutrition（undernutrition）. J Acad Nutr Diet, 112（5）：730-738, 2012.

6) Heyland DK, et al. The prevalence of iatrogenic underfeeding in the nutritionally 'at-risk' critically ill patient：Results of an international, multicenter, prospective study. Clin Nutr, 34（4）：659-666, 2015.

7) 日本集中治療医学会重症患者の栄養管理ガイドライン作成委員会：日本版重症患者の栄養療法ガイドライン. 日集中医誌, 23：185-281, 2016.

8) Hurt RT et al：Summary Points and Consensus Recommendations From the International Protein Summit. Nutr Clin Pract, 32（suppl 1）：142S-151S, 2017.

9) Nicolo M, et al：Clinical Outcomes Related to Protein Delivery in a Critically Ⅲ Population：A Multicenter, Multinational Observation Study. JPEN J Parenter Enteral Nutr, 40（1）：45-51, 2016.

10) Wei X, et al：The Association Between Nutritional Adequacy and Long-Term Outcomes in Critically Ⅲ Patients Requiring Prolonged Mechanical Ventilation：A Multicenter Cohort Study. Crit Care Med, 43（8）：1569-1579, 2015.

11) Alberda C, et al：The relationship between nutritional intake and clinical outcomes in critically ill patients：results of an international multicenter observational study. Intensive Care Med, 35（10）：1728-1737, 2009.

12) Doig GS, et al：Restricted versus continued standard caloric intake during the management of refeeding syndrome in critically ill adults：a randomised, parallel-group, multicentre, single-blind controlled trial. Lancet Respir Med, 3（12）：943-952, 2015.

13) Singer P, et al：ESPEN Guidelines on Parenteral Nutrition：intensive care. Clin Nutr, 28（4）：387-400, 2009.

14) 日本集中治療医学会, http://www.jsicm.org/haiketu2016senkou.html （accessed at 27th March 2017）

15) 寺島秀夫, ほか：各論 周術期を含め侵襲下におけるエネルギー投与に関する理論的考え方～既存のエネルギー投与量算定法からの脱却～. 静脈経腸栄養, 24（5）：1,027-1043, 2009.

16) 日本腎臓学会, 厚生労働省研究班報告 https://www.jsn.or.jp/academicinfo/report.php（accessed 2017/09/24）

17) Menon V, et al：Effect of a very low-protein diet on outcomes：long-term follow-up of the Modification of Diet in Renal Disease（MDRD）Study. Am J Kidney Dis, 53（2）：208-217, 2009.

18) Macht M, et al：Swallowing dysfunction after critical illness. Chest, 146（6）：1681-1689, 2014.

19) Macht M, et al：Postextubation dysphagia is persistent and associated with poor outcomes in survivors of critical illness. Crit Care, 15（5）：R231, 2011.

20) 才藤栄一, ほか：摂食嚥下リハビリテーション, 第3版. p.25, 259-263, 358-359, 医歯薬出版, 2016.

21) Barer DH：The natural history and functional consequences of dysphagia after hemispheric stroke. J Neurol Neurosurg Psychiatry, 52（2）：236-241, 1989.

22) Meng NH, et al：Dysphagia in patients with brainstem stroke：incidence and outcome. Am J Phys Med Rehabil, 79（2）：170-175, 2000.

23) 藤島一郎：Wallenberg 症候群における嚥下障害と付随する症候. 耳鼻, 55（補2）：S129-S141, 2009.

24) 山脇正永：構音障害の病巣と経過：嚥下障害との比較. 高次脳機能研究, 30（3）：413-417, 2010.

25) 才藤栄一, ほか：摂食嚥下リハビリテーション, 第3版. p.308-309, 医歯薬出版, 2016.

26) 青木吉嗣, ほか：嚥下造影検査が重症筋無力症増悪の評価に有効であった1例. 臨床神経学, 47 (10)：669-671, 2007.

27) 日本呼吸器学会COPDガイドライン第4版作成委員会, ほか編：COPD (慢性閉塞性肺疾患) 診断と治療のためのガイドライン, 第4版, 日本呼吸器学会, 日本呼吸ケア・リハビリテーション学会, 2013.

28) Stein M, et al：Cricopharyngeal dysfunction in chronic obstructive pulmonary disease. Chest, 97 (2)：347-352, 1990.

29) Mokhlesi B, et al：Oropharyngeal deglutition in stable COPD. Chest, 121 (2)：361-369, 2002.

30) 松田政朗, ほか：慢性閉塞性肺疾患患者の嚥下機能障害の検討. 日本胸部臨床, 63 (5)：465-471, 2004

31) 才藤栄一, ほか：摂食嚥下リハビリテーション, 第3版. p.310, 医歯薬出版, 2016.

32) Addington WR, et al：Assessing the laryngeal cough reflex and the risk of developing pneumonia after stroke：an interhospital comparison. Stroke, 30 (6)：1203-1207, 1999.

33) Sekizawa K, et al：Lack of cough reflex in aspiration pneumonia. Lancet, 335 (8699)：1228-1229, 1990.

34) Nakazawa H, et al：Risk of aspiration pneumonia in the elderly. Chest, 103 (5)：1636-1637, 1993.

35) Wang TG, et al：Pulse oximetry dose not reliably detect aspiration on videofluoroscopic swallowing study. Arch Phys Med Rehabil, 86 (4)：730-734, 2005.

36) Leder SB：Use of arterial oxygen saturation, heart rate, and blood pressure as indirect objective physiologic markers to predict aspiration. Dysphagia, 15 (4)：201-205, 2000.

37) 小口和代, ほか：機能的嚥下障害スクリーニングテスト「反復唾液嚥下テスト」(the Repetitive Saliva Swallowing Test: RSST) の検討 (1) 正常値の検討. リハ医学, 37 (6)：375-382, 2000.

38) 小口和代, ほか：機能的嚥下障害スクリーニングテスト「反復唾液嚥下テスト」(the Repetitive Saliva Swallowing Test:RSST) の検討 (2) 妥当性の検討. リハ医学, 37 (6)：383-388. 2000.

39) 才藤栄一：平成11年度長寿科学総合研究事業報告書 (摂食 嚥下障害の治療 対応に関する統合的研究). p.1-7, 2000.

40) 向井美惠：フードテストおよび咬合状態とVF検査結果との関連. 平成10年度厚生省・老人保健事業推進費等補助金 摂食・嚥下障害高齢者に対する栄養摂取のあり方に関する研究報告書, p.66-76, 1999.

41) 向井美惠：非VF系評価法 (フードテスト) の基準化. 平成11年度長寿科学総合研究事業報告書, p.43-50, 2000.

42) 日本摂食・嚥下リハビリテーション学会医療検討委員会：摂食・嚥下障害の評価 (簡易版) 日本摂食・嚥下リハビリテーション学会医療検討委員会案. 日摂食嚥下リハ会誌, 15 (1)：96-101, 2011.

43) Lim HB, et al：Accuracy of bedside clinical methods compared with fiberoptic endoscopic examination of swallowing (FEES) in determining the risk of aspiration in acute stroke patients. Dysphagia, 16 (1)：1-6, 2001.

44) 日本摂食・嚥下リハビリテーション学会医療検討委員会：日本摂食・嚥下リハビリテーション学会嚥下調整食分類2013. 日摂食嚥下リハ会誌, 17 (3)：255-267, 2013.

集中治療室における日常生活動作の構築

濱本実也

キーワード

日常生活動作（ADL），評価，日常生活支援

キーポイント

① ADLの構築には，リハビリテーションの内容とリンクした生活支援が必要である。
② ADL管理では，患者の機能や疾患，セルフケアへの不安などの患者側の問題だけでなく，知識やスキルの不足，トラブルへの不安といった医療者側の問題も大きい。

I ADLとADL障害

■日常生活動作（ADL）とは

ADL : activities of daily living

IADL : instrumental activities of daily living

上田[1]によれば，ADLは1945年にニューヨークのInstitute for the Crippled and DisabledでDeaverとBrownによって提起された概念である。その後，Lawtonらが発展させ，ADLよりも複雑で高次な動作であるIADLを提唱している[2]。

一方，日本リハビリテーション医学会[3]では，ADLとは「一人の人間が独立して生活するために行う基本的なしかも各人ともに共通に毎日繰り返される一連の身体的動作群」と定義し，その範囲を「身の回りの動作（self care）」と規定している。IADLのような生活に関わる動作（家事など）とは区別するという考え方である。

本稿では，ADLを食事，更衣，排泄，歩行，そしてコミュニケーションなど，入院中の身の回りの一連の動作と捉える。

■ADL障害の原因

ADL障害とは，運動機能や感覚機能，高次機能の障害などによってADLが障害された状態を示す。脳卒中や外傷などの疾患に直接起因する障害については各論を参照していただき，ここでは重症患者の管理における問題に絞って述べる。また，機能障害だけでなくADLを制限する要因についてもまとめる（**図1**）。

図1 ADL障害の原因

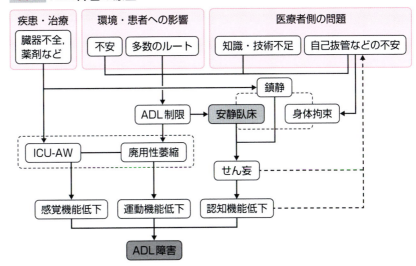

■ 重症患者に合併する機能障害

　集中治療室に入室する重症患者は，神経疾患や運動機能に関わる疾患を伴わなくても，筋力低下などを合併することがある。このような機能障害はICU-AWとよばれ，集中治療室入室後数日以内と，比較的早期に発症するとされている。また，多臓器不全の重症度が高いほど急速に進行する[4]。

ICU-AW：ICU-acquired weakness
ICU-AWは，p.37参照

■ 患者管理上の問題

　重症患者は，筋弛緩薬の投与や深鎮静などにより，長期安静臥床を強いられることがあり，このような身体の不動により引き起こされる障害は「廃用症候群」とよばれる。ベッド上安静による廃用性萎縮からICU-AWをきたすとの報告[5]もあるが，定義はさておき「不動化による廃用性萎縮が筋力の低下につながる」ことは明らかであり，患者を管理するうえでは，可能な限り安静臥床を避ける必要がある。

　不動という意味では，「安全」を理由に行われる身体拘束（抑制）も同様である。物理的に患者の身体活動を制限するのだから，患者の自律を妨げADLを低下させる行為にほかならない。ADLの改善，あるいは構築を図るうえでは，身体拘束は大きな障害になるといえる。

■ 環境による患者への影響

　集中治療室においてしばしば問題となるのは，本来は機能障害がないにもかかわらず，環境によりADLが低下することである。集中治療室は，通常の生活環境とは著しく異なる。生命維持装置や多数のモニター，点滴やドレーンなどが留置された状態では，身体拘束などをしていなくても患者の活動は著しく制限される。また，閉鎖された特殊な環境は，患者の精神活動の制

限にもつながる。せん妄になれば判断力は低下し，一方で認知機能に障害が
ない（正常に状況判断ができる）患者であれば，不安によりself-careを抑
制することになる。集中治療室の環境は，身体的にも精神的にも患者の活動
を低下させやすい環境であるといえる。

■ 医療者の認識と不十分な体制

ADLの制限につながる医療者側の問題も大きい。例えば，「患者の状態悪
化やME機器トラブルに対する医療者の不安」「具体的な介入方法や評価基
準に対する知識の不足」などから，「できるADL」を「させない」「機会を
十分に提供できていない」という問題である。挿管していても，鏡を見なが
ら自分で髭を剃ることができる患者もいる。片麻痺があっても，環境を整え
れば自分で手を洗うことはできる（**図2**）。医療者側の認識やスキル，実施
体制が整っていないことなどが，ADLの改善を妨げる1つの原因になって
いる可能性がある。神津らの調査[10]では，対象施設の94.7%が集中治療室
においてなんらかの理学療法を実施している（他動運動，受動座位，四肢筋
力トレーニングの順に多く，立位，足踏み，歩行の実施順位は低い）が，そ
のうち35.3%が「少数例」にしか実施していないことを報告している。つ
まり，対象患者も少なく内容もベッド上のADLの範囲がほとんどであると
いう考察ができる。その理由として人員不足などが挙げられており，医療者

👉 早期リハチェックポイント

●身体拘束は「安全」で「安心」か
身体抑制は，生命維持に必要な挿管チューブや各ラ
インの自己抜去などを防ぐことを目的に，実施されるこ
とが多い。「安全上，必要」という判断のうえで実施さ
れていると考えられるが，身体抑制は本当に安全なの
だろうか？また自己抜去を防ぐうえで有効（安心）なの
だろうか？

●自己抜管と身体拘束
計画外の抜管は，上気道の損傷や呼吸不全などの深
刻な事態を招く可能性があり，これを防止することは医
療者の責務である。一方，意識レベルの程度にかかわ
らず患者が管を抜こうとするには，「不安」「痛み」「説
明が不十分で必要性が理解できていない」などの理由
があると考えられ，これを確認し除去することが優先
されるのは言うまでもない。

自己抜管への身体拘束の影響を調査した報告[6]では，
ICUで身体抑制が行われた患者の42.9%に予定外抜
管が発生しており，身体拘束していない患者に比べ発
症率が有意に高い（42.9% vs 16.5%，$p < 0.05$）。
計画外抜管のハイリスク群にのみ身体抑制が行われて
いただけなのかもしれないが，身体抑制が計画外抜管
に影響している可能性も否定できない。

●身体拘束による悪影響
挿管患者に対する身体拘束とせん妄（CAM-ICU評
価）を検討した研究[7]では，四肢の拘束がせん妄の発
生要因になる可能性を示している。また，ICU退室後
のPTSDの調査[8]では，発症に関連する要因の1つに「鎮
静薬を使用しない身体拘束」が示されている。
身体拘束は，安全性を担保してくれるとはいえず，む
しろ患者にせん妄やPTSDなどの悪影響を与えている
可能性が示唆されている。特にせん妄は，退院時の認
知機能障害との関連が指摘[9]されており，集中治療室
滞在中だけでなく，退院後のADLまでも障害するリス
クファクターとなる。
身体拘束は，患者の利益を十分に検討したうえで，
他の方法がない場合に限って使用が許されると考える
べきである。

側の体制が十分に整っていないことが伺える。

図2 左麻痺患者の手浴

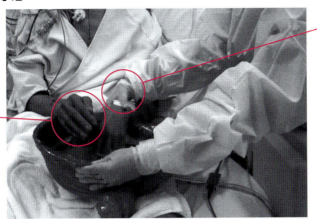

動くほうの手を使って洗う

麻痺側を支えるルートを保護する

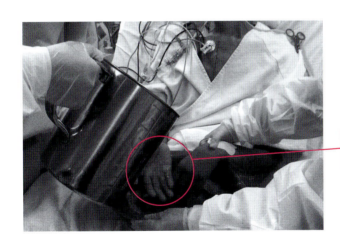

健側で温度もチェック

■ADLの評価

ADLの障害に対し具体的な介入を検討するためには，ADLの何がどの程度障害されているのかを明らかにする必要がある。ADLを評価する代表的な方法としてBIとFIMがある。

BI：Barthel Index
FIM：Functional Independence Measure

■BI

1965年にMahoneyら[11]によって作成・発表されたもので，食事，移乗，整容，排泄動作，入浴，歩行，階段昇降，更衣，排便コントロール，排尿コントロールの10項目において，自立，部分介助，全介助（または不可）の3段階で評価する（**表1**）。実際の動作を判断するのではなく「できるか否か」を採点する。得点が高いほど，自立度が高いことを示す。項目によって点数の重みづけが異なるが，これは援助量と援助にかかる時間を考慮しての配点

表1 Barthel Index

項目	点数	基準
食事	10 5	自力　標準時間内に食べることができる。自助具の使用も可 おかずを切るなど，介助見守りが必要
車椅子- ベッド間の 移乗	15 10 5	自立　ブレーキやフットサポートの操作，車椅子の位置を変えるなどが可能 軽度の介助，見守りや指示が必要 座ることは可能だが，移乗には介助を要する
整容	5	自立　洗面，整髪，歯磨き，髭剃り，化粧など
排泄動作	10 5	自立　衣服の着脱，後始末まで可能。手すりの使用は可 部分介助　バランス保持，衣服の着脱，ペーパーの使用，ポータブルの洗浄など介助が必要
入浴	5	自立　浴槽の出入りも含む
歩行	15 10 5	自立　45 m以上の歩行が可能。歩行器（車つきを除く）など補助具の使用可 部分介助　軽い介助や見守りで45 m以上歩行 歩行不能だが，車椅子を操作し45 m以上移動可能
階段昇降	10 5	自立　手すりなどの使用可能 介助や見守りが必要
更衣	10 5	自立　衣類，靴などの着脱が可能 介助を要するが，半分以上は自分で行える
排便コント ロール	10 5	失禁なし　座薬や浣腸の取り扱いも可能 座薬や浣腸の取り扱いに介助を要する。またときどき失敗する
排尿コント ロール	10 5	失禁なし　排尿バッグなどの取り扱いも可能 ときどき失敗がある　排尿バックの取り扱いに介助を要する

全介助または不可能な場合は0点
得点が高いほど，自立度が高いことを示す。

（文献11より改変引用）

とされている。毎日の点数の変化を比較することで，機能改善の程度やスピードを判断することができる。

■ FIM

BIの内容をベースに作成された評価法であるが，コミュニケーションや社会的認知の2つの項目が含まれているのが特徴的である。18の細項目を7段階で評価するもので，それぞれができるか否かではなく「しているADL」を評価する。

ところで，これらの評価法には「浴槽の出入り」などの項目があり，集中治療室での評価に相応しくないと思われる方もいるだろう。また，もっと細かい動作，例えば横を向く，枕を自力で調整するなど，ベッド上で必要な動作について評価すべきという意見もあるかもしれないし，筆者としても異論はない。ただ，大事なことは「食事」「整容」「更衣」など可能かもしれない行動を毎日評価する姿勢である。集中治療室でのADL評価では，「やってない」ことと「できない」ことの差は大きい。どのような評価方法であっても，患者の重症度に応じた動作を段階的に確認し，その結果を明日の「日常生活」につなげることが重要である。

図3 ICUで行われるリハビリテーション

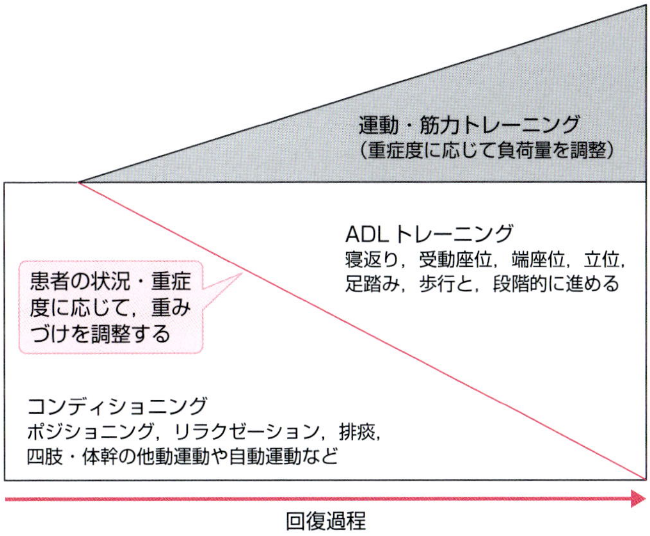

運動・筋力トレーニング
（重症度に応じて負荷量を調整）

ADLトレーニング
寝返り，受動座位，端座位，立位，
足踏み，歩行と，段階的に進める

患者の状況・重症度に応じて，重みづけを調整する

コンディショニング
ポジショニング，リラクゼーション，排痰，
四肢・体幹の他動運動や自動運動など

回復過程

■早期リハビリテーションがADLへ与える影響

1980～2012年までの10文献をメタ解析した報告[12] では，早期リハビリテーションによるQOLや身体機能の改善，四肢（末梢）や呼吸筋力の改善などが示されている。また，人工呼吸器装着72時間以内の早期理学療法・作業療法により，退院時のADLが向上する[13] こと，気管挿管後平均1.5日の介入によりADL自立度が高くなる[14] ことなどが報告されている。

早期リハビリテーションはADLの改善および向上にとって有用であり，それは集中治療室においても，そして人工呼吸中であっても例外ではない。

■リハビリテーションにおけるADLトレーニングの位置づけ

急性期から回復期におけるリハビリテーションは，コンディショニング，ADLトレーニング，全身持久力・筋力トレーニングで構成され[15]，実施するトレーニングの割合は，患者の重症度や疾患の種類，回復過程によって調整する（**図3**）。

ADLを改善させるためには，それぞれの動作に必要な活動能力（ある程度の筋力や持久力）が必要であり，その前提として，ADL動作に耐えうる呼吸循環機能を維持・改善するためのアプローチが必要となる。集中治療室においては，①コンディショニング（ポジショニング，リラクゼーション，排痰，四肢・体幹の他動運動や自動運動など）をベースに，②ADLトレーニング（寝返り，受動座位，端座位と，段階的に早期離床など）を進め，持久力の維持を図る。また，それぞれの重みづけは，身体的あるいは医学的評価だけでなく，患者の意思を尊重しながら柔軟に調整することが重要である。

リハビリテーションは治療の一翼を担う大事な介入であるが，リハビリテーションで達成していく「動作」は生活動作の一部でもある．患者の意思，例えば，患者がやりたいことや，患者が考える目標との方向性が一致しているなら，患者の受け入れは容易になるし，リハビリテーションに対する満足度も高まることになる．

■ADL構築の役割
　ADL構築のためには，少なくとも以下の対応が求められる．

■リハビリテーションとリンクした日常生活の支援
　「リハビリあるある」の代表エピソードといえば，「理学療法士が来て歩行を行ったが，それ以外の時間には患者はベッド上で寝ている」という事態である．先に述べたように，リハビリテーションの目的の1つはADLの改善である．当然，実施した内容を日常生活に取り入れなければ，十分な効果は期待できない．ADLを構築するためには，その日行ったリハビリテーションの内容を，日常に落とし込むことが重要である．座る訓練を行ったのであれば，患者と相談していつでも座って過ごせばよいし，1mでも歩行できたなら，もはや排泄をベッドの上でする必要はないということになる．

　実際にリハビリテーションで座位訓練を終えた患者の，日常生活の様子を図4～6に示す．人工呼吸器がついていることは，座って本を読んだりテレビを観たりすることの障害にはならない．

　ところで，日常に落とし込む（看護師が対応する）ためには，その日に行ったリハビリテーションがどのような体制で，どのような方法で行われたのか，問題はなかったのか，患者の反応はどうであったのかなどの情報が重要になる．おのずと，理学療法士の訪室に看護師が付き添い，互いに協力し，

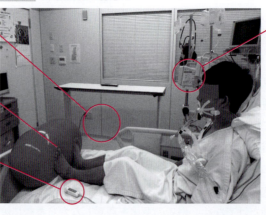

図4　日常生活の様子1

- 周囲を片付け広く動ける環境を整える
- 空いた時間に，下肢の運動を行う．
- ナースコールは見えるところに置く
- ルートは手前に整理しておく

図5 日常生活の様子2

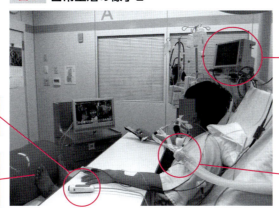

- ナースコールは見えるところに置く
- 好きなテレビ番組を観ているときも，ときどき運動を行う。
- 室内のアラーム音は小さくするか，切る（部屋の外のモニターまたはセントラルモニターでアラーム対応する）
- 人工呼吸器回路は少しゆとりを残して患者の視界に入らないところへ配置する

図6 日常生活の様子3

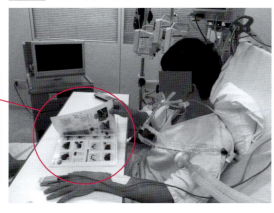

- テレビや本など患者が自由に選択できる環境をつくる
- 好きなテレビ番組がないときには，趣味の「家庭菜園」の雑誌を読んでいる。

あるいは進行を相談する構図が生まれることになる。

■ 患者自身が回復を実感できる環境を整える

　重症患者は，しばしば判断の多くを医療者に委ねる。患者が示す「お願いします」のなかには，医療者への信頼だけでなく「自分では難しい」という

早期リハチェックポイント

リハビリテーションの頻度とADL

　ICUでの専従理学療法士の配置による効果を検討した研究では，理学療法介入時間（訓練時間）の増加[16, 17]，在院日数の短縮や退院時ADLの向上[17]などが報告されている。

　患者の状態にもよるため，単純に多ければよいとの判断は危険ではあるが，リハビリテーションに際し準備時間を含めた十分な時間を確保できること，あるいは日常のなかで繰り返し実施することがADLの改善に影響している可能性はある。すべての施設で専従理学療法士を導入することは難しいが，看護師と連携することでこの一部は達成できるかもしれない。また，午前中にリハビリテーションで立位・足踏みを行った患者を，午後から車椅子に移動してみるなど，先の「日常に落とし込む」支援は，介入頻度の増加に近い効果が期待できるかもしれない。

不安が透けて見えることがある。人工呼吸器などの生命維持装置に支えられ命をつないでいる状況では，頼るしかないという心理になるのも無理からぬことかもしれない。しかし，ADLを構築するうえでは，「患者自身が考え選択すること」そして「回復感を得ること」が重要である。

「○○したい」という生活行動への欲求は，患者自身を支えることにもつながる。患者にできることは何か，どこまでの範囲であれば患者が選択できるのか，今無理な場合はできるために必要なことは何かを，丁寧に伝えたうえで患者が行動を選択できるよう支援する。そして医療者が側にいることで，安全に生活行動がとれるという「安心」を，生活支援のなかで，言葉で，態度で伝えていくことが重要である。

安全に行えた生活行動は，患者自身に回復を強く実感させるだけでなく，次の意欲へつなげることができる。脳卒中後の患者を対象とした研究報告では，ADLには身体的な要因だけでなく神経心理学的な因子が強く影響しているといわれており[18]，この関連を検討した報告では患者が主観的な回復感を得ることの重要性が示されている[19]。これらは，亜急性期～回復期の研究結果であるが，急性期においても重要であることはいうまでもない。

■「できる動作」と「している動作」の差を確認する

「できる」とは，病態的にも，機能的にもできることを示す。集中治療室の患者では，機能的に動作可能であっても病態的に「安静」が必要なことがあるため，両側面からアセスメントし「できる動作」を判断する。そのうえで，患者自身が「している動作」との差を確認する。差がある場合には，その理由を考え問題を除去するよう対応する。患者自身の問題だけでなく，「AラインやSpO_2プローブにより利き手が使いにくい」など，環境要因も確認する。看護師は24時間患者のベッドサイドにいるため，「枕の位置を変える」「寝返りをうつ」など患者の些細な動作をも確認することができる。通常の観察のなかで，ADLがどの程度自立して行えているのか，判断の機会を逃さないことが重要である。

集中治療室で確認する，ADL観察の視点を**表2**にまとめる。このなかで患者ができる動作はどれか，実際にしているのかを評価したうえで，必要なトレーニングや支援を明確にする必要がある。

■2つの視点でゴールを設定（中長期的な視点をもつ）

ゴール設定には2つの視点をもつ。1つは集中治療室での毎日の目標，つまり毎日のゴール設定を行うことである。一つひとつクリアできるゴールは，患者の意欲を高め達成を早める。もう1つは，集中治療室退室から退院後を見据えたゴールを設定することである。もちろん，医師や看護師，理学療法士など他職種で十分に検討しながら設定する。英国国立医療技術評価機構

表2	集中治療室でのADL観察の視点（例）	
項目	**具体的内容**
食事	スプーン，箸，茶碗などを保持できる 茶碗の蓋などを開けることができる スプーン，箸などで食事を口に運ぶことができる（こぼさずに） 咀嚼し，飲み込める（ムセの有無・ムセた際に摂取したものを確認）
口腔ケア	十分に開口できる 歯ブラシに歯磨き粉をのせる 歯ブラシなどを用いて，自分で磨くことができる うがいができる（ムセの有無） 磨き残しがない
部分清拭	タオルを保持し，目的の場所を拭くことができる 拭き残しがない
髭剃り	電気カミソリを保持できる 剃り残しを確認し，剃り直せる
整髪	髪型を確認しつつ，櫛で髪を整えることができる
更衣	寝衣を着ることができる ズボン・パンツをはくことができる 靴下をはくことができる
ベッド上動作	頭を上げ，枕の位置を整えることができる かけ布団の位置を整えることができる 右側臥位になれる 左側臥位になれる
移乗	座位がとれる（実施時間の確認） 端座位が保持できる（実施時間の確認） 立位が保持できる 立位で足踏みができる 車椅子に移乗できる 車椅子で安定して座位がとれる（実施時間の確認） ベッドに戻れる
移動	歩行できる（歩行器などの使用，歩行距離を確認）
コミュニケーション	指示が理解できる Yes/Noの意思表示ができる 自身の気持ちを伝えることができる（筆談でも可） 眼鏡などにより，適切に空間認識ができるか せん妄や認知機能障害などはないか
娯楽	テレビを集中して見ることができる 読書・絵を描くなど，好みに応じた娯楽が楽しめる
環境	ルートの長さは，四肢の動きを抑制しない長さか 利き腕の使いにくさはないか 移動・歩行に十分な空間はあるか

VIII

集中治療室における日常生活動作の構築

NICE：National Institute for Health and Care Excellence

（NICE）は，ICU入室患者のリハビリテーションを実施する際の方法について概略を示している[20]。ここでは，初期のアセスメントやゴール設定についても示されている（**図7**）。

　集中治療室での患者のADLは非常に限られた範囲での評価あるいは構築となる。患者にとって集中治療室の入室は非常に短い期間であり，日常生活の回復に向けての通過点でしかない。命に関わる濃厚な時間であることは否定しないが，患者のゴールは退院後の生活にあることを念頭において支援す

ることが重要である。

図7 アセスメントとゴール設定

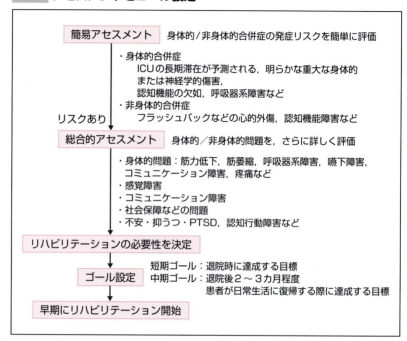

（文献19を基に作成）

Ⅱ　ADL構築に向けての介入

■ADLトレーニングを拒否する患者へのアプローチ

　患者がリハビリテーションを拒否した際，医療者は患者の気持ちを聞くことはもちろん，説明，説得（家族を巻き込むこともある）など，さまざまなアプローチを試みる。また，「立位」「歩行」とリハビリテーションを進めるために，あの手この手と力を尽くす。しかし，「自立」を目指す日々のADLトレーニングには，患者の意向が強く影響する。仮に理学療法士が行う15分のリハビリテーションを渋々受け入れたとしても，それ以外は無気力で動かなくなる患者も少なくない。これでは「今日のノルマ」は達成できても「ADLの構築」には遠く及ばない。

■回復の見える化を図る，リハビリ通信の作成

　ADL構築には，患者が成果（回復感）を感じることが重要であることはすでに述べたが，「成果を残す」ことは繰り返し患者が回復感を確認するうえで効果的である。成果の見える化を図るため，当院では「リハビリ通信（図8）」を発行している。リハビリ通信では，回復過程をカタチにできるよう，

その日のリハビリテーションの内容と実際の写真，医療者からのコメントなどをまとめている。これを部屋の見えるところに貼ることで，患者は見るたびに達成感を感じることができる。また，その日リハビリテーションに参加していないスタッフや家族も，「今日は，こんなにたくさん歩いたのね」「歩く前のガッツポーズがいいね」など，状況を把握・共有することができる。患者は「できる」ことを繰り返し肯定されることで，リハビリテーションへの意欲が向上することが期待できる。

図8　リハビリ通信

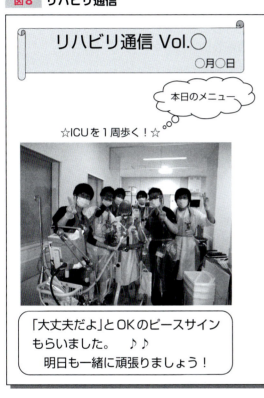
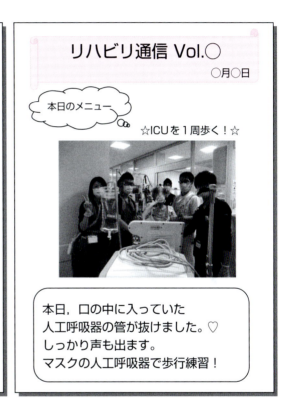

■リハビリ通信の活用

以下に症例を示す。

症例1：精神的な落ち込みからADLトレーニングに拒否的な症例（図9）

症例：A氏，50歳代，男性
現病歴：間質性肺炎にて集中治療室に入室し，挿管人工呼吸管理を行う。
経過：家族構成は妻と息子（学生）。挿管5日目，医師から予後について患者と妻に説明があり，ベッドサイドで泣いている姿があった。翌日から患者はリハビリテーションは行うが，それ以外の動作は「今はいい」と，

拒否的な反応が増えた。

A氏への介入と反応

　A氏がADLトレーニングに拒否的な反応が増えても，日々のリハビリテーションには応じていたため，強くトレーニングを促すことや説得することはしなかった。ただ，リハビリ通信を糸口に，身体機能の回復について話すようにした。

　妻とA氏の面会中の会話は，「息子のこと」そして「患者の経過（どのように過ごしているのか）」がほとんどであり，患者とともに「リハビリ通信」を見ながら「今日の回復」を喜ぶ姿があった。患者は徐々に，「なるべく座っておく」「自分でも練習して元気になっているところを見せたい」と，ADLトレーニングを積極的に実施するようになった。

NPPV：noninvasive positive pressure ventilation

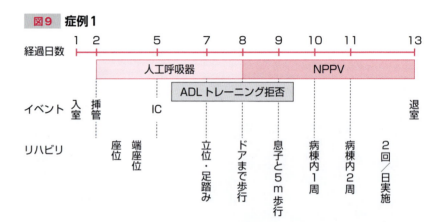

図9　症例1

　多くの集中治療室では，一定の面会制限が設けられている。また，集中治療室でのリハビリテーションに家族が立ち会う機会は少なく，家族は本人や医療者の話から面会時間以外の患者の様子をイメージするしかない。人工呼吸器を装着して点滴に囲まれた患者が，日中に笑顔でピースサインをしながら歩いているなど，夢にも思わないものである。リハビリ通信であれば，日中の患者の努力や回復の程度を，実際の写真でリアルに伝えることができる。「家にいる母に」「心配している子どもに」リハビリ通信を渡してほしいといわれる患者も多い。リハビリ通信は，患者の意欲だけでなく，家族の精神的サポートにも一役買っていると考えられる。

　ICU退室後のうつ症状の改善に関する報告では，ICUの看護師が患者の身体状態や行われた治療などを日記に記述し，これを退室時に患者に渡し説明することで，退院2カ月後のうつ症状が有意に改善すること[21]，また写真付きの日記を用いた報告ではQOLが改善すること[22]が報告されている。リハビリ通信においても，これらの効果が期待できるのかもしれない。

■「中止基準」を確認するのは，リハビリテーション中だけではない

　安全にリハビリテーションを行うためには，患者個別の明確な中止基準をもつことが重要である。Adlerら[23]は，2000〜2011年に報告された10文献より22項目からなる中止基準を示している（**表3**）。彼らがレビューした文献の多くは人工呼吸中の患者が対象であったため，中止基準には呼吸循環の指標だけでなく，鎮静深度や人工呼吸器の設定などの評価指標が含まれている。

　ところで，これらの評価は，理学療法士など専門のスタッフがリハビリテーションを行っている時間だけに適応するわけではない。ADL拡大を視野に入れ，日常的に患者の活動を支援するのであれば，日常のなかで常に評価すべき項目となる。

APMHR : age predicted maximal heart rate
PEEP : positive end expiratory pressure
RASS : Richmond Agitation Sedation Scale
AC : assist-control
SBP : systolic blood pressure
DBP : diastolic blood pressure
MBP : mean blood pressure

表3 リハビリテーション（理学療法・作業療法）の中止基準

心拍数 ・＞70% APMHR（予測最大心拍数） ・＞20%安静時心拍数の低下 ・＜40回/分，＞130回/分 ・新たな不整脈の出現 ・新たな抗不整脈薬の使用 ・新たな心筋梗塞（心電図or心筋酵素）
SpO_2 ・＞4%低下 ・＜88〜90%
人工呼吸器 ・$FiO_2 \geqq 0.6$ ・$PEEP \geqq 10$ ・患者と人工呼吸器の非同調 ・ACへのモード変更 ・不確定な気道
血圧 ・SBP（収縮期血圧）＞180 mmHg ・SBP（収縮期血圧）/DBP（拡張期血圧）＞20%減少 起立性低血圧 ・MBP（平均血圧）＜65 mmHg＞110 mmHg ・新たな昇圧剤の使用，または増量
呼吸数 ・＜5回/分，＞40回/分
覚醒/興奮，症状 ・鎮静または昏睡RASS*[1] ≦−3 ・興奮により鎮静薬の追加・増量が必要　RASS≧2 ・強度の労作時の呼吸困難 ・患者の拒否

（文献23より引用）

Ⅲ　おわりに

　ADLの構築には，毎日のリハビリテーションとそれに準じたADLの支援が非常に重要である。それは，「1日1回の特別な行動」ではなく，生活に密着した継続的な支援に支えられた「日常の当たり前の行動」でなければならない。医療者の意識，患者の理解，そして理学療法士との連携などまだまだ課題は多い。しかし，毎日の行動を丁寧に支えることにより，集中治療室という非日常の環境の中で，患者（あるいは医療者）がこれまで諦めていた「日常」を少し取り戻すことができるかもしれない。

　人工呼吸器を装着していても，好きなときに本を読み，テレビを見る。今日の成果を家族と共有し，明日の目標を立てる。そこには，時間や人手，安全性を確保するという医療者側の困難さを遙かに越える価値を見いだすことができるのではないだろうか。

引用文献

1) 上田 敏：日常生活動作を考える．理学療法と作業療法，9（4）：170-172，1975.
2) Lawton MP, et al：Assessment of older people：self-maintaining and instrumental activities of daily living. Gerontologist, 9（3）：179-186, 1969.
3) 今井 拓：ADL評価について．リハ医学，13（4）：315, 1976.
4) Puthucheary ZA, et al：Acute skeletal muscle wasting in critical illness. JAMA, 310（15）：1591-1600, 2013.
5) Truong AD：Bench-to-bedside review：mobilizing patients in the intensive care unit--from pathophysiology to clinical trials. Crit Care, 13（4）：216, 2009.
6) Chang LY, et al：Influence of physical restraint on unplanned extubation of adult intensive care patients：a case-control study. Am J Crit Care, 17：408-415, 2008.
7) Micek ST, et al：Delirium as detected by the CAM-ICU predicts restraint use among mechanically ventilated medical patients. Crit Care Med, 33（6）：1260-1265, 2005.
8) Jones C, et al：Precipitants of post-traumatic stress disorder following intensive care：a hypothesis generating study of diversity in care. Intensive Care Med, 33（6）：978-985, 2007.
9) Ely EW, et al：Delirium as a predictor of mortality in mechanically ventilated patients in the intensive care unit. JAMA, 291（14）：1753-1762, 2004.
10) 神津 玲，ほか：集中治療室および外科周術期における急性期理学療法の実施状況に関する全国調査．理学療法学，41（2）：100-101, 2014.
11) Mahoney FI, et al：Functional evaluation：The Barthel Index. Md State Med J, 14：61-65, 1965.
12) Kayambu G, et al：Physical therapy for the critically ill in the ICU：a systematic review and meta-analysis. Crit Care Med, 41（6）：543-1554, 2013.
13) Schweickert WD, et al：Early physical and occupational therapy in mechanically ventilated, critically ill patients：a randomised controlled trial. Lancet, 373（9678）：1874-1882, 2009.
14) Pohlman MC, et al：Feasibility of physical and occupational therapy beginning from initiation of mechanical ventilation. Crit Care Med, 38（11）：2089-2094, 2010.
15) 日本呼吸ケア・リハビリテーション学会，ほか編：Ⅵ　急性期からの回復期における運動療法．呼吸リハビリテーションマニュアル−運動療法−，第2版，p.86-93，照林社，2012.
16) 渡辺伸一，ほか：ICU患者における運動療法の訓練時間に関連する因子の検討．医療，69（2）：69-75, 2015.
17) 岩田健太郎，ほか：急性期病棟の専従理学療法士配属の効果．MB Med Reha, 190：9-17, 2015.
18) Meijer R, et al：Prognostic factors in the subacute phase after stroke for the

future residence after six months to one year. A systematic review of the literature. Clin Rehabil, 17 (5) : 512-520, 2003.

19) 小枝周平, ほか：回復期脳卒中患者における主観的回復感と脳卒中後抑うつ状態との関連. 作業療法, 32 (2) : 123-132, 2013.

20) National Institute for Health and clinical Excellence. NICE clinical guidelines 83 Rehabilitation after critical illness, 2009.

21) Knowles RE, et al : Evaluation of the effect of prospective patient diaries on emotional well-being in intensive care unit survivors : a randomized controlled trial. Crit Care Med, 37 (1) : 184-191, 2009.

22) Bäckman CG, et al : Long-term effect of the ICU-diary concept on quality of life after critical illness. Acta Anaesthesiol Scand, 54 (6) : 736-743, 2010.

23) Adler J, et al : Early mobilization in the intensive care unit : a systematic review. Cardiopulm Phys Ther J, 23 (1) : 5-13, 2012.

IX 神経筋電気刺激療法

濱崎伸明　神谷健太郎

キーワード

NMES，ICU，神経筋障害，理学療法

キーポイント

① NMESは，運動神経に対する電気刺激によって活動電位を発生し，他動的に骨格筋を収縮させる機器を用いた物理療法である。

② ICU管理に伴う不動は，ICUに関連する神経筋障害の原因の1つとして知られる。NMESは他動的な筋活動によって，その障害を予防し改善するために用いられる。

③ 多くの報告において，大腿四頭筋，下腿筋群やハムストリングスといった下肢筋がNMESの対象筋群とされている。

④ ICU患者に対するNMESによって，筋力低下を予防し改善することが報告されているが，筋肉量の低下を予防するか否かについては報告によって異なる。特に，介入時期が早期で重症度が高い患者においては，NMESの筋肉量低下に対する予防効果が得られにくい可能性がある。

I　神経筋電気刺激療法

■概念

NMES：neuromuscular electrical stimulation
ICU：intensive care unit

　神経筋電気刺激療法（NMES）は，運動神経に対する電気刺激によって活動電位を発生し，他動的に骨格筋を収縮させる機器を用いた物理療法である。NMESは，集中治療室（ICU）管理によって合併する骨格筋障害を含む運動機能の低下を予防・改善するために用いられる理学療法の1つとして注目されている。特に，骨格筋障害の原因の1つである不動に対して他動的な筋活動によってその障害を予防・改善することが期待されている。

　本稿では，ICU管理のもたらす骨格筋障害について解説し，NMESに関する概要とエビデンスのレビューに加え，当院ICUにおけるNMESの使用例を提示する。

II　神経筋障害の原因と病態

ICU-AW：ICU acquired weakness
CIP：critical illness polyneuropathy
CIM：critical illness myopathy

■定義

　ICU管理に関連する運動機能低下はICU-AWとして知られ，重症疾患多発神経障害（CIP）および重症疾患筋障害（CIM）が起因となり，混合型で

CINM : critical illness neuromyopathy

ある重症疾患神経筋障害（CINM）も存在する[1]。すなわち，ICU-AWは，敗血症をはじめとした重症病態によってICU入室し治療された後に出現する，急性の左右対称性びまん性筋力低下症候群の総称である。

■原因と病態

各病態の症候を**表1**に示す。CIPでは，左右対称の軸索性運動－感覚神経障害，四肢遠位および呼吸筋の筋力低下，遠位の感覚障害，深部腱反射が不変もしくは低下するのに対して，CIMでは四肢近位および呼吸筋が筋力低下し，感覚障害を認めず，深部腱反射が不変もしくは低下する[2]。CINMは，上記2病態の混合型であるため，四肢の近位および遠位の筋力低下，遠位の感覚障害ならびに深部腱反射の低下を呈する[3]。また，CIPおよびCIMにおいて，必ずしも筋の萎縮が存在することはないため，ICU-AWでは筋量よりも筋質の評価が重要と考えられている[2]。

各病態の症候は，それらの原因によって規定される。CIPの原因には，軸索の変性，敗血症による微小血管内膜の透過性亢進，血液神経関門から神経終末への内毒素の浸透が関与すると考えられている。一方，CIMには炎症や不動，内分泌ストレス反応による低栄養や微小循環障害に伴うミオシン筋蛋白における同化能の低下が関与すると考えられており[4]，NMESの効果はCIMを対象とした場合により有効と考えられる。また，いくつかの観察研究から，ICU-AWに対するリスク因子として**表2**に示す項目が明らかとなってきている[5]。

Ⅸ 神経筋電気刺激療法

表1 CIPとCIMにおける症状の特徴

	CIP	CIM
筋力低下	弛緩 遠位＞近位で低下	弛緩 近位＞遠位で低下
筋萎縮	±	±
換気不全	±	±
筋の伸張反射	低下〜消失	正常〜低下
感覚障害	遠位の感覚脱失を生じることがある	正常
外眼筋麻痺	なし	顔面筋力低下を生じることがあるがまれ

CIP : critical illness polyneuropathy, CIM : critical illness myopathy

表2 ICU-AWのリスク因子

原因として根拠が明確な因子	敗血症，全身炎症症候群，多臓器不全
原因として可能性の高い因子	ベッド上臥床，人工呼吸管理の遷延，鎮静の遷延
原因となりうる因子	高血糖，ステロイド製剤の使用，神経筋遮断薬の使用

ICU-AW : intensive care unit acquired weakness

■疫学と予後

敗血症，多臓器不全，および長期人工呼吸器管理となった重症患者の約50%がICU-AWを発症し，その内訳は，CIP，CIMおよびCIP/CIM混合型でそれぞれCIP 26%，CIM 38%，CIP/CIM 36%であった[6]。ICU-AW患者では，人工呼吸管理期間およびICU在室期間が遷延する[7]ばかりではなく，退院時の生存率が30%低下し，1年後の死亡率が13%増加する[8]。さらに，ICU-AWによる入院治療費は30.5%高額となる[8]。ICU-AWの病態別に機能予後を調査した報告では，ICU退室1年後におけるCIP患者の機能予後は，CIMと比較してより悪い[9]。

Ⅲ ICUにおけるNMESの役割

■NMESの特徴

NMESは，対象となる筋あるいは筋群の体表にプラス極とマイナス極の電極を接着して，活動電位を発生させることで筋を収縮させる。電気刺激の電流波形は，単相性と二相性および多相性（バースト），正弦波と矩形波，対称性と非対称性，波長によっていくつかの組み合わせがあり（図1），筋の収縮強度や，疲労ならびに疼痛を含む電流違和感は電流波形や周波数に起因すると考えられている[10]。特に，矩形波と比較して正弦波では疼痛が少なく，より強い筋力発揮を認める。また，筋疲労は周波数に依存し，高周波ほど筋は疲労しやすい[11]。臨床的には，矩形波より正弦波が，多相性より単相性あるいは二相性が適していると考えられており[12]，後述する臨床試験ではすべて二相性対称性電流が用いられている。また，近年の重症な慢性閉塞性肺疾患を対象としたNMESの介入試験では，50～75 Hzと比較的高周波の周波数を用い，良好な成績が得られている[13, 14]。

電気工学の進歩によってさまざまな種類のNMESが普及しており，その特徴の1つに電極のタイプが挙げられる。すなわち，従来のパット式と近年普及しているバンド式によって分けられる。バンド式電極（図2）は，電極間全体へ電流を流すため全周的に複数の筋群を同時に刺激することが可能な，新たなNMES機器である[15]。ICUにおけるNMESの臨床研究では，パット式電極を用いているものが多いが，左右対称性びまん性筋力低下を示すICU-AWでは複数の筋に対する電気刺激が有用と考えられ，バンド式電極の効果に関する報告が今後期待される。

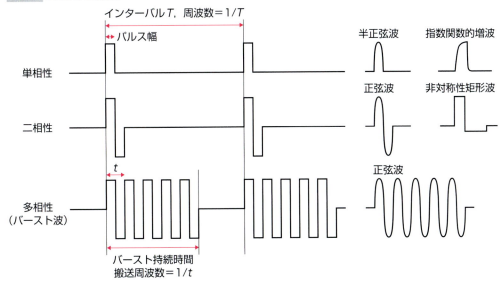

図1 NMESの波形

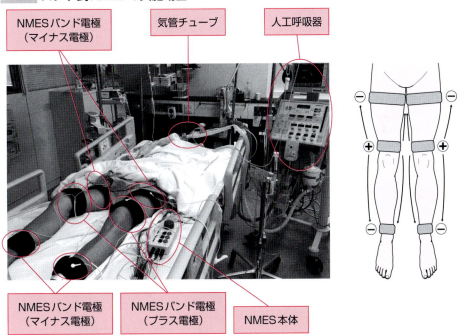

図2 バンド式NMESの実施場面

■ICUにおけるNMESのエビデンス

　2009年以降，ICUにおける重症患者に対するNMESの報告が増加しており，ICU-AWを含む運動機能障害に対する認識が高まっていることがわかる．ICU患者に対するNMES介入に関する報告を基に，NMESの実施時期，実施期間，刺激方法ならびに主要アウトカムを**表3**にまとめた．

表3 ICUにおけるNMESに関するエビデンスのレビュー

研究	解析対象	APACHE Ⅱ	デザイン	取り込み時期 (ICU入室後)	介入期間
Gerovasili 2009 [22]	重症患者 NMES群13例, 59±23歳 対照群13例, 56±19歳	NMES群19±3 対照群18±6	NMES群 vs. 対照群	2日目	7〜8日
Meesen 2010 [24]	人工呼吸器管理患者 NMES群7例, 65±17歳 対照群14例, 67±13歳		NMES肢 vs. 非NMES肢 vs. 対照群	1日目	4日目〜22日
Routsi 2010 [16]	人工呼吸器管理患者 NMES群24例, 55±20歳 対照群28例, 59±21歳	NMES群16±4 対照群19±5	NMES群 vs. 対照群	24〜48時間	12日 [IQR 2-60] (ICU退室時まで)
Gruther 2010 [21]	ICU入室患者 NMES群8例, 52±10歳 対照群9例, 48±12歳		NMES群 vs. sham群	7日以内	4週間
	ICU入室患者 NMES群8例, 61±10歳 対照群8例, 64±8歳		NMES群 vs. sham群	14日以降	4週間
Poulsen 2011 [25]	敗血症患者8例 67歳 [IQR 64-72]	25 [IQR 20-29]	NMES肢 vs. 非NMES肢	72時間以内	7日間
Rodriguez 2012 [17]	敗血症患者14例 72歳 [IQR 63-80]	20 [IQR 18-27]	NMES肢 vs. 非NMES肢	48時間以内	13日 [IQR 7-30] (人工呼吸器離脱まで)
Karatzanos 2012 [18]	人工呼吸器管理患者 NMES群24例, 55±20歳 対照群28例, 59±21歳	NMES群16±4 対照群19±5	NMES群 vs. 対照群	2日目	7〜8日
Hirose 2013 [23]	意識障害患者 NMES群9例, 50±17歳 対照群6例, 60±17歳		NMES群 vs. 対照群	7日後	6週間
Kho2015 [19]	人工呼吸器管理患者 NMES群16例, 54±16歳 対照群18例, 56±18歳	NMES群25±8 対照群25±6	NMES群 vs. sham群	7日以内	9±9日
Fischer 2016 [20]	ICU管理中の 開胸術後患者 NMES群		NMES群 vs. sham群	1日目	4日 [IQR 2-13]

NMES：neuromuscular electrical stimulation, APACHE：acute physiology and chronic health evaluation, IQR：interquartile range（四分位範囲）, MRC：Medical Research Council, CINM：Critical Illness Neuromyopathy, US：ultrasonography（超音波画像診断）

NMES		解析方法	結果	
刺激部位	刺激方法		筋力	筋量
大腿四頭筋 長腓骨筋	45 Hz 400μ秒 55分	変化量の比較	データなし	USによる大腿直筋-中間広筋の筋厚：両群とも有意に低下，NMES群で低下量が有意に減少
大腿四頭筋	60～100 Hz 250～330μ秒 30分	変化量の比較	データなし	大腿周径から推算した筋の横断面積：NMES群で低下量が有意に減少
内側広筋 外側広筋 長腓骨筋	45 Hz 400μ秒 55分	退室時のデータ比較 CIMNの発生率を比較	MRC：NMES群で有意に高値 CINM発生率：NMES群で有意に低値（13% vs. 39%）	データなし
大腿四頭筋	50 Hz 350μ秒 30分→60分	介入前後で比較 変化量の比較	データなし	USによる大腿直筋-中間広筋の筋厚：両群とも有意に低下，2群間で変化量に有意差なし
大腿四頭筋	50 Hz 350μ秒 30分→60分	介入前後で比較 変化量の比較	データなし	USによる大腿直筋-中間広筋の筋厚：対照群で有意に低下，NMES群で変化量が有意に高値
内側広筋 外側広筋	35 Hz 300μ秒 60分	介入前後で比較 介入前後データを群間比較	データなし	CTによる大腿四頭筋の筋量：両群とも7日後に有意に低下し，2群間で有意差なし
上腕二頭筋 内側広筋	周波数100 Hz パルス幅300μ秒 30分×2回/日	介入終了時のデータ比較	MRC：NMES肢で有意に高値	USによる上腕二頭筋の筋厚：有意差なし 上下肢周径：有意差なし
大腿直筋 長腓骨筋	45 Hz 400μ秒 55分	介入後のデータ比較	MRC：NMES群で有意に高値 握力：2群間に有意差なし	データなし
大腿四頭筋 ハムストリングス 前脛骨筋 下腿三頭筋	30～40mA 30分	介入前後で比較 変化率の比較	データなし	CTによる筋の横断面積：対照群で有意に低下，NMES群で変化率が有意に高値
大腿四頭筋 前脛骨筋 腓腹筋	50 Hz 大腿四頭筋400μ秒 下腿250μ秒 60分	ICU退室時，および退院時のデータ比較 変化量の比較	MRC：各時点で2群間に有意差なし ベースラインから退室時および退院時の変化量がNMES群で有意に高値 筋力計による下肢筋力および握力：各時点で2群間に有意差なし	データなし
大腿四頭筋	66 Hz 400μ秒 30分	MRCならびに筋厚の変化に対する回帰分析	MRC：NMESがICU在室中のMRCの変化に有意に関連する	USによる大腿直筋-中間広筋の筋厚：NMESによる効果なし

IX 神経筋電気刺激療法

■NMESの方法

　NMESの設定において，周波数を20〜100 Hz，刺激時間を30〜60分，パルス幅を250〜400μ秒としており，強度を視覚的に筋収縮が確認できる程度としている報告が多い。対象筋群はすべての報告で大腿四頭筋を含んでおり，ほかに下腿筋群やハムストリングス，上腕筋群としている。収縮様式は，すべてにおいて収縮時間と休息時間を設けているが，設定にはばらつきがある。

■NMESの筋力に対する効果

MRC：Medical Research Council

RCT：randomized controlled trial

　ICU患者に対するNMESの介入効果として，MRCを用いた筋力評価において，すべての報告で筋力低下の予防あるいは改善が認められる[16-20]。しかし，MRC以外の指標を用いた報告は少ない。Khoらは，ハンドヘルドダイナモメータを用いたNMESのRCTを行っているが，対象者数は34名と少なく，等尺性の大腿四頭筋力の有意な改善も認めていない。今後，さらなる検討が必要である。

■NMESの筋量に対する効果

　NMESが筋量の低下を予防するか否かは報告によって異なる結果である。NMESが筋量の低下を軽減する効果を示した報告は，
・対象患者の重症度が比較的軽度であること
・介入の開始が7日目以降で効果判定も20日目以降と長期であることが特徴である[21-24]。逆に，介入効果の認めなかった報告の特徴として，
・介入時期が比較的早期であること

APACHE Ⅱ：acute physiology and chronic health evaluation Ⅱ

・取り込み時の重症度（APACHE Ⅱなど）が高いこと
・介入期間が比較的短いこと
などが挙げられる[17, 20, 21, 25]。すなわち，より急性期で重症な患者では炎症の急性期における筋蛋白の異化亢進が著しく，NMESの筋量低下の予防効果が得られにくい可能性がある。また，Fischerらの開胸術後の重症患者を対象とした報告では，術後3日目までの筋量変化量と輸液による体液増加量に有意な正の相関を認めており，重症患者の急性期では筋量の形態的測定が必ずしも妥当性のある評価とは限らない[20]。

■NMESの運動耐容能やADL能力に対する効果

　ICU入室中の重症患者に対するNMESが運動耐容能やADLの回復を促すか否を検討した報告は少ないが，Khoらは人工呼吸器管理中の患者において，NMESを受けた群でsham群と比較して退院時の連続歩行距離が高値であったことを報告している[19]。

■NMESの短期効果および安全性

　NMESの短期効果として，NMESによる組織酸素飽和度の変化を検討した研究では，NMES後に筋の微小循環が改善することを示しており[26,27]，このことはNMESの骨格筋に対する効果がミトコンドリア機能の改善に起因することを示唆している。また，呼吸循環動態に与える影響を検討した研究では，収縮期血圧や心拍数の上昇はないかあってもわずかであり，有害な反応はなかったことが報告されている[27,28]。NMES後の筋組織への影響を検討した報告では，ICU管理中の重症患者に対する3日間のNMES実施前後において，筋の逸脱酵素や血清乳酸値の上昇を認めず安全であったことを明らかにしている[29]。

■NMESのエビデンスから考える課題

　ICU急性期における重大な運動機能低下の予防と改善には，NMES単独の介入に頼らず多面的な介入が必要と考える。先述したレビューにおいても，NMES群がコントロール群と比較して筋力および筋量の低下を予防できなかった報告では，両群で早期からリハビリテーションが実施されており，コントロール群においても身体活動による骨格筋への効果があった可能性がある[19,25]。ICU-AW予防に関するメタ解析では，集注的インスリン療法や輸液管理，ならびに早期リハビリテーション（理学療法，作業療法）は，CIP/CIM発生を抑制する可能性があることを示している[30]。これらのことから，現状ではICUにおける離床を中心とした早期リハビリテーションを施行することが推奨され，これらのリハビリテーションを十分に行うことができない場合において，NMESの適応を考慮するというのが理にかなっている。しかし，今後NMESデバイスの進歩によって標準的なICU-AWの予防法となる可能性も考えられる。

Ⅳ　ICUにおけるNMESの注意点と開始基準および中止基準

　NMESの実施基準は，Khoらの報告を参考とする[19]（**表4**）。ICUにおけるNMESの有害事象として，4論文60例のうち1例に刺激強度の設定ミスによる表在熱傷を認めたことが報告されている[17]。また，多くの研究で，ペースメーカーなどのデバイス植え込み患者，皮膚の障害（刺激部位の熱傷や刺傷など）を有する患者，骨折により関節運動を制限すべき患者で除外基準としている。ただし，慢性心不全患者では重症患者ほど植込み型除細動器や心臓再同期療法に伴いペースメーカーが挿入されている割合が高くなるが，重症度が高い患者ほどNMESが必要となるため，筆者らの施設は，これら

IX

神経筋電気刺激療法

の患者に対しても心内心電図を初期にモニターしたうえで[31] NMESを導入することもある。また，筋弛緩薬投与中，経皮的心肺補助装置や大動脈内バルーンパンピング挿入中も原則禁忌である[32]。NMES施行中の中止基準は，ICUにおける急性期運動療法の中止基準と同様と考える[33]。

電流の刺激強度は，視覚的な筋収縮あるいは関節運動が確認できて患者の耐えうる最大強度とする報告が多いが，鎮静管理中で応答のない患者では痛みに対する表情の変化を強度上限の判断基準としている報告がある。また，NMESによる筋収縮の阻害要因として，敗血症，浮腫，あるいは昇圧薬の使用が報告されている[34]。

表4　NMESの中止基準

－以下の項目が過去3時間以内に認められた場合はNMESを行わない－
- 筋弛緩薬の投与
- アシドーシス（動脈血ガス：pH＜7.25 or 静脈血ガス：pH＜7.20）
- 高血圧または低血圧（平均動脈圧＜60 mmHg or ＞120 mmHg）
- 高量の昇圧薬投与（ICUにおける最高投与量の＞50％が1種類or＞40％が2種類以上投与されている）

－以下の状態の患者においてもNMESを行わない－
- 新たに診断された肺塞栓症または下肢深部静脈血栓症で36時間以上の抗凝固治療がなされていない
- 状態が不安定（例：体温＜34℃ or ＞41℃，乳酸値＞3.0 mmol/L，CK＞400 U/L，血小板＜20000/mm³）or 骨格筋の炎症（例：横紋筋融解症，筋炎，悪性症候群，セロトニン症候群）があると医師が判断した場合

NMES：神経筋電気刺激，CK：クレアチンキナーゼ

（文献17を基に作成）

V　対策と実践，効果（症例を通して）

以下に，NMESを実施した症例を示す。

症例：50歳代，男性

現病歴

Fallot四徴症で16歳時に根治術を施行された。1年前より労作時の息切れを自覚し，当院循環器内科受診したところ，右室流出路狭窄および心房中隔欠損を認めたため，肺動脈弁置換術およびASD閉鎖術を施行した。術後経過に問題はなく，術後3週間で自宅退院した。退院2週間後に発熱および正中創部から浸出液を認めたため外来受診し精査したところ，胸部CTで縦郭炎を認めたため緊急で開胸洗浄術を施行し創開胸のままICU管理となった。

ASD：atria septal defect

NMESの実施

　術後10日間，創を開放して持続洗浄する方針としたため，人工呼吸器管理下での離床が制限されることとなったことから，術後2日目よりベッド上でNMESを開始した（**図3**）。NMESにはバンド式NMESを使用し，1回40分間で毎日実施した。創洗浄および抗生剤投与によって感染の改善を認めたため，術後10日目に大網充填胸骨閉鎖術を施行し，抜管した。

　抜管後より離床を開始し，**抜管後2日目**には歩行を開始できた。**抜管後11日目**（初回手術後21日目）に測定した膝伸展筋力は体重比40%以上まで回復していたが，6分間歩行試験は235mと運動耐容能の低下を認めた（**図4**）。**抜管後20日目**（初回手術後29日目）に自宅退院した。

　骨格筋の指標として，大腿周径，超音波画像診断装置を用いて測定した大腿前面の筋層厚（大腿直筋厚と中間広筋厚の和），MRCによる筋力の推移も示した。急性期のCRP上昇や，人工呼吸器管理の長期化に伴い筋層厚の低下を認めたが，早期に筋力の回復を認めた。また，大腿周径は筋層厚の低下と対照的に急性期には増大しており，輸液などによる浮腫の影響を認めた。

まとめ

　本症例は，重度感染症と術後管理によりICU-AW合併のリスクが極めて高かった。しかし，従来推奨されている早期運動療法の実施が不可能であったにもかかわらず，重度な運動機能障害を認めず，長期入院とならなかったことから，NMESのICU-AWに対する予防効果を示唆した。また，術後3日目より鎮静剤の中止を実施しRASS−1程度で管理していたことも，ICU-AWの予防に寄与したと考えられた。一方で，MRC評価では重度な筋力低下がなかったものの，より客観的な運動機能の指標である等尺性膝伸展筋力や握力，6分間歩行距離では著しい低下を認めていた。MRCは早期にベッドサイドで簡便に測定可能な指標ではあるが，患者のADLや機能予後を反映するためには不十分であり，より客観性の高い運動機能評価を急性期に実施する必要があると考えられた。

図3 症例の臨床経過

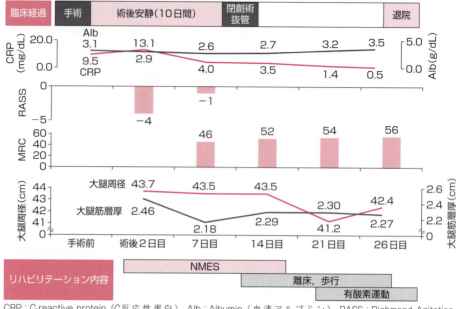

CRP：C-reactive protein（C反応性蛋白），Alb：Albumin（血清アルブミン），RASS：Richmond Agitation-Sedation Scale（リッチモンド興奮・鎮静スケール），MRC：Medical Research Council，NMES：neuromuscular electrical stimulation

図4 術後21日目の身体機能

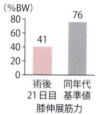
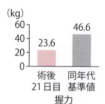
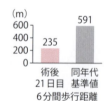

％BW：％体重

早期リハチェックポイント

NMES中のモニタリング

NMESを施行中，不整脈アラームや頻脈アラームをしばしば経験する．多くのICUでは，持続的に12誘導心電図をモニタリングしており，例えば下肢のNMES中は肢誘導への電波干渉によって電気刺激中に不整脈波形が出現する（図5）．そのため，ICUにおけるNMESは監視下で実施されることが望ましいが，われわれは，医師へ相談し下肢の誘導電極を下腹部へ貼り換える，あるいはモニターの主誘導を胸部誘導へ変更するなどの工夫をしている．いずれにせよ，不整脈アラームが発生するためにNMESを中止してしまう，あるいは不整脈アラームがNMESによるものと決めつけず，的確なモニタリング管理をしていくべきである．

図5 NMESに伴う12誘導心電図のノイズ

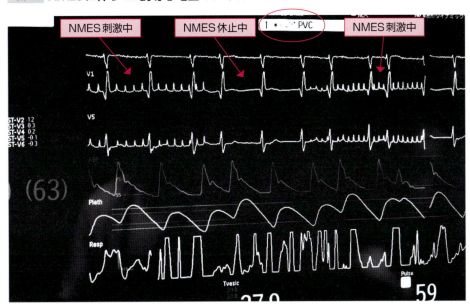

引用文献

1) Stevens RD, et al：A framework for diagnosing and classifying intensive care unit-acquired weakness. Crit Care Med, 37（10 suppl）：S299-308, 2009.
2) Jolley SE, et al：ICU-Acquired Weakness. Chest, 150（5）：1129-1140, 2016.
3) Lee CM, et al：ICU-acquired weakness：what is preventing its rehabilitation in critically ill patients？ BMC Med, 10：115, 2012.
4) Batt J, et al：Intensive care unit-acquired weakness：clinical phenotypes and molecular mechanisms. Am J Respir Crit Care Med, 187（3）：238-246, 2013.
5) Kress JP, et al：ICU-acquired weakness and recovery from critical illness. N Engl J Med, 370（17）：1626-1635, 2014.
6) Stevens RD, et al：Neuromuscular dysfunction acquired in critical illness：a systematic review. Intensive Care Med, 33（11）：1876-1891, 2007.
7) De Jonghe B, et al：Paresis acquired in the intensive care unit：a prospective multicenter study. JAMA, 288（22）：2859-2867, 2002.
8) Hermans G, et al：Acute outcomes and 1-year mortality of intensive care unit-acquired weakness. A cohort study and propensity-matched analysis. Am J Respir Crit Care Med, 190（4）：410-420, 2014.
9) Koch S, et al：Long-term recovery In critical illness myopathy is complete, contrary to polyneuropathy. Muscle Nerve, 50（3）：431-436, 2014.
10) Takeda K, et al：Review of devices used in neuromuscular electrical stimulation for stroke rehabilitation. Med Devices（Auckl），10：207-213, 2017.
11) Petrofsky J, et al：The transfer of current through skin and muscle during electrical stimulation with sine, square, Russian and interferential waveforms. J Med Eng Technol, 33（2）：170-181, 2009.
12) Laufer Y, et al：Quadriceps femoris muscle torques and fatigue generated by neuromuscular electrical stimulation with three different waveforms. Phys Ther, 81（7）：1307-1316, 2001.
13) Sillen MJ, et al：Efficacy of lower-limb muscle training modalities in severely dyspnoeic individuals with COPD and quadriceps muscle weakness：results from the DICES trial. Thorax, 69（6）：525-531, 2014.
14) Maddocks M, et al：Neuromuscular electrical stimulation to improve exercise capacity in patients with severe COPD：a randomised double-blind, placebo-controlled trial. Lancet Respir Med, 4（1）：27-36, 2016.
15) Hasegawa S, et al：Effect of early implementation of electrical muscle stimulation to prevent muscle atrophy and weakness in patients after anterior cruciate ligament reconstruction. J Electromyogr Kinesiol, 21（4）：622-630, 2011.

16) Routsi C, et al : Electrical muscle stimulation prevents critical illness polyneuromyopathy : a randomized parallel intervention trial. Crit Care, 14 (2) : R74, 2010.

17) Rodriguez PO, et al : Muscle weakness in septic patients requiring mechanical ventilation : protective effect of transcutaneous neuromuscular electrical stimulation. J Crit Care, 27 (3) : 319. e1-8, 2012.

18) Karatzanos E, et al : Electrical muscle stimulation : an effective form of exercise and early mobilization to preserve muscle strength in critically ill patients. Crit Care Res Pract, 2012 : 432752, 2012.

19) Kho ME, et al : Neuromuscular electrical stimulation in mechanically ventilated patients : a randomized, sham-controlled pilot trial with blinded outcome assessment. J Crit Care, 30 (1) : 32-39, 2015.

20) Fischer A, et al : Muscle mass, strength and functional outcomes in critically ill patients after cardiothoracic surgery : does neuromuscular electrical stimulation help ? The Catastim 2 randomized controlled trial. Crit Care, 20 : 30, 2016.

21) Gruther W, et al : Effects of neuromuscular electrical stimulation on muscle layer thickness of knee extensor muscles in intensive care unit patients : a pilot study. J Rehabil Med, 42 (6) : 593-597, 2010.

22) Gerovasili V, et al : Electrical muscle stimulation preserves the muscle mass of critically ill patients : a randomized study. Crit Care, 13 (5) : R161, 2009.

23) Hirose T, et al : The effect of electrical muscle stimulation on the prevention of disuse muscle atrophy in patients with consciousness disturbance in the intensive care unit. J Crit Care, 28 (4) : 536. e1-7, 2013.

24) Meesen RL, et al : Neuromuscular electrical stimulation as a possible means to prevent muscle tissue wasting in artificially ventilated and sedated patients in the intensive care unit : a pilot study. Neuromodulation, 13 (4) : 315-321, 2010.

25) Poulsen JB, et al : Effect of transcutaneous electrical muscle stimulation on muscle volume in patients with septic shock. Crit Care Med, 39 (9) : 456-461, 2011.

26) Angelopoulos E, et al : Acute microcirculatory effects of medium frequency versus high frequency neuromuscular electrical stimulation in critically ill patients - a pilot study. Ann Intensive Care, 3 (1) : 39, 2013.

27) Gerovasili V, et al : Short-term systemic effect of electrical muscle stimulation in critically ill patients. Chest, 136 (5) : 1249-1256, 2009.

28) Iwatsu K, et al : Feasibility of neuromuscular electrical stimulation immediately after cardiovascular surgery. Arch Phys Med Rehabil, 96 (1) : 63-68, 2015.

29) Silva PE, et al : Safety and feasibility of a neuromuscular electrical stimulation chronaxie-based protocol in critical ill patients : A prospective observational study. J Crit Care, 37 : 141-148, 2017.

30) Hermans G, et al : Interventions for preventing critical illness polyneuropathy and critical illness myopathy. Cochrane Database Syst Rev, (1) : CD006832, 2009.

31) Kamiya K, et al : Safety of neuromuscular electrical stimulation in patients implanted with cardioverter defibrillators. J Electrocardiol, 49 (1) : 99-101, 2016.

32) Parry SM, et al : Early rehabilitation in critical care (eRiCC) : functional electrical stimulation with cycling protocol for a randomised controlled trial. BMJ Open, 2 (5) : pii : e001891, 2012.　※あみかけ部分足しました。

33) Adler J, et al : Early mobilization in the intensive care unit : a systematic review. Cardiopulm Phys Ther J, 23 (1) : 5-13, 2012.

34) Segers J, et al : Feasibility of neuromuscular electrical stimulation in critically ill patients. J Crit Care, 29 (6) : 1082-1088, 2014.

早期モビライゼーションにおける人工呼吸管理

小山昌利

キーワード

人工呼吸器，不同調，トリガー

キーポイント

①人工呼吸器管理中の早期リハビリテーションでは，自発呼吸下で行うことが多く，換気の改善，酸素化の改善，呼吸筋障害や萎縮による呼吸筋力の低下への予防といった効果が期待される。

②自発呼吸下では，人工呼吸器との同調に注意する必要があり，施行中の課題でもある。非同調はトリガー状況によって認める場合や，換気様式やモードによっても異なってくるため，人工呼吸器の原理を理解してうえで安全に施行する必要がある。また，トラブル回避においてもバイタルやグラフィックモニタを観察することが望まれる。

I 概念

せん妄への発現頻度や期間を減少させるために，遂行可能であれば早期からの積極的な離床（座位，立位，歩行練習など）や四肢の体幹の運動（早期離床と運動を総称して早期モビライゼーションという）を中心としたリハビリテーションを実施することが推奨（＋1B）されており[1]，早期モビライゼーションにおいては人工呼吸器フリー日数の増加，ICU入室期間および入院期間の短縮，医療費の削減に有用であることが示されている[2,3]。また，長期安静臥床による重症患者の廃用症候群やICU-AWの予防，長期的身体機能の予後を改善させるためにも重要であるとされている。

ICU-AW：ICU-acquired weakness

施行時の安全性に関して有害事象は1〜16%[4,5]と報告されており，比較的安全性は高いと考えられているが，人工呼吸器など生命維持管理装置を装着して行う場合は，十分に注意をしたうえで行わなくてはならない。

施行時の注意点として，

・循環動態への影響：血圧低下，平均血圧65 mmHg以上，高圧薬の新たな使用，心筋梗塞所見，新たな不整脈の出現

・環境因子の影響　：不穏が強くなった場合，患者の疲労所見，気道確保が難しくなる場合，挿管チューブの抜去，転倒・転落

155

PEEP : positive end
expiratory pressure

・呼吸状態への影響：呼吸数40回/分以上，経皮酸素飽和度の低下，
　　　　　　　　PEEPの増加，人工呼吸器と患者の同調性の乱れ

などを報告しており[6]特に注意が必要となるが，人工呼吸管理中における早期モビライゼーションでは，浅い鎮静で行うことが多く，自発呼吸を認めると同時に仰臥位，座位，立位と体位の変化に合わせて，機能的残気量の変化や換気量に変化が生じる．特に，吸気流速が大きく変化（増加）する場合がある[7]ため，人工呼吸器との同調性を確認しながら施行する必要がある．

　人工呼吸器の原理，グラフィックモニタと見方，設定における注意点などを次項に記す．

Ⅱ　人工呼吸器の原理・グラフィックモニタの見方

　人工呼吸器は人工的に肺内へガスを送り込むが，その方法は気管挿管やマスクを介して，気道内にガスを送り込む方法（陽圧式人工呼吸）と，胸郭を体外より陰圧をかけて肺胸郭を引っ張り，広げることでガスを吸い込ませる方法（陰圧式人工呼吸）の2種類がある．一般的には陽圧人工呼吸が使用されている．

　陽圧式人工呼吸器の基本的な構造を**図1**に示す．自然呼吸の様式は，大きく吸気相，呼気相に分けられる．人工呼吸器も同様で吸気時と呼気時では大きく動作（空気の流れ）が異なる．吸気時は肺へガスを送気するため，呼気弁を閉じ吸気弁を開放することでガスが大気へ放出されず，肺へ送気される（**図1a**）．反対に呼気時には吸気弁を閉じることでガスの送気を止め，呼気弁を開放することで陽圧になっている胸郭・肺の弾性収縮力[*1]によって，受動的に肺を収縮させることでガスが呼出される（**図1b**）．

*1　弾性収縮力
　膨らんだものが元に戻ろうとする力。

■トリガーについて

　患者の呼吸に同調させ，機械から送気を開始するための機能がトリガー[*2]になる．深鎮静や筋弛緩状態では自発呼吸は抑制下であり，機械が自発呼吸と認識することはないが，モビライゼーション時は覚醒状態で行うことが多く，**機械が自発呼吸を認識できているか**を患者の呼吸状態と合わせて確認しながら行うことが重要である．

　トリガーの種類には圧トリガーとフロートリガーがあるが，現在成人用の人工呼吸器ではフロートリガーが多く使用される傾向にあり，フロートリガーのほうが圧トリガーより自発呼吸を感知する時間は少し早いといわれている[8]．人工呼吸器の機種によってはフロートリガーのみの場合もある．圧トリガーは患者の吸気努力時に生じる回路内の気道内圧低下を感知することで，

*2　トリガー
　機械上の自発呼吸を認識する感度。

図1 人工呼吸器からの流れ（構成）

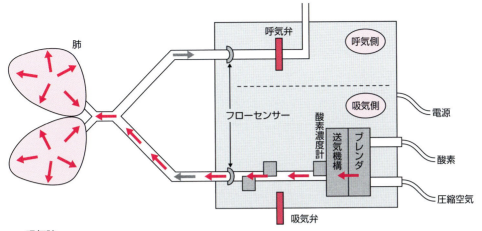

a 吸気時

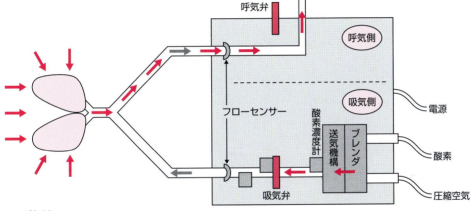

b 呼気時

吸気サポートを開始する。フロートリガーは人工呼吸器の回路内に流れる定常流を，連続的にフローセンサーで計測していて，患者の吸気努力時に生じる流量の変化（減少）を感知することで吸気サポートを開始する（**図2**）。

■特殊なトリガー機能：NAVA

神経調節補助換気（NAVA）とは，電極を内装した，経鼻胃管を兼ねた専用の食道カテーテルを挿入することによって電位を取得し，電極を横隔膜上の位置へ留置することで，横隔膜の筋電位の振幅（EdiもしくはEAdi）を計測することができる機能である。そのため，胸腔内圧の変化に伴って生じた回路内の気流や圧を感知する一般的な人工呼吸器で用いられるトリガーとは異なり，横隔膜の興奮を電気的信号で自発呼吸として人工呼吸器がトリガーし，換気サポートを行うことができる。陽圧換気ではあるが，より自発呼吸に同調した換気サポートが期待できると考えられている。自発呼吸信号をより早期にとらえ，換気サポートが始まるため，トリガーdelayの改善，トリガーエラーの減少も期待できる。

NAVA：neurally adjusted ventilator assist

Edi：diaphragmatic electromyogram signal

EAdi：electical activity of the diaphragm

図2 圧トリガーとフロートリガーによる呼吸サポート

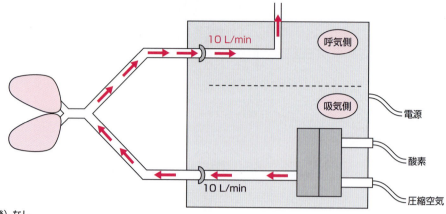

a 吸気（自発）なし

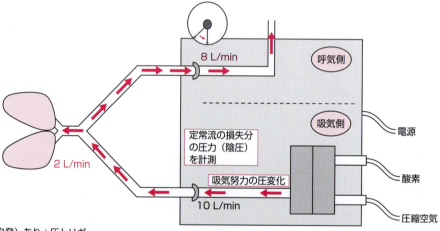

b 吸気（自発）あり：圧トリガー

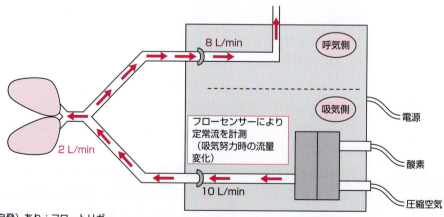

c 吸気（自発）あり：フロートリガー

■換気様式について

　吸気時に送気される換気様式は、量規定換気（VCV）と圧規定換気（PCV）に大きく分けられる。VCVでは設定された1回換気量を設定された時間や

速度で送気されるためフロー波形は一定になるが，コンプライアンスや気道抵抗など送気される側の変化に対して，圧力が変化する（図3a）。PCVでは設定された圧力になるように送気し一定時間維持（吸気時間）するが，コンプライアンスや気道抵抗などの変化に対して，吸気流速が変化するため換気量が変化する。変化が著しい場合はアラームなど警報で確認することができるが，換気様式によってアラームのなりやすさは異なるため確認し設定しておく必要がある。また，送気方法は換気モードによっても異なってくる。

図3 換気様式の違い

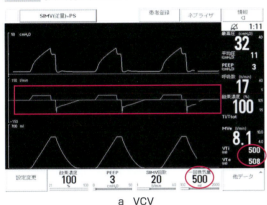
a VCV

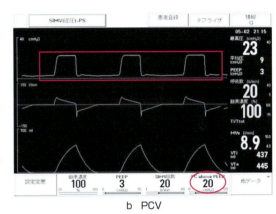
b PCV

VCV：volume control ventilation
PCV：pressure control ventilation
DCV：dual controlled ventilation
PRVC：pressure regulated volume control
VTPC：volume target pressure control
APV：adaptive pressure ventilation
APRV：airway pressure release ventilation
A/C：assist control
SIMV：synchronized intermitted mandatory ventilation
PS：pressure support
CPAP：continuous positive airway pressure

■DCV

DCVとは，VCVの特徴でもある1回換気量を保証しながら送気（流速）を変化させ換気を行う換気量保証従圧式モードになる。

メーカーによって呼称や気道内圧上限圧力の設定方法，設定に対する動作など異なるため使用時は理解が必要である。種類は，PRVC（Maquet社），VTPC（Newport社），APV（Hamilton社），Auto-Flow（Drager社），volume control＋（Bennett社）などがある。

■換気モードについて

選択された換気様式でサポート方法が異なってくるのが換気モードであり，主に自発呼吸により大きく異なってくる。A/C，SIMVは自発呼吸を認めない場合は調整呼吸のみの送気になるため，送気方法は大きく異ならないが，自発呼吸を認める場合は異なってくる（図4）。

自発呼吸をトリガーし換気サポートが入る補助換気時は吸気相の時間が規定されているため，呼気のタイミングが合わない場合はファイティング（図5）など同調不良を認めることがある。グラフィックと合わせて同調の確認が必要である。

PSに関しては自発呼吸がないと換気サポートは入らない。PS時は圧力で換気をサポートするが，PCVで設定項目にある吸気時間の設定はなく，

X 早期モビライゼーションにおける人工呼吸管理

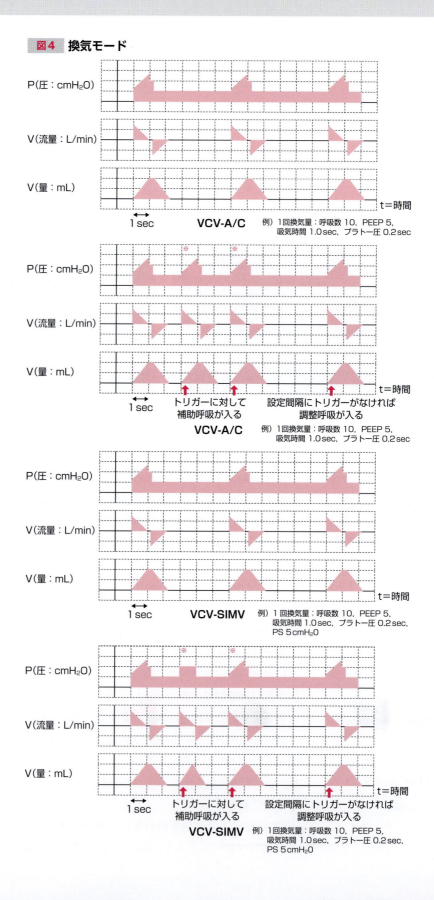

図4 換気モード

図5 ファイティング

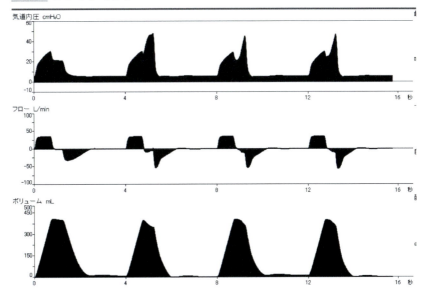

termination criteriaで設定される（**図6**）。

　モビライゼーション時に歩行などを行う際は，移動用人工呼吸器を使用するが，**人工呼吸器の駆動源は電源（電気），酸素・圧縮空気**が必要となる（**図1**）。移動時の呼吸器の選択はブロアータイプを使用するため，圧縮空気は必要ないが，酸素ボンベを使用して行うことが多く酸素濃度・使用量など事前に酸素使用量の計算（**表1**）やバッテリーの駆動時間など確認を行い，施行中も常に状況（酸素残量・バッテリー残量）を確認しながら行う必要がある。

図6 termination criteria

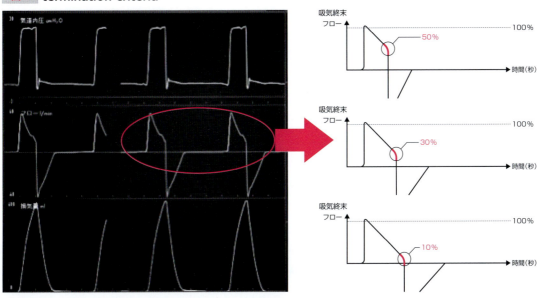

Ⅹ　早期モビライゼーションにおける人工呼吸管理

161

表1	酸素計算方法

- 使用酸素濃度×供給されるガスの総量（分時換気量＋バイアスフロー）×使用時間
- {(FiO$_2$ − 21/79) × (MV ＋バイアスフロー)} ×使用時間

＜計算時の注意点＞
①ボンベの単位に注意（残量計算）
圧力計の単位が「Mpa」表示の場合
- 酸素残量（L）＝ボンベ内容積×圧力計の値×10

圧力計の単位が「kgf/cm^2」表示の場合
- 酸素残量（L）＝ボンベ内容積×圧力計の値

②酸素残量に0.8（安全係数）をかけて使用可能量を計算する
- 使用可能量（L）＝酸素残量×0.8
- 歩行時など体位の変化に伴い一回換気量の増加や呼吸数の増加により分時換気量が増加することに注意。

■ APRV

APRVは自発呼吸中，比較的高いPEEPをかけ（高圧相），短時間PEEP圧を解放（低圧相）する人工呼吸であり[9]，高圧相と低圧相の圧変化により換気を補助することが可能である。自発呼吸主体で，高圧相では高いCPAPモード（高いPEEP圧）でもあるため，平均気道内圧が高く維持できる特徴がある。

Ⅲ 人工呼吸器の注意点，モニタ・設定上の注意点

人工呼吸器装着中のモビライゼーションを行う理由の1つとして，人工呼吸器を要する重症患者では，筋力低下が著しいこと，特に多臓器不全患者では3日で8.7％も筋量が減少すると報告されている[10]。また，急性呼吸不全で人工呼吸器を装着した患者において3人に1人は，退院時に筋力が低下しており，入院中に生じた筋力低下は長期的に続いてしまう[4]。そのため，四肢の筋力など呼吸筋力が低下した状態で，人工呼吸器の離脱が困難な症例では人工呼吸器装着中にモビライゼーションを行う必要がある。その際の注意点やグラフィックモニタから読み取れる情報などをについて解説する。

■ 人工呼吸器（機械側）の注意点

■ リーク

回路の取り回し操作における接続部の緩みや，気管挿管チューブのカフ漏れによってリークを生じることがある。特に，長期人工呼吸器使用患者では加温加湿器を使用している場合が多く，回路の接続部が多くなり，リークの原因にもなりやすくなる。リークを発見するにはグラフィック上では換気量波形で確認するとわかりやすい。人工呼吸器は決められた量・圧を送気する（吸気）。送気された量は閉鎖回路であるので，同じ量が機械を通って大気へ

排出される（呼気側）が，どこかに空気の抜け道（リーク）が生じると，吸気に対して呼気の量が少なくなる（図7）。

図7 リーク波形

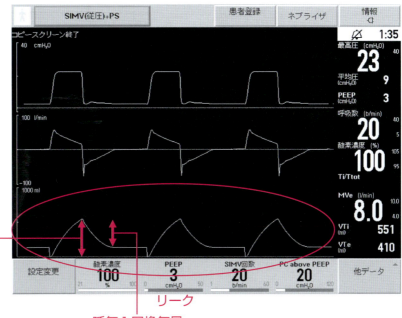

■痰の貯留・回路内結露

側臥位，座位，立位を行うことで，気道分泌物の移動，咳込みなど喀痰によって生じるトラブルとして人工鼻への痰の付着による閉塞や，気管挿管チューブの狭窄などにつながる。モビライゼーションでは機能的残気量の変化によって，咳嗽力の増加を伴い痰の喀出などが認めやすくなる。聴診や呼吸状態でも評価できるが，グラフィックモニタで見る場合は，気道内圧波形や流速波形に乱れが発生するので（図8），同時に評価することでより安全に施行することができる。

施行前は回路内の結露（ウォータートラップの水）などを取り除いてから行うとよい。

■患者側の注意点

■トリガー不良

トリガーの認識不良は呼吸器との非同調を招く可能性があり，人工呼吸装着日数の長期化と相関する[11,12]との報告もあり注意する必要がある。

■トリガー非同調の種類（表2）[13]

①ineffective triggering, trigger delayed triggering

患者の吸気努力を認識できず吸気サポートが同調して送気されない状態で

図8 痰の波形

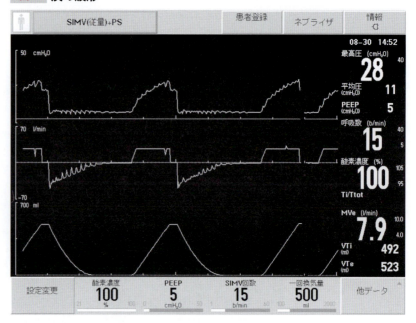

（**図9a**），人工呼吸器のトリガー感度が鈍いなど不適切な設定時，吸気努力が弱くトリガーレベルを超えない場合などに多く発生する。呼吸努力に対して吸気が送気されないため，呼吸仕事量の増加につながってしまう。

②auto triggering

　患者の吸気努力がないときに人工呼吸器が吸気努力と誤認識し吸気サポートを開始してしまう状態で，トリガー感度が鋭敏など不適切な設定や，どこかからのリークに伴う回路内の流量減少（フロートリガー時），回路内圧低下（圧トリガー時），回路の振動（回路内結露など），まれに心拍振動（cardiac oscillation）が原因で（**図9b**）人工呼吸器が誤認識して送気してしまう場合がある[14]。患者呼気相などに人工呼吸器からの吸気サポートが入ってくるため同調不良の原因となり，不快感につながったり，圧力の上昇を招いたりするため注意が必要である。呼吸パラメータの評価としては呼吸数の増加など誤った評価をしてしまう場合があるため，モビライゼーションを行う場合の阻害因子へとつながってしまう可能性がある。

③double trigger, breath stacking

　1回の自発呼吸努力に際して，人工呼吸器が2回トリガーされ換気されてしまう状態で[11]（**図9c**），吸気努力に対する吸気サポートの不足，吸気時間が吸気努力より短かったりする場合に発生する。そのため1回換気量の評価が難しく，吸気終了直前に2回目の換気送気されてしまうと一呼吸に対する1回換気量は増加してしまい換気量の正確な把握が困難であると同時に，肺保護換気とならない可能性があるため，立ち上がり時間，吸気時間，吸気サポート，換気モードも考慮する必要がある。

表2 trigger errorの種類

不同調の種類		
●吸気開始相	誤動作，オートトリガー ミストリガー トリガー遅れ 2回トリガー 逆トリガー	auto triggering ineffective triggering delayed triggering double triggering, breath stacking reverse triggering, entrainment
●吸気相	初期流速の不一致 吸気流量パターンの不一致	dyssynchrony of initial inspiratory pressurization dyssynchrony of inspiratory flow pattern
●吸気から呼気への転換相	早すぎる吸気終了 遅すぎる吸気終了	premature termination prolonged inspiration

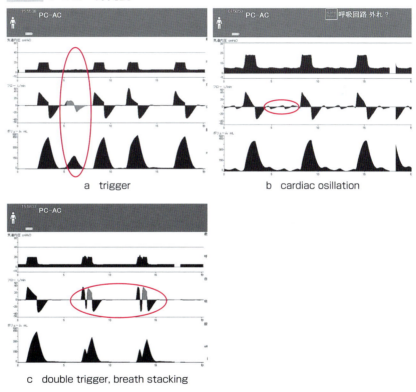

図9 トリガー非同調
a trigger
b cardiac osillation
c double trigger, breath stacking

■換気様式と換気モード

VCVでは規定されているのが換気量と流速のため，気道抵抗やコンプライアンスの変化は気道内圧に現れるが，同調におけるデメリットとしては吸気流速の変化，換気量の増加には追従ができないため，モビライゼーションなど体位変化に伴うFRCの変化や離床に伴う呼吸流速の増加に伴う追従性が低下してしまい，人工呼吸器との同調不良をまねいてしまう。PCVでは圧力を規定している吸気流速の変化に機械からの送気が変動できるためVCVに比較して同調性はよくなる。自発呼吸下では選択されることが多くなる（図10）。

FRC: functional residual capacity

離床時は心拍数や呼吸数の増加もみられ[15]，呼吸数の増加にもつながる。呼吸数の増加や呼吸パターンの変化によって吸気（吸気時間）が変化する。PCVでは吸気時間を規定しているため（図11），呼気へ切り替わるタイミングでファイティングを起こす場合があるため吸気時間の設定など調整が必要となる。

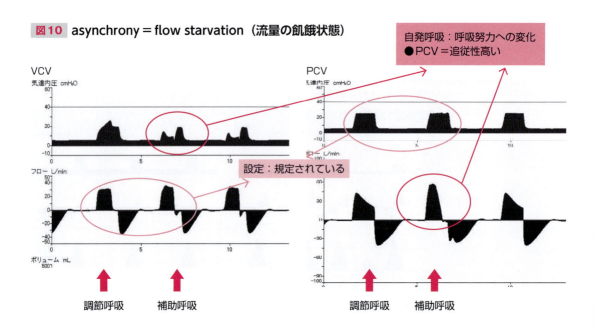

図10 asynchrony = flow starvation（流量の飢餓状態）

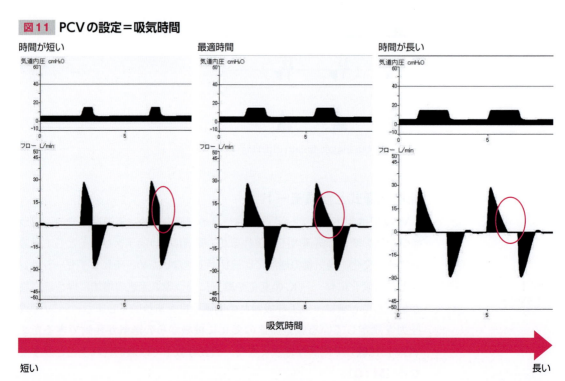

図11 PCVの設定＝吸気時間

患者の呼吸パターンの変化に応じ吸気相（吸気時間）が変化するのが，圧支持換気（PSV）である。PSVではファイティングはPCVに比較して生じにくくなる（**図6**）。

　PSV時の吸気フローにより呼気へ切り替わるtermination criteriaに関する明確な基準はない。COPDでは通常の25％よりも高くすることで，患者の呼吸負荷が減ること[16]，ARDS回復期では低くすることで，患者の呼吸負荷が減ることがある[17]との報告はある。離床時などは大きく換気状態が変動する場合があるため，患者の状態とグラフィックモニタを併せて確認し調整する必要がある。

　その他，注意が必要な設定では吸気時の立ち上がり（rise time）になる（**図12**）。一般的に呼吸不全患者では自発呼吸努力が強く，呼吸数も多いため，早い初期流速が必要であることが多い。一方，回復期においては重症度，患者の背景によって臥床期間が長くなると呼吸筋力の低下（廃用症候群の状況によっても異なるが）している状況などでは，立ち上がり設定が早すぎると不快になる。たま，肺傷害の発生が吸気流量と関係する可能性を示唆する報告もある[18]ため，グラフィックモニタの気道内圧波形を観察し，モビライゼーションにおける呼吸初期流量の変化に応じた，設定を行う必要がある。

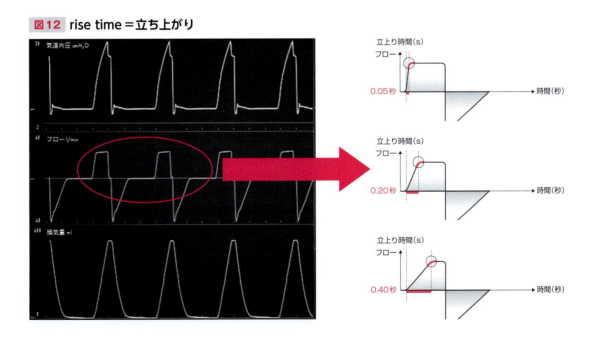

図12 rise time＝立ち上がり

■アラームの説明

■ 施行中の異常を早期に発見するために

　モビライゼーション中に分泌物の移動が認められるが，多量の場合は挿管チューブ閉塞などを引き起こしかねない。そのような場合，人工呼吸器のアラームが鳴る（アラーム設定によって異なる）が，人工呼吸器のアラームは主に圧力と換気量に対して発生する。換気様式，モードによって報知しやすいアラームは異なる。換気様式で説明したVCV（従量式）では変化を伴うのが圧力になるため圧力のアラーム（気道内圧上限）が鳴りやすくなる。PCV（従圧式）では変化を伴うのは量になるため換気量アラーム（機種によって異なるが：1回換気量低下，分時換気量低下）が鳴りやすくなる（**表3**）。アラーム以外でも波形から変化を読み取ることができる（**図13～16**）。

　その他では気管挿管チューブのカフリーク，カフ圧損傷などではリーク波形（**図8**）からも気づけるが，アラームでは分時換気量低下，気道内圧低下に注意が必要になる。

・VCVにおけるコンプライアンスの変化（**図13**）
・PCVにおけるコンプライアンスの変化（**図14**）
・VCVにおけるレジスタンスの変化（**図15**）
・PCVにおけるレジスタンスの変化（**図16**）

モビライゼーション時は吸気流速が大きく変化（増加）する場合がある[7]ため，PCVやPSVを用いることが多くなる（**図11**）。換気量変化や呼吸数の変化に注意しながら同調性などを評価しよう。

表3　従量式か従圧式でのアラームのポイントの違い

		1回換気量	気道内圧
従量式	閉塞＝ 漏れ＝ 同調性＝	＜設定＞ 設定された換気量＆流速で送気する	＜結果＞ ＝気道内圧上限 ＝気道内圧低下 ＝自発呼吸との同調性に劣る
従圧式	閉塞＝ 漏れ＝ 同調性＝	＜結果＞ ＝換気量低下 ＝換気量低下（吸気増加・呼気低下） 自発呼吸との同調性に優れる	＜設定＞ 設定された圧を維持しようとする＆流速は可変する
両方	呼吸数上限 呼吸数下限	auto trigger＝リーク＆振動（回路内の水貯留） 呼吸器との同調不良（サポート不足）＆（呼吸仕事量増加） miss trigger＝閉塞性疾患	

図13 コンプライアンスの変化：VCV時

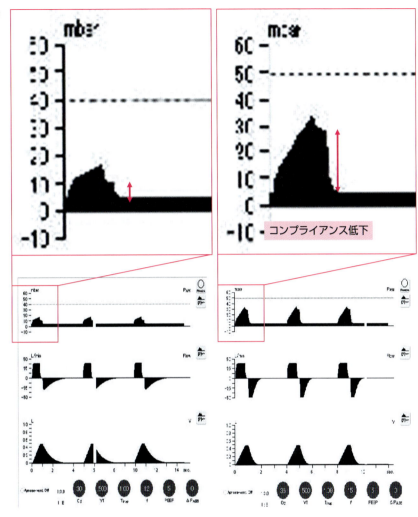

コンプライアンス低下

図14 従圧式（コンプライアンスの変化）：PCV時

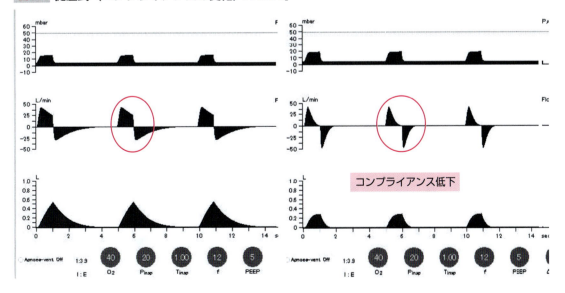

コンプライアンス低下

X 早期モビライゼーションにおける人工呼吸管理

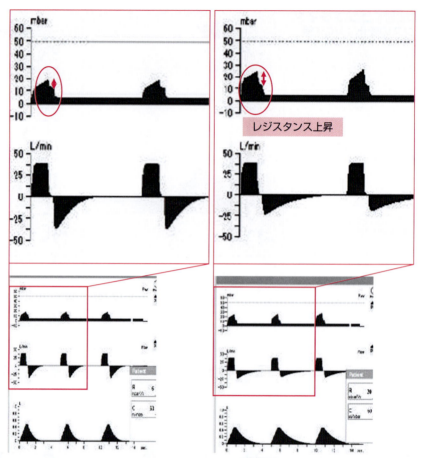

図15 レジスタンスの変化：VCV時

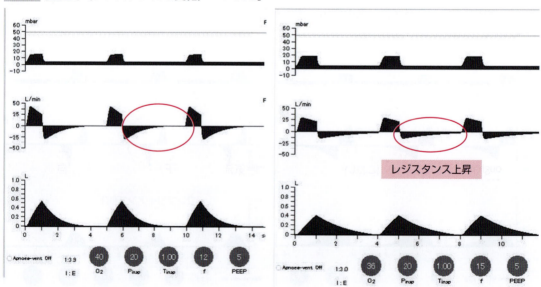

図16 従圧式（レジスタンスの変化）＝PCV時

Ⅳ　症例提示

■事前の呼吸状態も把握して行おう

　長期人工呼吸管理となった症例では筋力低下を認める場合がある[19]。人工呼吸器装着により横隔膜が障害され，機能不全を起こすという概念「VIDD」もあり，人工呼吸器装着中は離脱ができるか検討・評価する必要がある。人工呼吸器を装着している期間のうち人工呼吸器離脱にかかる期間が占める割合は40～50％にもなるとされており[20]，筋力低下の要因でもあるICU-AD，ICU-AWを低減させていくためには，離脱過程において評価をしながら，ABCDEバンドルをそれぞれの項目に応じ同時に行っていく必要があり，人工呼吸器を装着している状態から早期離床を念頭に置いた呼吸管理が必要となってくる。早期離床は人工呼吸器の離脱期間の短縮や，ICU滞在日数の短縮，身体機能やADLの回復を早め，入院期間が短縮するとの報告もある[21, 22]。

VIDD：ventilator-induced diaphragmatic dysfunction

ABCDEバンドルは，p.94参照

症例1

　急性心不全，意識レベル低下，呼吸状態悪化し挿管人工呼吸管理にて，冠動脈インターベンションを施行，大動脈バルーンパンピングを挿入し，集中治療室へ入室となった。
心拍出量は低値であったが徐々に改善を認め，数日で大動脈バルーンパンピングを離脱したが，入室後から肺胞出血も認め，長期人工呼吸管理となった。
人工呼吸器の離脱トライアル（SBT）を行うと，低換気・頻呼吸を認めRSBIは120以上と高値を認めた（**表4**）。呼吸機能では肺活量0.8 L，最大呼気流量（PEF）は49.8 L/min，最大吸気圧56.5 cmH₂O，最大呼気圧20.7 cmH₂Oであり，積極的なリハビリの介入を検討し，座位，立位と循環動態の変化がないかを確認しながら徐々に進め，さらに挿管チューブなどに注意しながらベットサイドでの歩行を開始，移動用の呼吸器へ変更してICU室内歩行まで進めたところで，RSBIは80と改善を認め，肺活量1.05 L，最大呼気流量は66.0 L/min，最大吸気圧77.1 cmH₂O，最大呼気圧61.7 cmH₂Oと改善を認めたため抜管となった（**表5**）。自己排痰可能群においては咳嗽時最大呼気流量（CPEF）は高値を示し，自己排痰可能群ではRSBIは低値を示すとの報告もあり，咳嗽ができることも重要な評価項目である[23]。抜管後もNPPVを併用し歩行訓練など継続して行った（**表6**）[24]。

SBT：spontaneous breathing trial

RSBI：rapid shallow breathing index

PEF：peak expiratory flow

CPEF：cough peak expiratory flow

表4 　SBTの成功基準

- ☐ 呼吸数＜30回/分
- ☐ 開始前と比べて明らかな低下がない（例えば，$SpO_2 ≧ 94\%$，$PaO_2 ≧ 70\ mmHg$）
- ☐ 心拍数＜140 bpm，新たな不整脈や心筋虚血の徴候を認めない
- ☐ 過度の血圧上昇を認めない

以下の呼吸促迫の徴候を認めない（SBT前の状態と比較する）
- ☐ 呼吸補助筋の過剰な使用がない
- ☐ シーソー呼吸（奇異性呼吸）
- ☐ 冷汗
- ☐ 重度な呼吸困難感，不安感，不穏状態

・SBT中に主に用いられる指標としてRSBI＝f/VTがある。そのままで呼吸数を1回換気量で割った値である。離脱の基準105になる。数値が高い＝呼吸数の増加or換気量の低下or両者が考えられる。

（3学会合同人工呼吸器離脱ワーキングより引用）

表5 　NPPV移動時の酸素使用量計算方法

計算方法
- ・使用酸素濃度×供給されるガスの総量（分時換気量＋トータルリーク量）×使用時間
- ・$\{(F_IO_2 - 21/79) × (MV + Total\ Leak)\}$ ×使用時間
- ・歩行時などマスクフィッティングのズレに伴いリーク量が大幅に変化する可能性があるためマスクのフィッティングの状況やリーク量に注意する必要がある。
- ・人工呼吸器と同様の計算方法になるが，NPPVはマスクリークやマスクにある呼気ポート，回路上のインテンショナリークがある。その両方のリーク（トータルリーク）が分時換気量以外のガスの使用量になる。回路にインテンショナリークがある場合は，呼気ポートのないマスクへ変更するなどリークを減らすことで酸素使用量が減少する。

表6 　インテンショナルリーク推奨

NPPV回路の正しいインテンショナルリークの設定例

	呼吸回路	インターフェイス	コメント
NPPV専用機（1本回路）	●	×	1カ所にリークあり
NPPV専用機（1本回路）	×	●	1カ所にリークあり
汎用人工呼吸器	×	×	リークなし

NPPV回路の誤ったインテンショナルリークの設定例

	呼吸回路	インターフェイス	コメント
NPPV専用機	○	○	リーク過剰
NPPV専用機	×	×	呼気不能
汎用人工呼吸器	○	×	リーク過剰
汎用人工呼吸器	×	○	リーク過剰
汎用人工呼吸器	○	○	リーク過剰

（文献24より改変引用）

 早期リハチェックポイント

●NPPVの酸素の計算方法
酸素使用量にリーク量も考慮する必要がある。人工呼吸器ではバイアスフローだがNPPVでは（マスクリークとインテンショナルリーク）トータルリークで使用量を計算する必要がある。

■リハビリ時（体位の変動に伴い）の循環動態に注意しよう

概要でも記載したように安全性に関してBaileyらは，1,449回（気管挿管中は593回）のモビライゼーション中に生じた有害事象は14件（血圧上昇4件，血圧低下1件，SpO2低下3件，胃管の抜去1件，転倒5件）と報告[4]しており，比較的安全性は高いと考えられている。また，Pohlmanらの報告でも，人工呼吸器との非同調やSpO2低下，心拍数上昇，胃管や動脈ライン抜去，不穏といったイベントは発生しているが，重篤な有害事象は発生していない[5]と考えられている。変化を早期にとらえ対応することが重要であり，そのため人工呼吸器を要する重症患者の離床におけるエキスパートコンセンサスでは早期リハビリテーション実施中の中止基準が示されている[25]。また，Hodgsonらによって報告[26]された人工呼吸器患者の早期離床と早期からの運動におけるエキスパートコンセンサスでは，各カテゴリー（呼吸器系・心血管系・神経系など）ごとに詳細に分け，かつ「低リスク」「リスクはやや高いが実施可能」「高いリスク」と3つに分類しており早期リハビリテーション施行時の基準として用いやすい内容となっている。そういった中止基準と併せて，病態などに合わせたリスクを考慮しながら施行することが有害事象など回避することができ，より安全に施行可能になるのでは考える。

早期リハビリテーションの中止基準は，p.8参照。

症例2

低心拍出量症候群への体位変化や離床に関しては特に循環動態への注意が必要であり，血液循環の代表的な指標は血圧である。中止基準にも数値で記載されているが，血圧は心拍出量と末梢血管抵抗によって規定される。さらに心拍出量は1回拍出量と心拍数で規定されており，その1回拍出量は前負荷，後負荷，収縮力の影響を受ける（**図17**）。前負荷の増加は静脈還流量の低下につながり（**表7**），心拍出量は減少するため伸展受容器が感知し交感神経，副交感神経の調節により末梢血管の収縮や，心拍数を上昇させ血圧を維持しようと働く。心拍数の増加は心仕事量も増加している状態になるため，心筋酸素消費量の増加につながり心不全へつながるリスクが増加する。心拍数の増加は心臓の拡張期が短縮するため心室血液充満量が得られず，1回拍出量の低下にもつながり，心筋虚血のリスクも増加するため不整脈への注意も必要となる。心収縮力が低下している心拍出量症候群であれば前負荷の増加に伴って心拍出量は一時的に増加を示す場合もあるが，心収縮力の許容も低いため（フランク・スターリングの法則），血圧の低下につながってしまう可能性がある。体位変換時は重力の影響を受けやすいため[27]，バイタルと合わせて静的モニタリングや，動的モニタリングなど前負荷など静脈還流量に影響するパラメータを確認しながら行

X

早期モビライゼーションにおける人工呼吸管理

うことが変化を予測することが可能となり(**表8**),安全なモビライゼーションにつながる.

図17 心拍出量の変化による影響

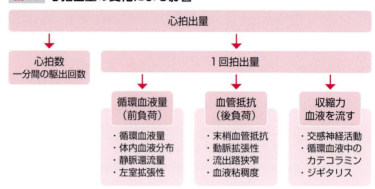

表7 PEEPの副作用

PEEPの副作用	機序
心拍出量の低下	胸腔内圧上昇→静脈還流量低下
肺の圧損傷	平均・最高気道の圧の上昇
尿量の減少	心拍出量低下に伴う腎血流の低下
脳圧の亢進	静脈還流圧上昇

表8 静的モニタリングと動的モニタリング

静的モニタリング	心拍数,動脈圧,中心静脈圧,心拍出量,肺動脈圧,肺動脈楔入圧	
動的モニタリング	陽圧換気下の主な動的モニタリング	
	PPV (pulse pressure variation)	動脈ラインから得られた脈圧の呼吸性変動
	SVV (Strokevolume variation)	Flo Track™の動脈圧波形情報から求められたSVの呼吸性変動から算出
	PVI (plethvariability index)	パルスオキシメータ振幅の呼吸性変動を示す

※主に輸液反応性などに用いられる.

引用文献

1) 日本集中治療医学会 J-PAD ガイドライン作成委員会:日本版・集中治療室における成人重症患者に対する痛み・不穏・せん妄管理のための臨床ガイドライン.日集中医誌,21:539-579,2014.
2) Kollef MH, et al : The use of continuous i.v. sedation is associated with prolongation of mechanical ventilation. Chest, 114 (2) : 541-548, 1998.
3) Needham DM, et al : Early physical medicine and rehabilitation for patients with acute respiratory failure : a quality improvement project. Arch Phys Med Rehabil, 91 (4) : 536-542, 2010.
4) Bailey P, et al : Early activity is feasible and safe in respiratory failure patients. Crit Care Med, 35 (1) : 139-145, 2007.

5) Pohlman MC, et al : Feasibility of physical and occupational therapy beginning from initiation of mechanical ventilation. Crit Care Med, 38 (11) : 2089-2094, 2010.

6) Morris PE et al : Early intensive care unit mobility therapy in the treatment of acute respiratory failure. Crit Care Med, 36 (8) : 2238-2243.

7) Zafiropoulos B et al : Physiological responses to the early mobilisation of the intubated, ventilated abdominal surgery patient. Aust J Physiother, 50 (2) : 95-100.

8) Uchiyama A, et al : A comparative evaluation of pressure-triggering and flow-triggering in pressure support ventilation (PSV) for neonates using an animal model. Anaesth Intensive Care, 23 (3) : 302-306, 1995.

9) Daoud EG, et al : Airway pressure release ventilation : what do we know？ Respir Care, 57 (2) : 282-292, 2012.

10) Puthucheary ZA, et al : Acute skeletal muscle wasting in critical illness. JAMA, 310 (15) : 1591-1600, 2013.

11) Thille AW, et al : Patient-ventilator asynchrony during assisted mechanical ventilation. Intensive Care Med, 32 (10) : 1515-1522, 2006.

12) Epstein SK et al : Patient-ventilator interaction. Respir Care, 56 (1) : 13-14, 2011.

13) 内山昭則：人工呼吸と自発呼吸との同調・不同調．人工呼吸，32 (2)：190-199，2015.

14) Imanaka H, et al : Autotriggering caused by cardiogenic oscillation during flow-triggered mechanical ventilation. Crit Care Med, 28 (2) : 402-407, 2000.

15) Lumb AB, et al : Respiratory function and ribcage contribution to ventilation in body positions commonly used during anesthesia. Anesth Analg, 73 (4) : 422-426, 1991.

16) Chiumello D, et al : Effect of different cycling-off criteria and positive end-expiratory pressure during pressure support ventilation in patients with chronic obstructive pulmonary disease. Crit Care Med, 35 (11) : 2547-2552, 2007.

17) Chiumello D, et al : Effect of different inspiratory rise time and cycling off criteria during pressure support ventilation in patients recovering from acute lung injury. Crit Care Med, 31 (11) : 2604-2610, 2003.

18) Maeda Y, et al : Effects of peak inspiratory flow on development of ventilator-induced lung injury in rabbits. Anesthesiology, 101 (3) : 722-728, 2004.

19) De Jonghe B, et al : Paresis acquired in the intensive care unit : a prospective multicenter study. JAMA, 288 (22) : 2859-2867, 2002.

20) Ely EW, et al : Effect on the duration of mechanical ventilation of identifying patients capable of breathing spontaneously. N Engl J Med, 335 (25) : 1864-1869, 1996.

21) Schweickert WD, et al : Early physical and occupational therapy in mechanically ventilated, critically ill patients : a randomised controlled trial. Lancet, 373 (9678) : 1874-1882, 2009.

22) Li Z, et al : Active mobilization for mechanically ventilated patients : a systematic review. Arch Phys Med Rehabil, 94 (3) : 551-561, 2013.

23) 渡邉陽介，ほか：人工呼吸器管理患者における cough peak expiratory flow を用いた抜管後排痰能力の予測．人工呼吸，31：180-186，2014.

24) 日本呼吸療法医学会，人工呼吸管理安全対策委員会：人工呼吸．28 (2)：207-209，2011.

25) Adler J, et al : Early mobilization in the intensive care unit : a systematic review. Cardiopulm Phys Ther J, 23 (1) : 5-13, 2012.

26) Hodgson CL, et al. Expert consensus and recommendations on safety criteria for active mobilization of mechanically ventilated critically ill adults. Crit Care, 18 (6) : 658, 2014.

27) 吉田 豊, ほか：循環血漿量の変化が人工重力負荷時の重力耐性に及ぼす影響. 自律神経, 51 (2)：102-107，2014.

XI Awake ECMO

河合佑亮　中村智之　西田　修

キーワード

Respiratory ECMO, lung rest, 酸素供給と酸素消費量, Awake, ニード

キーポイント

① Respiratory ECMO の目的は「lung rest」であり、患者自身の自然治癒力を最大化することにある。
② ECMO の真価を発揮するためには、ECMO 管理下の特殊な生理学、および特殊なモニタリングと管理法について、多職種が日ごろから協働し、習熟することが不可欠である。
③ 効果的な Awake ECMO のためには、治療や早期リハビリテーションへの患者自身の参加が重要である。患者のそばに寄り添い傾聴することで上位のニード (Need) を理解し、満たし、その喜びを共有する。

I Awake ECMO の概念

■ ECMO とは

ECMO：extracorporeal membrane oxygenation
VV ECMO：veno-venous ECMO
VA ECMO：veno-arterial ECMO

ECMO とは、人工肺とポンプを用いた体外循環回路による治療である。人工呼吸や循環作動薬など、従来の治療では救命困難な重症呼吸不全や循環不全のうち、可逆性と思われる病態に適応され、導入理由によって**表1**のように大きく分類される。本項では、2009年のH1N1インフルエンザのパンデミック以降世界的に症例数が増加[1]している、成人患者に対する Respiratory ECMO（特に VV ECMO）について解説する。

ECPR：extracorporeal cardio pulmonary resuscitation
POPS：percutaneous cardiopulmonary support（経皮的心肺補助法）

表1 ECMOの分類

分類	導入理由	脱血→送血方法　アクセス血管
Respiratory ECMO	呼吸不全に対する呼吸補助	VV ECMO（静脈脱血→静脈送血）大腿静脈と右内頸静脈が一般的
Cardiac ECMO	循環不全に対する循環補助	VA ECMO（静脈脱血→動脈送血）大腿静脈と大腿動脈が一般的 ※日本を含む一部の国では、「PCPS」とも呼称される
ECPR	心肺蘇生時の呼吸循環補助	

■ECMOの目的

　Respiratory ECMOは呼吸に対する究極の対症療法であり，人工呼吸や高濃度酸素投与という肺に鞭打つ侵襲的な治療と一線を画す。患者が自分の力で回復するまでの間，肺をまったく使用しなくてもよい状況をつくり出すために，呼吸機能を代替する治療法である。つまり，Respiratory ECMOの目的は「lung rest（肺を休ませる）」であり，患者が自身の自然治癒力をより効果的に発揮できる最適な環境を整えるという考え方が基本となる。そして，この概念こそがAwake ECMOの本質である。肺を休めるのに全身まで休ませる必要はないし，それ自体がPICSのリスクになる。lung restの状況下で覚醒していることで，話をする，知る，家族と過ごす，本を読む，食べる，座るといった日常生活を送ることや，治療や早期リハビリテーションに患者自身が参加することが可能になり，患者と医療者の双方に大きな益をもたらす[7]。

PICS：post intensive care syndrome
PICSについては，p.26参照

Ⅱ　ECMOの原理と管理方法

■ECMOの構造

　ECMOは脱血カニューレ・脱血側回路・ポンプ・人工肺・送血側回路・送血カニューレからなる一連の閉鎖回路と，ポンプ駆動やアラームを表示・調整するためのコンソール，人工肺にガスを送気するためのブレンダーと送気回路によって構成される（**図1**）。脱血カニューレを大腿静脈より挿入した場合，静脈血は大腿静脈経由で下大静脈から脱血され，ポンプにより人工肺へと送られて酸素化・換気された後に，内頸静脈に送血される。ECMOから送血された血液は，各臓器を灌流した静脈血と混合する結果，右房血の酸素含有量は上昇し，二酸化炭素含有量は低下する。混合血の一部は再びECMO回路に戻り（リサキュレーションとよび，これが多いほどECMOの効率が低下する），残りの混合血は右室から肺・全身循環に送られる[9]。

ARDS：acute respiratory distress syndrome（急性呼吸促迫（窮迫）症候群）
RCT：randomized controlled trial（ランダム化比較試験）

XI
Awake ECMO

早期リハチェックポイント

今注目されるRespiratory ECMO

　成人患者に対するRespiratory ECMOは決して新しい治療法ではなく，外傷後ARDS患者に75時間のECMOを行い救命したという1972年のHillsの症例報告[2]が起源である。その後，Zapolら[3]やMorrisら[4]のRCTによって否定され，30年以上にわたり低迷の様相を呈したが，2009年にPeekら[5]がECMOの有用性を多施設RCTで初めて示し，再び注目されるようになった。この背景には，ECMOデバイスや管理方法の発展，および医療者の知識・技術の向上や経験の集積

などが大きく寄与している。実際に，これらが未熟であったわが国においてH1N1インフルエンザへのECMO治療の成績が欧米と比較して極端に悪かった[6]ことは，ECMOが万能ではないことを示唆している。ECMOとは「どこで」「誰が」「何を使って」行うかによってその効果が大きく振れる，きめ細かな管理が必要な治療法である。ECMOに携わる医療者はその責任を主体的に担い，ECMOの真価を発揮するために，たゆまぬ努力を多職種で積み重ねていくことが重要である。

177

ECMO装着下のモニタリング

ECMOにおける重要な追加治療は抗凝固療法である[10]。ECMO患者の観察項目は人工呼吸患者のそれに準じるが，出血や血栓に関する症状は特に厳重な観察を要する。ECMOのモニタリング（図1）は，ブレンダーのF_IO_2とガス流量，コンソールのポンプ回転数とECMO血流量に加えて，当院ではELSOガイドライン[11]に準拠し，脱血圧・人工肺前圧・肺後圧・送気圧・ECMO脱血回路の静脈血酸素飽和度（$cSvO_2$）を測定し，最低でも1時間ごとに記録している。これにより，ECMOの回路異常と具体的な異常箇所の特定をはじめ，患者状態の微細な変化に早期に対応することが可能になる。

ELSO：extracorporeal life support organization

図1 ECMOの回路図とモニタリング

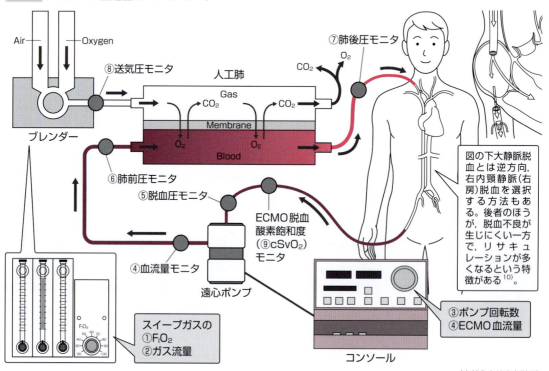

（文献8より改変引用）

ECMO管理下の生理学

ECMO管理を理解するためには，酸素供給量（DO_2）と酸素消費量（VO_2）を含めた生理学の理解が不可欠となる。

酸素供給量（DO_2）

血液中に含まれる酸素は2つの形で存在する。
①血液に直接溶解している酸素：酸素分圧（PO_2）に比例して溶解し，血液100 mLに対してPO_2：1 mmHg上昇毎に0.003 mLずつ溶解する。

PO_2：partial pressure of oxygen

②赤血球中のヘモグロビンに結合している酸素：Hbː1 gに最大1.34 mLの酸素が結合できる。
（SO_2ː100%の場合は，Hbに1.34 mL/gの酸素が結合している）
以上から，血液の酸素含有量（CO_2）は下記の式（①＋②）で示される。

SO_2ː percentage saturation of Hb with oxygen

$CO_2（mL/dL）＝0.003 × PO_2 ＋ 1.34 × Hb × SO_2/100$

①溶存酸素（$0.003 × PO_2$）は，②Hb結合酸素に比して，極めて少ないため（**図2**），下記の式で考える。

$CO_2(mL/dL) ＝ 1.34 × Hb × SO_2/100$

心臓による血液の拍出によって細胞に酸素が供給されるため，酸素供給量（DO_2）は下記の式で示される。

COː cardiac output

$DO_2（mL/分）＝$心拍出量（CO）（L/分）× $\underline{CO_2（mL/dL）× 10}$
　　　　　　　　　　　　　　　　　　　　　　　mL/dLに10をかけてmL/Lと単位を揃える。

$DO_2（mL/分）＝ CO × 1.34 × Hb × SO_2 /100 × 10$

そのため，一般的な成人男性（COː5 L/分，Hbː15 g/dL，SaO_2ː約100%）のDO_2は1,000 mL/分程度となる。

SATː saturation

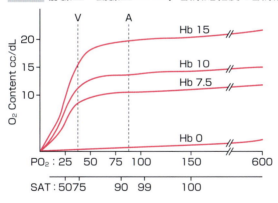

図2 静脈血・動脈血のPO_2，酸素飽和度と酸素含有量との関係

（文献9より引用）

■ 酸素消費量（VO_2）

通常安静時のVO_2は，成人では3〜5 mL/kg/分である[9]。そのため，一般的な成人のVO_2は200 mL/分程度となる。

以上により，正常な状態であればDO_2ːVO_2＝1000 mL/分ː200 mL/分，つまり「DO_2ːVO_2＝5ː1」であることがわかる。ここで注目すべきなのは，VO_2に比してDO_2は多くの余量があるということである。必要量以上に十分な酸素量が供給されるため，代謝を正常に維持することができるのである。

■ DO_2とVO_2のバランス

上述したとおり，正常時のDO_2はVO_2の5倍である。それでは，代謝を

正常に維持するためには，VO_2に対してどれだけのDO_2が最低限必要だろうか。図3によると，VO_2が安定している場合，正常時にDO_2はVO_2の5倍量である（A）。DO_2が増加しても（B），VO_2は一定である。また，DO_2がある程度減少しても（A→C），VO_2は変わらない。しかし，それ以上DO_2が減少すると（D），VO_2はDO_2に依存するように減少し始める。代謝の低下はDO_2がVO_2の約2倍以下となった場合に生じる。ELSOガイドライン[11]では，「DO_2がVO_2の3倍以上」となるように管理することが推奨されている。

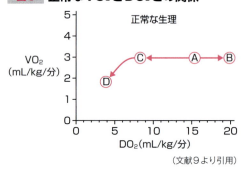

図3 正常なVO_2とDO_2との関係

（文献9より引用）

■ Hb値，心拍出量，そしてECMO血流量を確保する

　DO_2を確保するためには，DO_2の計算式から，心拍出量・Hb値・SaO_2を高く保つことが重要である。しかし，ECMO患者は，患者自身の肺（自己肺）が機能しないため，SaO_2を高く保つことが困難である。どれだけECMOからSO_2 100%の血液を送血しても，心臓に入る前に各臓器を灌流した静脈血と混合されるために，SaO_2が低下する可能性が高い。そのため，ECMO導入時にはSaO_2が80%台であることは珍しくなく，場合によっては70%台となることもある。しかしその際，人工呼吸器の設定を上げたり，F_IO_2を上げたりしたくなる誘惑を回避しなければならない[11]。たとえSaO_2 70%であっても，十分なHb値（≧12 g/dL）と心拍出量（≧5 L/分）があれば，$DO_2＝5×1.34×12×70/100×10≒600$ mL/分であり，安静時のVO_2の3倍量を確保でき，理論上は代謝を正常に維持できるのである。
　図4は，自己肺の酸素供給量が減少するほどに（X軸右側へ），ECMOの酸素供給量が増加することを示している。ECMO血流量を確保できている限り，SaO_2が70%を下回ることはないことが理解できる。つまり，「Hb値」と「心拍出量」および「ECMO血流量」を確保することが，ECMO管理における最重要事項なのであり，これらを確保することで正常な代謝を維持することが可能になる。ただしこれは，人工肺の機能が正常で，過度なリサキュレーションがなく（$cSvO_2$が正常値），VO_2の著しい亢進がないという状

況が前提にあることに注意する。さらに当院では，ECMO送血を効率的に右房へ送ることができるようにカニュレーションすることで，SaO₂の低下を最小限にした管理を実現している。

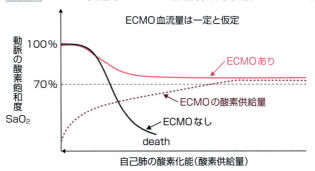

図4 ECMO装着下における自己肺酸素化能とSaO₂の関係

■ ECMOの管理目標

ECMOの管理目標について**表2**に示す。酸素供給量に関する項目では，ECMO血流量とHb値を維持することを優先させる。高いSaO₂を期待せずに，人工呼吸器設定の項目に記載するようなlung rest設定を維持することが重要である。また，cSvO₂はECMOの酸素供給量を規定する重要な指標である。ECMO血流量やHb値が一定の状況でcSvO₂が変化する場合は，自己肺機能の変化やVO₂の増減，リサキュレーションの増減を考慮する。

ECMO回路・スイープガスに関する項目では，いずれも上限・下限値を記載した。遠心ポンプ回転数が3,000回転/分を超えたり，脱血圧が一

ACT：activated clotting time
APTT：activated partial thromboplastin time
AT：antithrombin
PEEP：positive end expiratory pressure
PPlat：plateau pressure

表2 ECMOの管理目標

酸素需給に関する項目		ECMO回路に関する項目	
DO₂	≧VO₂の3倍 (≒600 mL/分)	脱血圧	>－100 mmHg
		人工肺前・後圧	<400 mmHg
ECMO血流量	60〜80 mL/kg/分	送気圧	<肺前後圧, >5 mmHg
SaO₂	≧80〜85%		
Hb値	12〜14 g/dL	遠心ポンプ回転数	≦3000回転/分
cSvO₂	65〜75%	**スイープガスに関する項目**	
抗凝固・血液に関する項目		ガスFiO₂	通常は1.0
ACT	180〜220秒	ガス流量	通常は血流量と1：1
APTT	基準値の1.5〜2.5倍	**人工呼吸器設定の項目**	
AT	80〜120%	FiO₂	<0.3〜0.4
Plt	≧5〜10万/μL	PEEP	5〜15 cmH₂O
Fib	≧150 mg/dL	PPlat	<25 cmH₂O
		呼吸数	<10回/分

(文献7, 9, 11を参考に作成)

100 mmHgを下回ると，キャビテーションという現象により回路内に空気が混入したり，溶血が起こる可能性がある。また，スイープガス流量は人工呼吸器における分時換気量に当たり，ガス流量を増減させることでPCO_2を調整することができる（ガス流量は酸素化能には影響しないことに注意する）。ECMO開始時にはガス流量と血流量を1：1から開始し，PCO_2の値を見てガス流量を増減していくが，送気圧が回路圧を超えると空気が混入する可能性があるため注意する。また，送気の停止は致命的となるため，送気圧5 mmHgを下限にアラームを設定することが推奨される。

Ⅲ　ECMO 装着下の注意点

■ECMOの合併症

ECMOの目的は先述したとおり「lung rest」である。患者自身の自然治癒力を最大限にするためには，合併症をいかに回避するかにかかっているといっても過言ではない。主な合併症について**表3**に示す。

表3　成人Respiratory ECMOの合併症と発生率

ECMO回路に直接関連しないもの		ECMO回路に直接関連するもの	
出血		人工肺不全	17.5%
創部出血	19.0%	血栓	
カニューレ刺入部出血	17.1%	人工肺内	12.2%
気道・肺胞出血	8.1%	人工肺以外の回路内	17.8%
消化管出血	5.1%	カニューレ関連合併症	8.4%
頭蓋内出血	3.8%	その他の機械関連合併症	7.9%
溶血	6.9%		
DIC（播種性血管内凝固症候群）	3.7%		
感染症（培養で確認されたもの）	21.3%		

（文献8より引用）
DIC : disseminated intravascular coagulation

■合併症の予防

ECMOの最大の合併症は出血である。**表2**に記載した抗凝固・血液の管理を徹底するとともに，出血の観察（**図5**）を頻繁に実施する。また，外科的処置，チューブやカテーテルの挿入，気管吸引などの処置は常に出血のリスクと隣り合わせであることを意識し，必要最小限かつ慎重に行う。

回路内の血栓は頻発するため，血栓の観察（特に人工肺内や回路の接続部分を念入りに，血栓を確認したらマーキングする）とともに，回路圧の変動に注意する。ポンプ回転数が一定にもかかわらずECMO血流量や回路圧が変動する場合は異常であり，早急に原因箇所を特定し対処する（**表4**）。

出血の次に多い合併症は感染である。標準予防策を徹底するとともに，感

図5 出血の観察

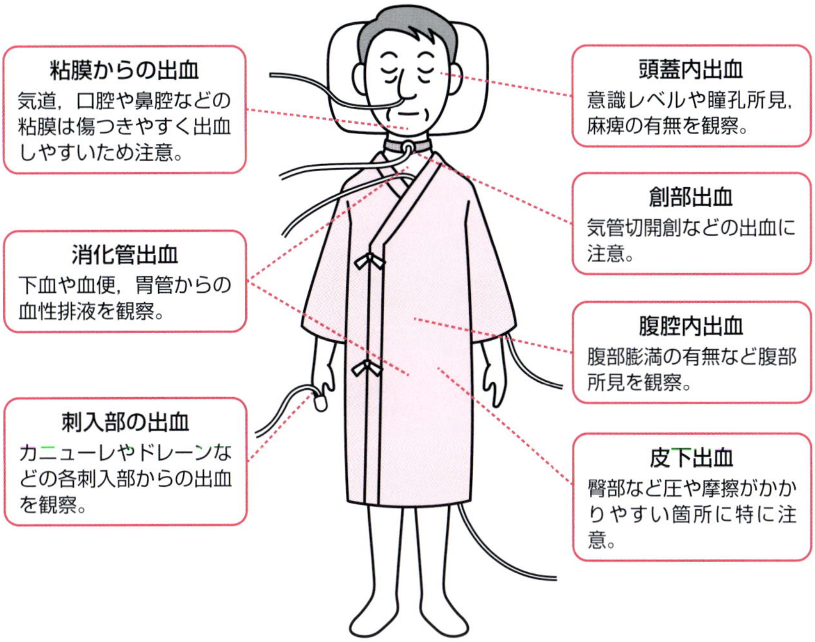

粘膜からの出血
気道, 口腔や鼻腔などの
粘膜は傷つきやすく出血
しやすいため注意。

消化管出血
下血や血便, 胃管からの
血性排液を観察。

刺入部の出血
カニューレやドレーンな
どの各刺入部からの出血
を観察。

頭蓋内出血
意識レベルや瞳孔所見,
麻痺の有無を観察。

創部出血
気管切開創などの出血に
注意。

腹腔内出血
腹部膨満の有無など腹部
所見を観察。

皮下出血
臀部など圧や摩擦がかか
りやすい箇所に特に注
意。

表4 ECMO血流量と回路圧の変化と原因

血流量	肺後圧	肺前圧	脱血圧	原因
↓↓	↓↓	↑↑	↑	人工肺不全
↓↓	↓↓	↓↓	↑	ポンプ不全
↓↓	↓	↓	↓↓↓	脱血不良
↓	↑↑↑	↑↑↑	↑	送血不良

（文献12より引用）

CRRT：continuous renal replacement therapy

染徴候を厳重に観察する。体外循環により体温の変動がマスクされる可能性があるため, 悪寒の有無などを患者自身に確認できるとよい。

　溶血に関しては, 尿の色やCRRTの排液の色, ハプトグロビン値を観察することで早期発見に努める。

　カニューレ関連合併症は致命的となる。カニューレ位置は, 首や足の位置や肺容量の変化によって容易に変動するため, 定期的に胸部X線画像や心エコーで観察する[10]。カニューレと回路の固定方法の例を**図6**に示す。

■早期リハビリテーションの注意点

　早期リハビリテーションはECMO導入後48時間以内に開始する。一般的にECMO導入後の超急性期は深鎮静で管理され, 状態の安定とともに鎮静薬を漸減する。早期リハビリテーションの進め方は, 通常の人工呼吸患者に準じ, 項目Ⅱで解説されたように, 患者の全身状態や覚醒度に合わせて段階的に進めていく。また, 中止基準についても項目Ⅰ（p.8）で解説されたものに準じるが, ECMO装着下の場合は, ECMO血流量の低下（回路圧の変

図6 カニューレと回路の固定方法

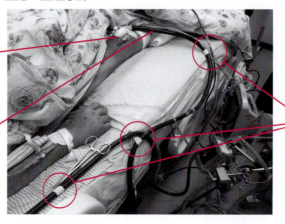

- カニューレや回路が直接皮膚を圧迫しないように、被覆材を貼付して皮膚を保護する。
- テープで強固にカニューレを固定する。固定部をマーキングして、固定長に変化がないか観察する。
- 鉗子などを使い、ベッドシーツに回路を固定する。

化), 酸素消費量の増加（cSvO$_2$の低下）やリサキュレーションの増加（cSvO$_2$の上昇）に注意し、これらを中止基準に追加する必要がある。SaO$_2$（SpO$_2$）の低下は、DO$_2$が保たれている場合（≧VO$_2$の3倍）に許容される。特に、カニューレや回路の屈曲は避けなければならない（**図7**）。

図7 カニューレの特性

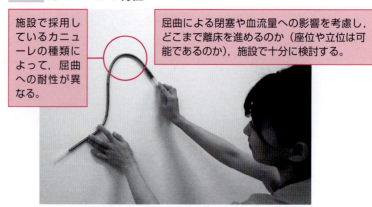

- 施設で採用しているカニューレの種類によって、屈曲への耐性が異なる。
- 屈曲による閉塞や血流量への影響を考慮し、どこまで離床を進めるのか（座位や立位は可能であるのか）、施設で十分に検討する。

Ⅳ　Awake ECMO の実践

■患者のニードを中心にした支援を基本とする

　Awake ECMOの実践のためには、患者のニードを中心にした多職種による支援が重要である。ここでは、患者のニードについての基本的原則を理解するために、2人の理論家を紹介する。

①看護理論家 Virginia Henderson（ヴァージニア　ヘンダーソン）による人間の基本的ニード
　ヘンダーソンは人間の「生活」のなかから、人間誰もが共通にもつ基本的

ニードを14項目に分類している（**表5**）。これらの基本的ニードのうち,「正常に呼吸する」ことを第1のニードとして記している[13]。

②心理学者Abraham Maslowによる人間の欲求階層説

　図8は,マズローによる人間の欲求階層説である。人間の最も根源的ニードは生理的ニードであり,下位のニードがある程度満たされて初めて,より上位のニードが出現し,重要性をもつといわれている[14]。

表5　すべての患者がもっている欲求

1. 正常に呼吸する
2. 適切に飲食する
3. あらゆる排泄経路から排泄する
4. 身体の位置を動かし,またよい姿勢を保持する
5. 睡眠と休息をとる
6. 適切な衣類を選び,着脱する
7. 体温を生理的範囲内に維持する
8. 身体を清潔に保ち,身だしなみを整え、皮膚を保護する
9. 環境のさまざまな危険因子を避け,また他人を傷害しない
10. 自分の感情,欲求,恐怖あるいは気分を表現して他人とコミュニケーションをもつ
11. 自分の信仰に従って礼拝する
12. 達成感をもたらすような仕事をする
13. 遊び,あるいはさまざまな種類のレクリエーションに参加する
14. 正常な発達および健康を導くような学習をし,発見をし,あるいは好奇心を満足させる

（文献13より引用）

図8　人間の欲求階層説

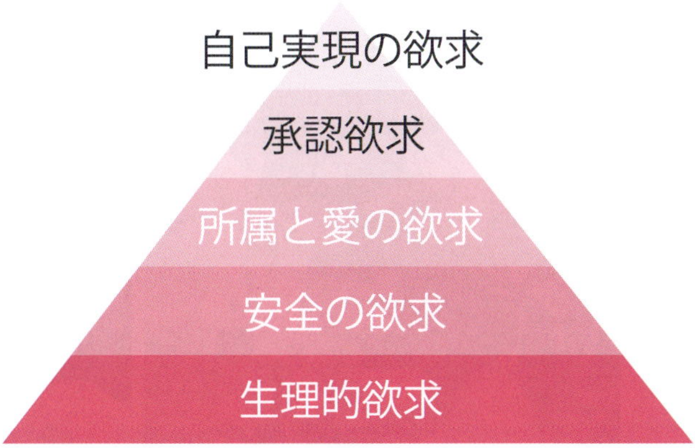

（文献14より引用）

　ヘンダーソンがマズローを引用したのかどうかについては所説あるが,2人には共通する部分が多くみられる。それは最も根源的なニードに生理的ニード,すなわち「正常に呼吸する」ことを挙げていることである。これは,不適切な人工呼吸やECMO管理が行われ,細胞の正常な呼吸が維持できて

いない状況では，決して「Awake」することはできないことを示唆している。DO_2が十分に確保できない状況では，「Awake」できないのである。

■各施設において「ECMO」と「Awake」を洗練させる

　ECMOを洗練させるための当院の取り組みとして，多くのECMO症例の経験から，ECMOに関するマニュアルを整備・更新している。また，ハンズオン形式での多職種勉強会やシミュレーションを定期的に開催するとともに，ECMOプロジェクトが主催するECMOシミュレーションラボへ多職種チームで積極的に参加している。どれだけ性能の高いECMOデバイスを揃えても，それだけでECMO管理技術を向上させることや，回路に関連した合併症を完全になくすことは不可能である（**表3**）。そのため，多職種でさまざまな取り組みに協働し（**図9**），各施設において「ECMO」を洗練させることがAwake ECMO実践のための大前提となる[10]。

図9 ECMOを洗練させるための取り組み

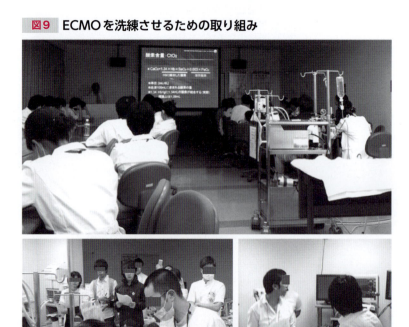

■ Awakeの方法と注意点

長期的なECMO管理が予想される症例では，当院ではECMO導入の翌日に気管切開し，その後に鎮静薬を漸減している。Awakeの方法としては，項目Ⅴ（p.83）で解説されたような人工呼吸患者への鎮痛・鎮静の管理方法に準じるが，ECMO回路や人工肺が鎮痛・鎮静薬を吸着する可能性がある[15]ことに留意する。Awakeの成功基準についても通常の人工呼吸患者に準じる（**表6**）が，ECMO装着下の場合は先述した早期リハビリテーションと同様に，ECMO血流量の低下（回路圧の変化），酸素消費量の増加（$cSvO_2$の低下）やリサキュレーションの増加（$cSvO_2$の上昇）に注意し，これらを基準に追加する。SaO_2（SpO_2）の低下は，DO_2が保たれている場合（$\geqq VO_2$の3倍）に許容される。成功基準が満たされない場合はAwakeを中止するが，輸血によるHb値の増加，遠心ポンプ回転数の増加（ECMO血流量の増加），カニューレの位置変更なども検討する。また，頻呼吸や強い咳嗽，気胸の合併などが特にAwake ECMOの障壁となることが多い。これらがコントロール困難な場合は，積極的に鎮静する（Awakeしない）ことも考慮する。いずれにしても，さまざまな状況に柔軟に対応できるように，ECMO管理と同様に，各施設が日ごろから多職種で協働し，「Awake」を洗練させていることが大切である。

表6　Awakeの成功基準（①②ともにクリアできた場合を「成功」とする）

①RASS：−1〜0
　□頭指示で開眼や動作が容易に可能である。
②鎮静薬を中止して30分以上過ぎても，以下の状態とならない
　□興奮状態
　□持続的な不安状態
　□鎮痛薬を投与しても痛みをコントロールできない
　□頻呼吸（呼吸数 $\geqq$ 35回/分 5分間以上）
　□$SpO_2 <$ 90％が持続し対応が必要
　□新たな不整脈

（文献16より引用）

※ECMO装着下の場合はECMO血流量の低下（回路圧の変化），酸素消費量の増加（$cSvO_2$の低下）やリサキュレーションの増加（$cSvO_2$の上昇）に注意する。SaO_2（SpO_2）の低下は，DO_2が保たれている場合（$\geqq VO_2$の3倍）に許容される。

■効果的なAwake ECMOとは？

当院では「ECMO」と「Awake」を洗練させることで，ECMO患者が日常的に覚醒している場面が多くなった。しかし一方で，患者は起きてはいるものの，私たちと一緒にいないような苦い経験もあった。そのような経験に共通することは，患者がAwakeさせられているということであった。効果的なAwake ECMOのためには，治療やケアへの患者自身の参加が不可欠である。**図10**は，第38回日本呼吸療法医学会学術集会シンポジウム

「Awake ECMO」からのものである。この方は，重症肺炎のためICUに入室し，ECMOによる呼吸管理が行われた実際の患者である。Awake ECMOを経験した患者代表としてシンポジウムにご登壇いただいた。ご本人と大会長のご了承の元，この方が体験したAwake ECMOについて，実際の言葉と場面を引用しながら紹介させていただく。

図10 38th JSRCMシンポジウム「Awake ECMO」より

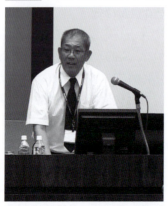

（患者の立場からAwake ECMOの普及に努められている。本写真は患者の許諾を得て掲載）

■ 私たちはただAwakeすればよいのか？

　初めて目が覚めたときのことついて，この方は**図11**のようにお話しされた。この言葉からわかることは，多くのECMO患者は覚醒したときに，現状をまったく理解できないということである。混濁する意識，体中の痛み。声が出ない，手も動かない。聞いたことのないやかましい音，周りを囲む見たことのない機械。このような状況下に突然置かれる患者の苦痛は，筆舌に尽くしがたいことは想像に難くない。私たちはECMO患者に対して，ただ「Awakeすればよい」というわけではないことは明らかである。

図11 初めての覚醒時に感じたこと

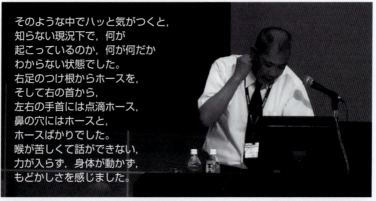

（患者の立場からAwake ECMOの普及に努められている。シンポジウム講演時の写真を許諾を得て掲載）

■患者のそばに寄り添い傾聴する

　このような患者に対して，私たちはできる限りそばに寄り添い，傾聴することに注力した。多職種で傾聴に取り組み（図12），理解できた患者の声は，多職種カンファレンスによって情報共有し，今できることを何度も話し合った。

図12　多職種で取り組む傾聴

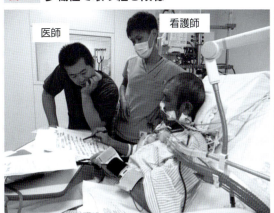
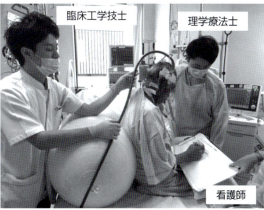

（患者の立場からAwake ECMOの普及に務められている。本写真は患者の許諾を得て掲載）

■患者の声に耳を傾ける

　患者の，食べたいという声。図13はアイスクリームを初めて召し上がっているときの写真である。このときの患者のいきいきとされた表情は，今でも忘れることができない。

　家族と過ごしたいという声。大好きなご家族と過ごすことで，患者はより積極的に治療に臨まれるようになった。

　本を読みたいという声。そのときの患者の状態に適した鎮痛・鎮静を調整することで，この声の実現を支援している（図14）。

　座りたいという声。患者が少しでも安全に，安心して座れるように，多職種で役割分担し，ときにはご家族にも協力してもらい，皆で協働しながら支援している（図15）。

> 早期リハチェックポイント
>
> **傾聴**
> 　傾聴とは，単に患者の話を聴くという受動的な行動ではなく，患者の声を心から理解したいという姿勢を示す能動的な行動である。たとえ患者の筆談の字に力がなく，何をおっしゃりたいのかわからなかったとしても，私たちは，患者のそばで，少しでも患者の声を理解したいという姿勢を示し続け，十分かつこまめな説明を行っていくことが重要である。

図13 食べたいという声

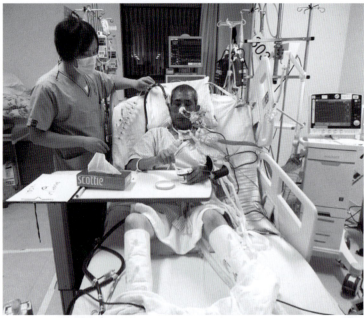

摂食嚥下リハビリテーションは，p.118 参照

（患者の立場からAwake ECMOの普及に務められている．本写真は患者の許諾を得て掲載）

図14 本を読みたいという声

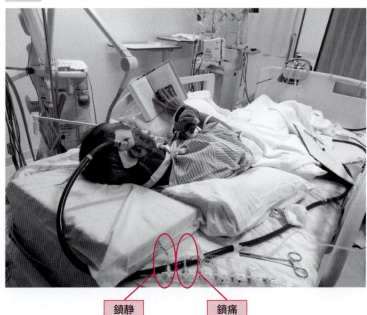

鎮静　　鎮痛

（患者の立場からAwake ECMOの普及に務められている．本写真は患者の許諾を得て掲載）

図15 座りたいという声

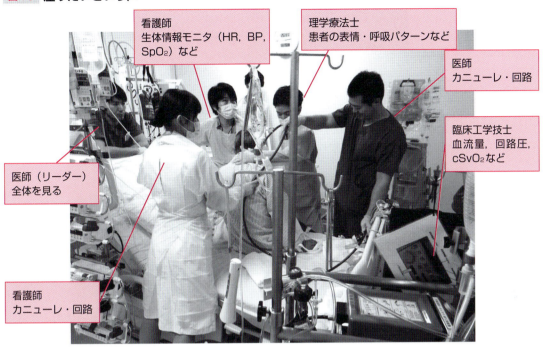

■患者の上位のニードを理解し，日常生活を支援する

　ここで，マズローの欲求階層説（図8）について再考したい。ECMOによって「正常に呼吸する」という生理的欲求が満たされ，そこにAwakeと傾聴が加わることによって，より上位のニードが生まれる（図16）。これらのニードは，私たちにとっては当たり前の日常生活動作の1つであるが，人工呼吸患者やECMO患者はこれができなくて苦痛を感じている（図17）。

図16 上位のニードを引き出し理解する

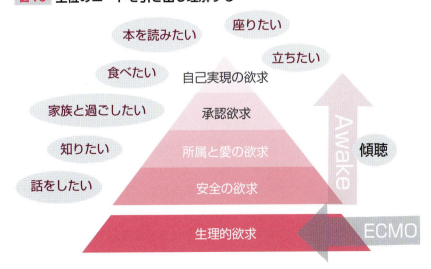

図17 治療のなかで困ったこと

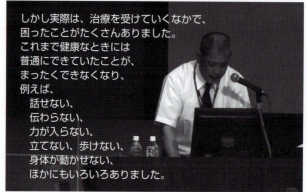

(患者の立場からAwake ECMOの普及に努められている。シンポジウム講演時の写真を許諾を得て掲載)

■重症な病態にあっても，上位のニードが満たされることの価値

　人工呼吸器やECMO装着という非日常のなかで過ごしている患者にとって，この日常を少しでも取り戻すことがいかに価値のあることかを私たちは認識しなければならない。重症な病態という非日常の中であっても，これらのニードを満たすことができるということ。できたときの喜びを共有することが，患者自身が参加する，効果的なAwake ECMOのためのエッセンスになると考える。

■できたことを適切にフィードバックし皆で喜びを共有する

　話ができたということ（図18）。筆談を通してわかりあえたという喜びをフィードバックし，皆で共有していく。

　食べることができたということ。図19は，「おいしいですか」という筆者の問いかけに対し，「うまいわけねぇだろ馬鹿野郎（笑）」とお答えになったときの写真である。しかし，このときの表情，笑顔こそが，Awake ECMOの素晴らしい成果の1つである。

　立つことができたということ（図20）。日常生活を取り戻すことができたときの喜びを，このときこの瞬間の喜びを適切にフィードバックし，皆で共有することが重要である。

■Awake ECMOにおける早期リハビリテーションとは

　私たちはできる限り患者のそばに寄り添い，傾聴し，筆談することに多くの時間と看護力を注力した。図21が実際の筆談の記録である。病気や治療の把握のために何度もお話しした内容や，最善のリハビリテーションについて患者と何度も討論した内容が含まれている。そして，この効果もあり，握力は両手ともに27 kgまで改善し，MRCスコアも左右対称性に右肩上がりに改善していった（図22）。一方で，氏は身体機能の改善について，シン

MRC：medical research council

図18 話ができたこと

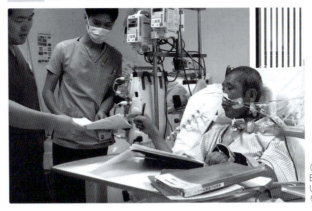

（患者の立場からAwake ECMOの普及に努められている。本写真は患者の許諾を得て掲載）

図19 食べることができたこと

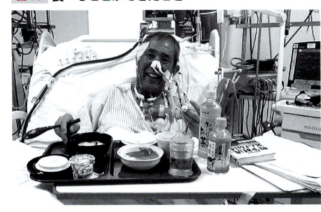

（患者の立場からAwake ECMOの普及に努められている。本写真は患者の許諾を得て掲載）

ポジウムの抄録[17]に次のように記載している。
「文字を書くことで右腕は大丈夫ですが，左腕が元に戻るまで時間がかかりました。」

■ Awake ECMOにおける早期リハビリテーションの実践

　近年，ECMO管理においても，早期リハビリテーションが注目されている。しかし，この方の抄録のこの言葉は，座ったり立ったりすることだけが早期リハビリテーション，早期離床なのではなく，文字を書くというごく当たり前の日常生活動作自体が，非常に効果的な早期リハビリテーションであることを示唆している。早期リハビリテーションは1日のうち10分間座るなどといった特別なものではなく，1日24時間という継続した時間のなかで過ごしている患者の生活を支援することなのだと，この方から教わることができた。なお，本項目で引用したこの方の発表内容の一部は，ご本人の会社のホームページに掲載され，広く公開されている。ご本人の了承を得たうえで，文献欄にて紹介させていただく[18]。ぜひとも多くの方にご覧いただき，参考にしていただけると幸いである。

生活への支援については，p.126参照。

図20 立つことができたこと

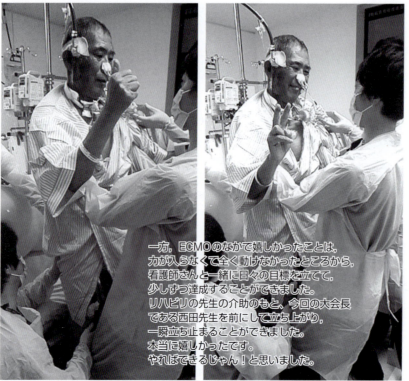

一方，ECMOのなかで嬉しかったことは，
力が入らなくて全く動けなかったところから，
看護師さんと一緒に日々の目標を立てて，
少しずつ達成することができました。
リハビリの先生の介助のもと，今回の大会長
である西田先生を前にして立ち上がり，
一瞬立ち止まることができました。
本当に嬉しかったです。
やればできるじゃん！と思いました。

（患者の立場からAwake ECMOの普及に務められている。本写真は患者の許諾を得て掲載）

図21 B4用紙100枚にわたる筆談の記録

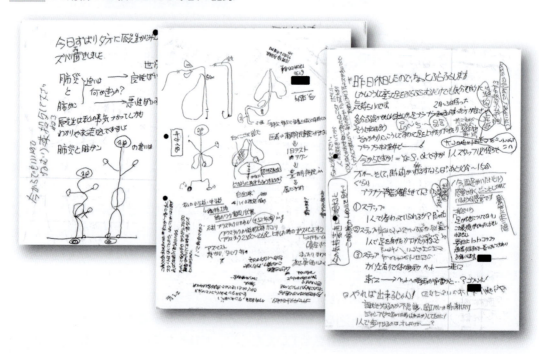

（患者の許諾を得て掲載）

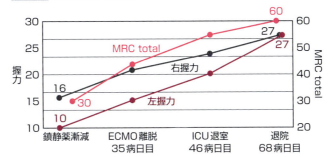

図22 身体機能の回復

引用文献

1) Thiagarajan RR, et al：Extracorporeal Life Support Organization Registry International Report 2016. ASAIO J, 63（1）：60-67, 2017.
2) Hill JD, et al：Prolonged extracorporeal oxygenation for acute post-traumatic respiratory failure (shock-lung syndrome). Use of the Bramson membrane lung. N Engl J Med, 286（12）：629-634, 1972.
3) Zapol WM, et al：Extracorporeal membrane oxygenation in severe acute respiratory failure. A randomized prospective study. JAMA, 242（20）：2193-2196, 1979.
4) Morris AH, et al：Randomized clinical trial of pressure-controlled inverse ratio ventilation and extracorporeal CO2 removal for adult respiratory distress syndrome. Am J Respir Crit Care Med, 149（2 Pt 1）：295-305, 1994.
5) Peek GJ, at al：Efficacy and economic assessment of conventional ventilatory support versus extracorporeal membrane oxygenation for severe adult respiratory failure (CESAR)：a multicentre randomised controlled trial. Lancet, 374（9698）：1351-1363, 2009.
6) Takeda S, et al. Extracorporeal membrane oxygenation for 2009 influenza A (H1N1) severe respiratory failure in Japan. J Anesth, 26（5）：650-657, 2012.
7) Lindén V, et al：High survival in adult patients with acute respiratory distress syndrome treated by extracorporeal membrane oxygenation, minimal sedation, and pressure supported ventilation. Intensive Care Med, 26（11）：1630-1637, 2000.
8) Brodie D, et al：Extracorporeal membrane oxygenation for ARDS in adults. N Engl J Med, 365（20）：1905-1914, 2011.
9) Annich GM, et al 編集，市場晋吾，ほか監：ECLSの生理学. Extracorporeal Cardiopulmonary Support in Critical Care, 4th Edition（日本語版）．ECMOプロジェクト，p.9-26, 2015.
10) Aokage T, et al：Extracorporeal membrane oxygenation for acute respiratory distress syndrome. J Intensive Care, 3：17, 2015.
11) Extracorporeal Life Support Organization (ELSO) Guidelines. (https://www.elso.org/resources/guidelines.aspx) 2017年8月アクセス．
12) 青景聡之，ほか：VV ECMO導入から離脱までの管理方法．INTENSIVIST, 5（2）：343-352，2013.
13) ヴァージニア・ヘンダーソン，著，湯槇ます，ほか訳：看護の基本となるもの（再新装版）．日本看護協会出版会，2016.
14) Potter PA, et al：Basic Nursing：Theory and Practice, 2nd Edition, p.25-30, Mosby-Year Book, St. Louis, 1991.
15) Mulla H, et al：In vitro evaluation of sedative drug losses during extracorporeal membrane oxygenation. Perfusion, 15（1）：21-26, 2000.
16) 3学会合同人工呼吸器離脱ワーキング：人工呼吸器離脱に関する3学会合同プロトコル．(http://www.jsicm.org/pdf/kokyuki_ridatsu1503b.pdf) 2017年8月アクセス．
17) 第38回日本呼吸療法医学会学術集会：プログラム・抄録集．p.210, 2016.
18) ECMOによって命拾い，人生これから！(http://www.biggosei.com/201607_JSRCM_ECMO.mp4) または (https://www.youtube.com/watch?v=OKFRKVLBn4M) 2017年8月アクセス．

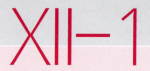

ARDSに対する早期リハビリテーション

笹沼直樹

XII 各論

キーワード

ARDS，肺内シャント，鎮静深度，早期モビライゼーション

キーポイント

① ARDSは透過性亢進型肺水腫であり，肺内シャントが低酸素血症の主たる要因となる。

② ARDSでは動脈血酸素分圧と吸入気酸素濃度の比によって診断および重症度が定められる。ARDSは肺傷害の発生機序により間接肺損傷と直接肺損傷とに分類される。

③ ARDSの治療において薬物療法の効果は明らかではない。ARDSの治療は，主疾患に対する治療に加え，呼吸管理療法が用いられる。呼吸理学療法や早期モビライゼーションは呼吸管理療法の一手段として位置づけられる。

I ARDSとは

■ARDSの概念

ARDS：acute respiratory distress syndrome

急性呼吸促迫症候群（ARDS）は非特異的な炎症が肺胞領域に生じることにより発症する透過性亢進型肺水腫とされる。ARDSの定義は，発症時期が呼吸状態の悪化から1週間以内であること，単純X線画像における両側性の透過性低下（胸水，肺区域や肺葉の虚脱あるいは結節陰影では説明できないもの），心不全や体液過剰では説明できない呼吸不全を呈していることとされる[1]。また，酸素化（PaO_2/FiO_2）障害が200 mmHg $< PaO_2/FiO_2 \leq$ 300 mmHg（PEEPもしくはCPAP ≥ 5 cmH$_2$O）であれば軽症，100 mmHg $< PaO_2/FiO_2 \leq$ 200 mmHg（PEEP ≥ 5 cmH$_2$O）であれば中等症，100 mmHg $\leq PaO_2/FiO_2$（PEEP ≥ 5 cmH$_2$O）であれば重症と分けられる（**表1**）[1]。

PEEP：positive end expiratory pressure
CPAP：continuous positive airway pressure

表1 ARDSの重症度分類

重症度分類	PaO$_2$/FiO$_2$（mmHg）	PEEP設定
軽症	200 < P/F ≦ 300	PEEPもしくはCPAP ≧5cmH$_2$O
中等症	100 < P/F ≦ 200	PEEP ≧ 5 cmH$_2$O
重症	100 ≦ P/F	PEEP ≧ 5 cmH$_2$O

■ARDSの病態

　ARDSは種々の原因疾患を基礎として発症する症候群である。基礎疾患では特に重症肺炎，敗血症，高度の熱傷などで頻度が高い。肺炎の中でも誤嚥性肺炎の場合は，胃酸など消化管内容物により直接的に肺胞・気道組織が傷害され炎症が重症化する。敗血症は肺組織を直接的に傷害するものではないが，敗血症がもたらす多臓器不全のなかで肺において認められる症状としてARDSが位置付けられる。

　ARDSはこれらの基礎疾患に伴う炎症により肺胞壁の透過性が亢進することによって生じる非心原性肺水腫である。基礎疾患により活性化した好中球などの炎症細胞は肺微小血管を透過できず肺血管内に集積する。集積した好中球はさまざまな炎症性メディエーター因子の影響を受けて肺血管外へと放出され，肺間質や肺胞腔内において組織傷害性物質を放出する。その結果，肺に高度の炎症が生じ肺胞性肺水腫の状態に至る。

■肺内シャント，拡散障害，換気血流比の不均等分布

　単なる酸素投与のみではARDSに伴う低酸素血症は改善しない。これは肺胞傷害によって肺内シャント，拡散障害，換気血流比の不均等分布が生じるためである。肺内シャントは炎症に伴い肺虚脱が進行し肺胞換気がなされていない肺野が生じる一方で，同部位への血流が保たれていることにより生じる。これが高度の低酸素血症の主たる要因となる。拡散障害は肺胞傷害に伴い肺胞毛細血管内皮の肥厚や間質への水分貯留などが原因となり生じる。肺胞傷害に伴う病変は特に肺の重量が多く加わっている荷重部において重症化しやすく，このような部位では肺胞換気が著しく減少する。一方でこの荷重部においては血流は保たれているため，ここに換気血流の不均等分布が生じる。

■ARDSの病期分類

　ARDSは発症からの日数により急性期（3～7日以内），亜急性期（7～21日以内），慢性期（21～28日以降）に区別される。肺胞組織の病理学的所見において急性期にはⅠ型肺胞上皮細胞の壊死と剥離が生じ（滲出期），亜急性期にはⅡ型肺胞上皮細胞の過形成がみられ（増殖期，器質化期），慢性期には肺胞細胞の扁平化がときに認められる（線維化期）。肺胞細胞の変性に伴う構造や機能の変化をリモデリングといい，微小肺血管組織においても構造変化が生じる。このような構造変化は不可逆的であり，線維化に至った肺組織は弾性の増大，コンプライアンスの低下を生じ換気力学的にも変化をもたらす。

■ARDSの診断

臨床所見において最も重要となるのは呼吸困難，頻呼吸，低酸素血症である。呼吸困難は発症初期であれば運動時にのみ出現する労作性呼吸困難として認められるが，重症化に伴い安静時の呼吸困難となる。

診断は動脈血液ガス（PaO_2）と吸入気酸素濃度（FiO_2）によってなされる。経皮的酸素飽和度（SpO_2）とFiO_2の比である$SpO_2/FiO_2＝64＋0.84$（PaO_2/FiO_2）もARDSの予測因子とされ，$200＜PaO_2/FiO_2≦300$は$235＜SpO_2/FiO_2≦315$に相当する[2]。

胸部レントゲン所見は必ずしもびまん性ではなく，左右非対称な場合（**図1b-1**）や増悪する呼吸困難と乖離を示す場合などがある。呼吸困難があっても胸部レントゲンにおける肺野に異常所見を認めず12～24時間の時間差をもって画像陰影の異常として変化が生じる場合がある。CT所見におい

図1 ARDSにおける胸部X線画像所見の例

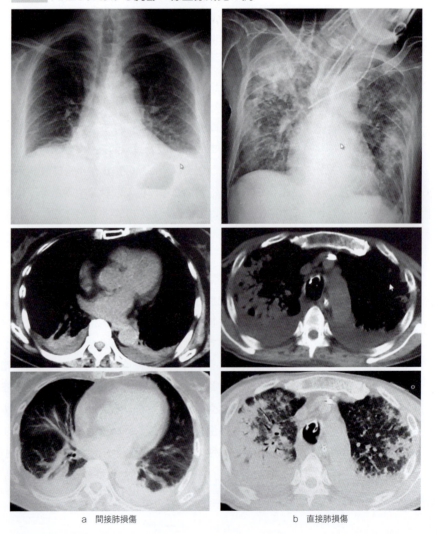

a　間接肺損傷　　　　　　　　　b　直接肺損傷

ては敗血症などを基礎疾患とする間接肺損傷（**図1a**）と，肺炎など直接的に肺傷害をもたらす場合（**図1b**）とで異なる所見を呈する。直接肺損傷では荷重部以外にも浸潤影を認める（**図1b矢印**）が，間接肺損傷では主に荷重部に浸潤影が分布し非荷重部には正常と同等の像を呈する部位がある。

■ARDSの治療

■薬物療法

ARDSに対する薬物治療は，その明確な有効性はいまだ示されてはいない。急性期のグルココルチコイド大量療法はARDSの生存率を改善せず，むしろ感染症を増悪させる可能性が示されている。一方で少量のグルココルチコイド投与については人工呼吸管理日数の減少が示されるなど，使用を考慮してもよいとされている。好中球エラスターゼ阻害薬は肺傷害軽減と線維化の進行抑制効果が期待できるが，薬剤の添付文書には「4臓器以上の多臓器障害を合併する患者，熱傷，外傷に伴う急性肺障害には投与しないことが望ましい」との記載があり，ARDS診療ガイドライン2016には「使用しないことを提案する」と記載されている。

■呼吸管理療法

近年では低容量1回換気量による肺保護戦略が一般的となってきており，成人ARDS患者に対する1回換気量6～8 mL/kg（予測体重）での設定が推奨される[3]。また，吸気終末のプラトー圧は30 cmH$_2$O以下とすることが推奨されている。呼気終末陽圧（PEEP）の明確な設定圧は明らかとはなっていない。近年行われたメタ解析による検討[4, 5]では，高いPEEP設定によりARDS患者の死亡率を減少させる可能性が示され，ヨーロッパ集中治療医学会においても中等度～重症ARDS症例においては高めのPEEP設定が推奨されている[6]。

Ⅱ　ARDSに対するリハビリテーション

■早期リハビリテーションの基本手技

ARDS診療ガイドライン2016 part Ⅰ[2]において呼吸理学療法は呼吸障害の予防および治療を目的とした呼吸管理の一手段として位置付けられている。呼吸理学療法は貯留した気道分泌物の誘導・排除，末梢気道の開存，肺胞換気の維持・改善，酸素化の改善を図り，人工呼吸器からの早期離脱，日常生活動作や患者の最終転帰の改善などを目標に行われる。ARDS患者に対する呼吸理学療法は体位変換，排痰手技を併用した体位ドレナージおよび早期モビライゼーションから構成される。

■リハビリテーションプログラムの立て方

■体位変換

ベッド上にて頭部を挙上したセミファーラー位は人工呼吸器関連肺炎との関連性が示されているが，ARDS患者の機能予後との関連性については明らかにされていない。しかし人工呼吸患者を仰臥位で管理しないことの重要性は指摘[7]されており，可及的なセミファーラー位を保持することは重要と考える。

ARDSにおける肺病変は**荷重側で増悪しやすい**。同一姿勢の保持，特に仰臥位の長時間の保持は背側への肺組織への浸潤病変を増悪させ，長期的には肺胞構造の変性をもたらす可能性がある。従って看護師や理学療法士などが協力して積極的に完全側臥位や前傾側臥位を実施していくことが求められる。これらの姿勢を保つことで，ARDSの荷重側における肺組織傷害部位の固定化を回避できると考える。また，側臥位や前傾側臥位は体位ドレナージとしても有用であり，ICU場面でも一般的に用いられる手技である[8]。

■腹臥位療法

ARDS患者に対する腹臥位管理は酸素化の改善に寄与するという報告[9, 10]はいくつかある。近年では死亡率を改善させるとの報告もある[11]が，腹臥位管理時間が1日16時間以上と長時間となっている。ARDSガイドラインでは腹臥位に伴う皮膚傷害やチューブ・ライン抜去などの合併症が想定されることを鑑み，あらゆる施設においてルーチンに行う処置ではないかもしれないとしている。

腹臥位療法の実際について示す。腹臥位への体位変換は看護師や理学療法士など3名以上のスタッフで行うのが望ましい。まず，体位変換に先立ち**挿管チューブやルート，ドレーン，各種モニタリングコードの整理，走行位置の確認と移動**が必要となる。体位変換終了後の位置関係や走行位置を事前に確認し，その位置に移動させておくことがポイントとなる。次に体位変換に携わる者同士が明確に役割を分担したうえで，互いにカバーし合うことが必要となる。筆者らの施設においては看護師の1名は頭頸部の安全確認，肢位変換を担当し，挿管チューブの把持や頸部中心静脈カテーテル，経鼻胃管チューブなどの走行確認を行う，理学療法士は患者の体位を大きく動かし，"腕抜き"のための体幹部の持ち上げを行う，もう1名の看護師は体幹や鼠径部，上肢に装着されている各種ラインやドレーン，モニタリング機器のコードなどの取り回しと"腕抜き"を主な役割としている。腕抜きとは，仰臥位から側臥位を経て腹臥位に至る際に，下側にある上肢を体幹腹側から背側へ移動させることである。腕抜きをする際，上肢に付着・装着されている点滴ライン，動脈ラインやモニタリングセンサなどの走行に十分な配慮が必要となる。

■ **早期モビライゼーション**

ICU-AW：ICU-acquired weakness

人工呼吸管理中の長期臥床に伴い発生する筋力低下は単なる廃用ではなく，筋蛋白の異化亢進状態の継続に伴う病理学的な筋萎縮であり，ICU-AWとの位置付けがなされてきている。ICU-AWでは単に筋力低下のみならず神経筋機能の低下，認知機能の低下なども伴うため，局所的なトレーニングのみによる身体機能の改善は限定的となる。また，人工呼吸管理患者においては長期臥床を強いられICU-AWに至るケースも多い。このようなICUにて集中治療管理下にある患者の特異的背景を踏まえ，近年72時間以上の人工呼吸器患者104名に対するRCTの結果から，早期モビライゼーションの有効性が示された。ARDS患者に限定された早期モビライゼーションの効果についての大規模なRCTは行われていないが，その有効性は報告されている[12]。

RCT：randomized controlled trial

鎮静深度と早期モビライゼーション

早期モビライゼーションが一般化してきた背景には，浅鎮静で管理可能な薬剤が普及し，経口挿管患者においても苦痛を最小限に止めるなかで活動性を拡大させることが可能となったことが考えられる。鎮静深度により選択できる運動療法の種類が異なってくるため，早期モビライゼーションにおいても鎮静評価は重要となる。RASSは近年ICUにおける鎮静評価として広く用いられている。

RASS：Richmond Sedation Agitation Scale

運動療法や早期モビライゼーションを行う場合においてもRASSスコアおよび患者から得られる協力の程度によって選択する運動療法プログラムが異なる（**表2**）。RASS＜－2であれば他動運動や他動的なストレッチが運動プログラムの主となる。

XII

各論

表2 **集中治療下にある患者への運動療法**

無反応，協力が得られない患者 RASS＜－2　S5Q＜3	協力が得られる適切な患者 RASS≧－2　S5Q≧3
他動運動 　反復回数：5回／各関節 ストレッチ 　実施時間：20分間 他動サイクル運動 　実施時間：20分間 筋電気刺激 　実施時間：60分間 　強度：45Hz　頻度：毎日 持続的他動運動 　3回×3時間／日	運動療法 　強度：Borg11〜13 　反復回数：8〜10セット数：1〜3 　実施頻度：1〜2回／日 　負荷の増加： 　　STEP1：反復回数10回まで 　　STEP2：セット数3セットまで 　　STEP3：強度をBorg11→13 　　STEP4：1セット→2セット／日 ADLトレーニング 　立位，バランス練習，歩行 離床動作練習

RASS：RichmondSedationAgitationScale, S5Q：Standard Five Questions
(Sommers J, et al：Physiotherapy in the intensive care unit：an evidence-based, expert driven, practical statement and rehabilitation recommendations. Clin Rehabil, 29（11）：1051-1063. より引用)

ROM：range of motion

関節可動域練習においては，特に換気および姿勢保持への関与の大きい**肩関節，体幹，股関節**に対して積極的に行うことが求められる。肩甲上腕関節のROMに先立ち，肩甲胸郭間関節の他動運動を十分に行う（**図2**）。呼吸補助筋はRASS－4であっても活動するため，吸気補助筋の筋硬結や短縮が徐々に進行する。呼吸補助筋の多くは**肩甲骨**に付着するため，肩甲骨の被動抵抗を評価することで周囲筋の活動状態が把握できる。肩甲上腕関節のROMは肩甲胸郭間関節の可動性を十分に引き出したのちに行う。この場合も肩甲胸郭間関節の上方回旋を誘導しつつ行うことが関節傷害を起こさないために必要である（**図3**）。さらに，肩甲上腕関節可動域の最終レンジにおいては脊柱の伸展も引き出しながら行う（**図4**）。エアマットなどの高機能ベッドに臥床している患者は胸腰椎の後弯を呈していることが多く，このような姿勢は肩関節の屈曲角度を減少させる。また，自発的な呼吸運動を考えた場合，深吸気終末では脊柱の伸展が伴うことが必須となる。従って，深鎮静下でのROMトレーニングであっても，自発呼吸再獲得に必要となる運動機能を想定した生理的な身体可動性の維持を測ることが肝要である。

RASS≧－2程度の浅鎮静での管理がなされると，積極的に自動運動や抵抗運動を取り入れてゆく。特に肩甲骨周囲筋は頭頸部の保持や換気に必須の筋群が数多くあるため，肩甲帯および体幹筋の収縮を意識した自動運動，抵抗運動が求められる。わずかであっても呼吸努力を伴う患者であれば，一昼夜での呼吸性筋活動は数万回に至る。同一の筋がこれだけの反復収縮を強いられる，しかも人工呼吸管理下であればその運動量がもたらす局所性全身性の負担は想像に難くない。運動療法においては十分なリラクゼーションののちに十分な随意的筋活動を反復させ，筋内循環を適正化し疲労の除去と筋力の増強を図ることが必要となる。

モビライゼーションプログラムのポイント

モビライゼーションプログラムでは，人工呼吸管理の有無を問わずベッドアップ座位，端座位，立位，足踏み，歩行と進めるが，ここでも単に起こす，座らせる，歩かせるといったアプローチのみでは不十分である。座位姿勢は立位，歩行に先立つ基本的な姿勢だが，ここでの**骨盤や脊柱のコントロール**が適切に行えることがその先の活動性改善にとって重要となる。**図5a**は座位姿勢を保ってはいるが骨盤は後傾し体幹は前屈している。この姿勢では立ち上がり動作や立位保持において過剰な負荷が腰背部，膝関節，足関節に作用し円滑な動作獲得には至らない。また，体幹が前屈している状態では深吸気が行えないため，呼吸数の増加につながりやすく**呼吸筋疲労**が進行する。さらに介助者への負担が増し種々のデバイスへの配慮も不十分となりやすく危険である。**図5b**の座位姿勢では骨盤は直立し体幹の伸展が得られている。自然な深吸気が得られ適切な1回換気量が保たれる。不要な呼吸数の増加が生じないため疲労も起こりにくい。このように骨盤や体幹を自らコントロー

ルできる筋力が再獲得されることは，立位や歩行を考えた際に必要不可欠である。

Jolleyらの報告[13]では経口挿管下呼吸管理患者のout of bed mobilityの予測因子としてオッズ比138.4との値をもって理学療法士，作業療法士の存在が示されている。療法士が患者の活動性改善に欠かせない存在であることが改めて示唆されている。

図2 肩甲胸郭間関節におけるROMの例

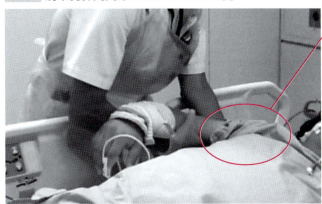

肩甲骨を背側から把持し，全方向への十分な可動性維持を図る。

図3 肩甲上腕関節におけるROMの例

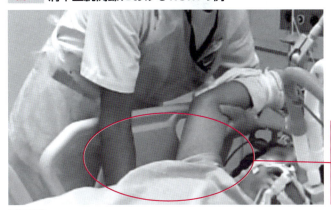

肩甲上腕関節屈曲に伴い，肩甲骨が上方回旋するよう徒手的に誘導する。

図4 体幹伸展を誘導しながらの肩甲上腕関節におけるROM

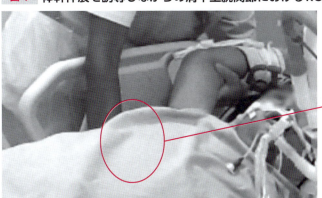

肩甲上腕関節の屈曲最終域において，背側より体幹の伸展，運動の誘導を行う。

図5 端座位保持における体幹伸展動作

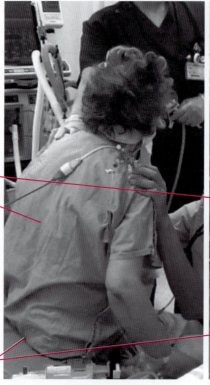
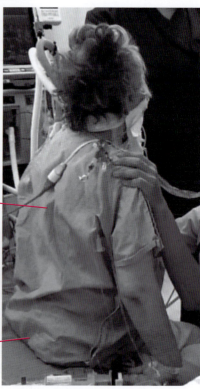

体幹前屈位（a）から伸展位（b）へ自動・他動的に誘導する。

骨盤後傾位（a）から前傾位（b）へ誘導する。

a 骨盤後傾, 体幹屈曲　　b 骨盤直立位, 体幹伸展

III 特殊な人工呼吸モード下におけるリハビリテーション

■特殊な人工呼吸モード

　ARDS患者に対する特殊な人工呼吸モードが及ぼす効果については十分な検討はなされていない。ARDS診療ガイドライン part2[3] では高頻度振動換気（HFOV）について言及されており，「成人ARDS患者においてHFOVは行わない」ことが提案されている。一方，これ以外の人工呼吸モードに関しては適否を検討するための文献自体が乏しいことから今後の試みが待たれる。

　ここでは特殊な換気モードとして，日常臨床においてARDS患者に対し用いられることのある気道内圧開放換気（APRV）および按分比例補助換気（PAV）について記述する。

HFOV：high frequency oscillatory ventilation

APRV：airway pressure-release ventilation

PAV：proportional-assist ventilation

■ APRV

　APRVは高いPEEPを保つことで肺胞開存が保たれ酸素化能が改善する

ことに加え，ときどきPEEPを解放し呼気を得ることで換気を促す人工呼吸器設定である。APRVは最高気道内圧をある程度低く設定でき，上層圧でも自発呼吸が可能となっている。機能的残気量が高い位置に保たれるためopen lung maneuverの効果も得られ酸素化改善に有用である。

■ PAV

PAVは圧補助換気の1つであり，人工呼吸器が患者の呼吸器系の弾性および気道抵抗から患者の呼吸仕事量を算出し，その仕事量に対して人工呼吸器が圧サポートを行う換気モードである。安静時では安楽な呼吸が可能な患者でも特定の姿勢や動作時に呼吸仕事量が増加し疲労が急速に高まる場合などに有効である。

■特殊な人工呼吸モードが適応となる病態

APRVは肺虚脱などによる酸素化能の低下や換気不全がある場合に適応とされ，主としてARDSなどの急性肺障害患者や高いPEEPで適切なPaO_2が得られるような肺水腫を有する患者などに用いられる。常に高いPEEPによる肺胞の拡張が図られるため，最高気道内圧を30 cmH$_2$O以下に保つことで肺損傷を抑制できる。また，FRCを高値に保つため拡散障害に対して有効である。一方，気胸の発生やCOPDなどのような呼出障害を有する症例に対しては不利な点などが問題点として挙げられる。PAVは呼吸筋力が低下するような神経筋疾患患者や，呼吸筋weaknessの進行した症例などが適応となる。また，自発呼吸が十分にあることも選択基準の1つである。

FRC：functional residual capacity
COPD：chronic obstructive pulmonary disease

■特殊な人工呼吸モード下でのリハビリテーション

APRVはARDS急性期の特に酸素化不良が著しい時期に用いられる。今回の使用例では急性膵炎からARDSに移行した症例において，急性期における呼吸管理においてAPRVが使用された。

PAVの使用例としてリウマチに対する長期ステロイド投与症例に発症した肺炎に伴うARDSに対し，その亜急性期における使用例がある。本稿ではこれらの2症例を通じて特殊な人工呼吸モード下でのリハビリテーションについて紹介する。

症例1　APRVの適応となった急性膵炎からARDSを発症した症例

症例：40歳代，男性。
現病歴：腹痛，背部痛にて他院受診。急性膵炎指摘され当院へ搬送。来院時GCS 4-5-6，血液ガス pH7.439，$PaCO_2$ 32.9 mmHg，PaO_2 51.9

GCS：Glasgow Coma Scale

mmHg，急性膵炎のStage 2（急性膵炎重症度スコア4点），CT grade：Ⅲであった。呼吸管理は酸素マスクにて加療されていた。理学療法は第4病日から開始。第13病日に呼吸状態悪化し経口挿管人工呼吸管理となった。

既往歴：心不全，高血圧，慢性腎不全に伴う維持透析。

理学療法初期評価：意識はGCS 4-5-6，清明。マスク5L，ベッド上寝返り起居動作自立，MMTは四肢5．呼吸数17回/分，呼吸音は両側後肺底区で捻髪音，水泡音混在。呼吸パターンは腹式呼吸であった。

理学療法経過：急性増悪後の所見ではRASS 0，指示動作への応答は良好。人工呼吸器設定はPC-BIPAPにて換気回数8，PEEP 10，PS 15，F$_I$O$_2$ 0.4であった。呼吸状態は呼吸数31～36回/分，呼吸音は両側後肺底区で気管支音のみの聴取であった。PC-BIPAPモードにおいて頻呼吸を認め，P/F比も143と低値であったためAPRVモードの導入となり高PEEP 20 cmH$_2$O，低PEEP 0，高圧時間4.40秒，低圧時間0.60秒，F$_I$O$_2$ 0.30にて開始となった（**図6**）。理学療法では適切な換気機能の維持・改善を目指しベッド上での他動運動～抵抗運動を反復して行った。また，体位ドレナージおよび無気肺改善を目的に完全側臥位および前傾側臥位を実施した。

MMT：manual muscle testing
PC：pressure control
BIPAP：bilevel positive airway pressure
PS：pressure support

図6 APRVモードのグラフィックモニタの実際

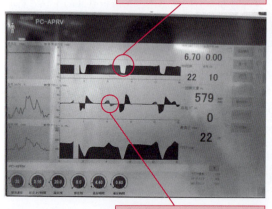

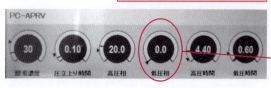

a　上段：APRVグラフィックモニタ
　　下段：設定詳細

b　BIPAPモードでの頻呼吸

症例2 誤嚥性肺炎から生じたARDSに対しPAVが有効であった症例

CRP：C-reactive protein

症例：60歳代，女性。

現病歴：1週間前から体調が悪く熱感を有していた。倦怠感とひどい震え
を認めたため外来受診となった。受診時，体温39.2℃，CRP21.6であった。
胸部X線画像にて両側下肺野にスリガラス様陰影，右肺に少量の胸水を認
めた。肺炎の診断にて入院加療となった。第3病日に呼吸状態悪化，呼吸
窮迫症状呈し室内気にてSpO₂ 88%のためマスク8Lにて酸素投与開始，
喘ぎ様呼吸継続し意識レベル低下認めたため経口挿管人工呼吸器管理とな
った。挿管時の血液ガス所見はpH 7.337，PaO₂ 66.3 mmHg，PaCO₂
48.5 mmHgであった。第6病日に理学療法開始。

既往歴：慢性関節リウマチ。ステロイド投与歴は約24年。

SIMV：synchronized
intermittent mandatory
ventilation

理学療法初期評価：意識はRASS−2，呼びかけに開眼あるもすぐに閉眼。
経口挿管人工呼吸管理をされておりSIMV12，PEEP 5，PS 8，FiO₂ 0.8
であった。姿勢は円背を呈し頸椎は前弯増強，手指はムチランス変形で非
実用手，肩・肘関節は2/3程度のROM制限を認めた。股関節は伸展−80°，
膝関節は伸展−90°，屈曲110°となっていた。呼吸数は18回/分，呼吸
パターンは胸式優位の胸腹式呼吸を呈し横隔膜活動性は低下を認めた。胸
部X線画像では右優位の網状陰影と両側肺野のすりガラス様陰影を認め
た。

理学療法経過：理学療法では他動運動に加え自動運動が可能な際は上下肢
の自動〜抵抗運動を実施した。第8病日に抜管，人工呼吸器離脱しハイフ
ローセラピーへと移行，ネーザルハイフロー40% 40L/分での酸素療法
を実施。上部胸式努力様呼吸は継続し，また，咳嗽が極めて弱いために気
道クリアランスが困難であった。ドレナージ体位の保持と排痰手技や吸引
による速やかな痰の除去を行ったが第11病日に再度経口挿管人工呼吸管
理となった。CPAPモードでのPEEP5，PS5まではウィーニングが図ら
れたがTピースにて呼吸困難，循環変動を認めたため第20病日に気管切
開下での人工呼吸管理となった。端座位保持にて呼吸困難増強するため按
分比例補助換気（PAV）モードの使用開始となった。PAVモードでの設
定詳細について**図7**に示す。PAVにおける呼吸努力に対するサポート流量
は%Supportとして設定し，安静時と運動時で設定値を変更して行った。
運動療法においては臥位での十分な呼吸筋リラクゼーションと自動〜抵抗
運動を実施し特に吸気筋力の改善を試みた。結果，労作時呼吸困難を呈す
ることなくTピースへと移行でき人工呼吸器離脱に至った（**図8**）。

XII

各論

図7 PAVモードのグラフィックモニタ画面の実際

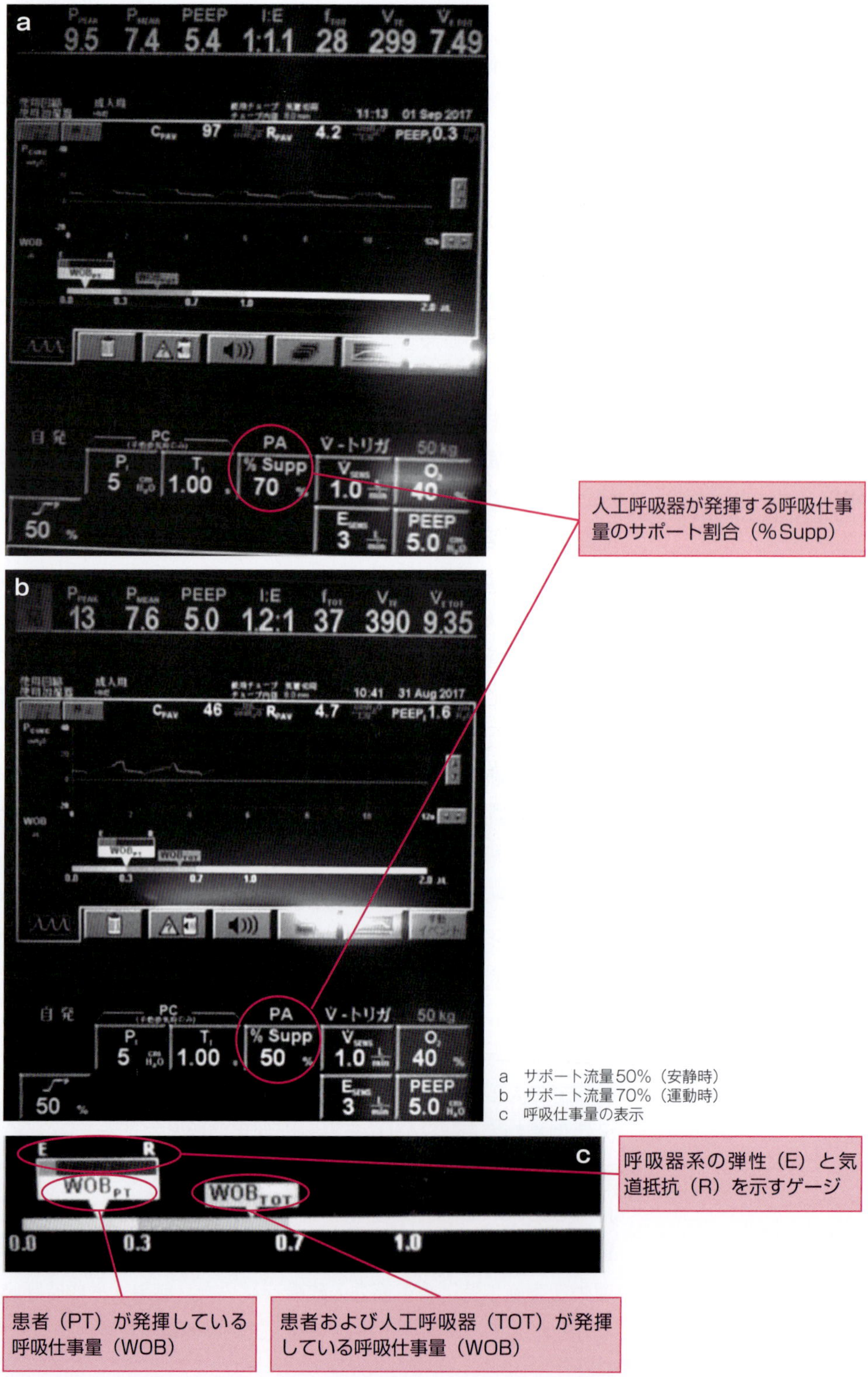

人工呼吸器が発揮する呼吸仕事量のサポート割合（%Supp）

a　サポート流量50%（安静時）
b　サポート流量70%（運動時）
c　呼吸仕事量の表示

呼吸器系の弾性（E）と気道抵抗（R）を示すゲージ

患者（PT）が発揮している呼吸仕事量（WOB）

患者および人工呼吸器（TOT）が発揮している呼吸仕事量（WOB）

PT：patient，WOB：work of breathing，TOT：total

図8 症例2における呼吸器設定の経時的変化

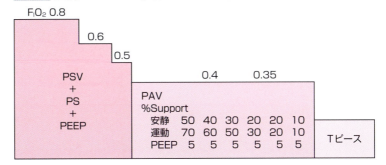

引用文献

1) ARDS Definition Task Force, Ranieri VM, et al：Acute respiratory distress syndrome：the Berlin Definition. JAMA, 307（23）：2526-2533, 2012.
2) 3学会合同ARDS診療ガイドライン2016作成委員会，編：ARDS診療ガイドライン2016. 日本呼吸器学会，日本呼吸療法医学会，日本集中治療医学会．
(http://www.jsicm.org/ARDSGL/ARDSGL2016.pdf)
3) 3学会合同ARDS診療ガイドライン2016作成委員会，編：ARDS診療ガイドライン2016 Part 2. 日本呼吸療法医学会，日本集中治療医学会．
(https://www.jrs.or.jp/modules/guidelines/index.php？content_id＝90)
4) Oba Y, et al：High levels of PEEP may improve survival in acute respiratory distress syndrome：A meta-analysis. Respir Med, 103（8）：1174-1181, 2009.
5) Briel M, et al：Higher vs lower positive end-expiratory pressure in patients with acute lung injury and acute respiratory distress syndrome：systematic review and meta-analysis. JAMA, 303（9）：865-873, 2010.
6) Ferguson ND, et al：The Berlin definition of ARDS：an expanded rationale, justification, and supplementary material. Intensive Care Med, 38（10）：1573-1582, 2012.
7) 日本集中治療医学会ICU機能評価委員会：人工呼吸器関連肺炎予防バンドル2010改訂版．
(http://www.jsicm.org/pdf/2010VAP.pdf)
8) Ntoumenopoulos G, et al：Secretion clearance strategies in Australian and New Zealand Intensive Care Units. Aust Crit Care, [Epub ahead of print], 2017.
9) Langer M, et al：The prone position in ARDS patients. A clinical study. Chest, 94(1)：103-137, 1988.
10) Chatte G, et al：Prone position in mechanically ventilated patients with severe acute respiratory failure. Am J Respir Crit Care Med, 155（2）：473-478, 1997.
11) Guérin C, et al：Prone positioning in severe acute respiratory distress syndrome. N Engl J Med, 368（23）：2159-2168, 2013.
12) Walsh CJ, et al：Muscle wasting and early mobilization in acute respiratory distress syndrome. Clin Chest Med, 35（4）：811-826, 2014.
13) Jolley SE, et al：Point Prevalence Study of Mobilization Practices for Acute Respiratory Failure Patients in the United States. Crit Care Med, 45（2）：205-215, 2017.

XII-2 人工呼吸器離脱困難に対する早期リハビリテーション

松嶋真哉　横山仁志

キーワード

SBT，SAT，敗血症，チーム医療

キーポイント

①人工呼吸器離脱困難例はPICSのリスクが高く早期リハビリテーションが必須である。

②人工呼吸器からの離脱が困難となっている原因を把握し，改善に向けた呼吸理学療法を実施する。

③人工呼吸器離脱困難例の早期リハビリテーションは，全身状態の治療状況や人工呼吸器の離脱段階に合わせてプログラムを構成する。

④早期リハビリテーションの実施は，リスクを最小限にするために多職種でのチームによって介入する。

I　概念

ICUに入室するような重症患者は，人工呼吸療法を必要とする場合が多い。人工呼吸器を使用する患者は，鎮静・鎮痛薬あるいは筋弛緩薬の投与や，治療に必要なデバイス，点滴ルート類，モニタリング機器が装着されているため，入院治療を受ける患者のうち，最もベッド上臥床の時間が長くなることが推測される。このため，人工呼吸器装着患者はPICSのリスクが非常に高く，早期リハビリテーションの絶対的な適応と考えられる。ただし，人工呼吸器の離脱が1～2日と比較的早期に可能な症例に関しては，抜管後に離床を進めることのほうが，より運動中に起こりうるリスクを軽減させ運動療法の効果も高いものとなる。そのため，リスクとベネフィットを天秤にかけ，医師を中心としたチームにて離床の開始時期を検討する必要がある。一方，3～7日またはそれ以上の人工呼吸器管理が必要となった人工呼吸器離脱困難例に関しては，前述したPICSを予防すべく早期リハビリテーションが必須となる。人工呼吸器離脱における6段階を図1に示す[1]。一般的に第4段階のSBTを成功した場合，第5段階の抜管へと進むが，実際には最初のSBTで人工呼吸の離脱が可能であった患者は55%であり，残りの45%は最初のSBTから7日以上抜管が不可能な人工呼吸器離脱困難例であったと

PICS：post-intensive care syndrome

SBT：spontaneous breathing trial

報告されている[2]。このような人工呼吸器離脱困難例への早期リハビリテーション実施には，人工呼吸器からの離脱が困難となっている原因を把握するとともに，介入時に人工呼吸器からの離脱がどこまで進んでいるかを理解することが必要である。本項では，人工呼吸器離脱困難例の原因や実践のポイントなどを述べる。

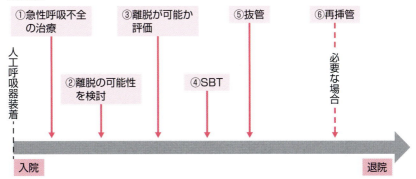

図1 人工呼吸器離脱における6段階

(文献1より一部改変)

II 原因と病態

人工呼吸器が離脱困難となる代表疾患として敗血症が挙げられる。敗血症は多臓器不全を引き起こすため，呼吸不全，循環不全または意識障害などさまざまな要因によって人工呼吸器装着期間が遷延する。特に呼吸器系の障害頻度が高く，肺炎を起因とする重篤例では低酸素血症が進行しARDSの形態を示す。実際に，ARDSの原因の約80%が敗血症とも報告されており[5,6]，敗血症はICUにおいて頻繁に遭遇する疾患である。その他にも人工呼吸器が離脱困難となる疾患として，重症心不全は，血行動態が安定せずSBTの開始が遅延したり，肺うっ血や胸水の影響により酸素化能や換気能に障害をきたす場合がある。多発外傷や重症脳損傷患者では，意識レベルの問題により上気道の開存性が担保できず長期の人工呼吸器管理を余儀なくされる場合が多い。また，重篤な呼吸筋力低下を引き起こすGuillain-Barré(ギランバレー)症候群をはじめとする神経難病疾患も人工呼吸器が離脱困難となる代表疾患である。このように，さまざまな疾患によって人工呼吸器からの離脱が困難となるが，その原因は大まかに，

①酸素化能
②換気能
③肺メカニクス
④呼吸予備能
⑤上気道の開存性

ARDSは，p.196参照。
ARDS：acute respiratory distress syndrome

早期リハチェックポイント

SBT

SBTとは，人工呼吸による補助がない状態に患者が耐えられるかどうか確認するための試験のことである[3]。

わが国の「人工呼吸器離脱に関する3学会合同プロトコル」[4]に示されているSBTの開始安全基準，方法，成功基準を**表1**に示す。

表1 SBTの開始安全基準，方法，成功基準

SBTの開始安全基準【①〜⑤をすべてクリアした場合「SBT実施可能」】

①酸素化が十分である
  ・$FiO_2 ≦ 0.5$ かつ $PEEP ≦ 8\ cmH_2O$ のもとで $SpO_2 > 90\%$
②血行動態が安定している
  ・急性の心筋虚血，重篤な不整脈がない
  ・心拍数 ≦ 140 bpm
  ・昇圧薬に依存していない（DOA ≦ 5μg/kg/min，DOB ≦ 5μg/kg/min，NAD ≦ 0.05μg/kg/min）
③十分な吸気努力がある
  ・1回換気量 > 5 mL/kg
  ・分時換気量 < 15 L/分
  ・RSBI（1分間の呼吸回数/1回換気量 [L]）< 105/min/L
  ・呼吸性アシドーシスがない（pH > 7.25）
④異常呼吸パターンを認めない
  ・呼吸補助筋の過剰な使用がない
  ・シーソー呼吸（奇異性呼吸）がない
⑤全身状態が安定している
  ・発熱がない
  ・重篤な電解質異常を認めない
  ・重篤な貧血を認めない
  ・重篤な体液過剰を認めない

SBTの方法

吸入酸素濃度50%以下の設定で，Tピースまたは $CPAP ≦ 5\ cmH_2O$（$PS ≦ 5\ cmH_2O$）
30分間継続し，以下の基準で評価する（120分以上は継続しない）
耐えられなければ，SBT前の条件設定に戻し，不適合の原因について検討し，対策を講じる

SBT成功基準

・呼吸数 < 30回/分・$SpO_2 ≧ 94\%$，$PaO_2 ≧ 70\ mmHg$
・心拍数 < 140 bpm，新たな不整脈や心筋虚血の徴候を認めない
・過度の血圧上昇を認めない
・以下の呼吸促迫の徴候を認めない（SBT前の状態と比較する）
 1. 高度な呼吸補助筋の使用
 2. シーソー呼吸（奇異性呼吸）
 3. 冷汗
 4. 重度の呼吸困難感、不安感、不穏状態

SBT：spontaneous breathing trial, PEEP：positive end expiratory pressure, DOA：dopamine, DOB：dobutamine, NAD：nicotinamide adenine dinucleotide, RSBI：rapid shallow breathing index, CPAP：continuous positive airway pressure, PS：pressure support

（文献4を基に作成）

の5つに分類できる（**表2**）[8]。人工呼吸器離脱困難例に対する早期リハビリテーションを実践するうえで，人工呼吸器からの離脱が困難となっている原因を把握し，その推移を評価していくとともに，その原因を改善させ得るリハビリテーション介入があるかを考察する必要がある。それぞれの原因・病態についてさらに後述する。

表2 人工呼吸器離脱（抜管）に必要なパラメータ

①酸素能	
動脈血酸素分圧（PaO_2）	≧ 70 mmHg
P/F ratio（PaO_2/FiO_2）	≧ 150（FiO_2：吸入気酸素濃度 ≦ 0.5，PEEP ≦ 8 cmH_2O）
②換気能	
呼吸数（RR）	≦ 30回/min（> 6回/min）
一回換気量（VT）	≧ 5 mL/kg
分時換気量（MV）	≦ 15 L
動脈血二酸化炭素分（$PaCO_2$；pH）	35～50 mmHg（7.30 < pH < 7.55）
RSBI	≦ 100～105回/min/L
③肺メカニクス	
静的コンプライアンス（Cst）	≧ 25 mL/cmH_2O
気道抵抗（Raw）	≦ 15 cmH_2O/L/sec
④呼吸予備能	
最大吸気圧（MIP）	≧ − 20 cmH_2O
肺活量（VC）	≧ 15 mL/kg
肺活量／一回換気量（VC/VT）	≧ 2
⑤上気道の開存性	
意識レベル（GCS）	> 8　従命が十分
カフリーク量（カフリーク率）	≧ 110 mL（≧ 10％）
咳嗽時最大呼気流速（CPEF）	≧ 60 L/min

PEEP：positive end expiratory pressure，RR：respiratory rate，VT：tidal volume，MV：minute ventilation，RSBI：rapid shallow breathing index，Cst：static lung compliance，Raw：airway resistance，MIP：maximal inspiratory pressure，VC：vital capacity，GCS：Glasgow Come Scale，CPEF：cough peak expiratory flow

（文献8より一部改変引用）

SOFA：sequential organ failure assessment

早期リハチェックポイント

敗血症

　敗血症は，「感染症によって重篤な臓器障害が引き起こされる状態」と定義する[7]。敗血症は，感染に対する生体反応が調整不能な病態であり，生命を脅かす臓器障害を導く。また，敗血症が重症化し，「急性循環不全により細胞障害および代謝異常が重度となり，死亡率を増加させる可能性のある状態」を敗血症ショックと定義する[7]。敗血症の診断はICU入室患者の場合，感染症もしくは感染症の疑いがあり，かつSOFAスコア（**表3**）合計2点以上の急上昇により診断する。一方，病院前救護，救急外来，一般病棟では，感染症あるいは感染症が疑われる患者に対してquick SOFA（意識変容，呼吸数≧ 22回/分，収縮期血圧≦ 100 mmHg）を評価し，2項目以上が存在する場合は敗血症を疑い，適切な評価や治療開始を行うきっかけとする。最終的にはICU入室患者と同様な診断基準を用いて敗血症の確定診断となる。なお，敗血症ショックは適切な輸液蘇生を行っても平均動脈血圧が65 mmHg以上を維持するために循環作動薬を必要とし，かつ血清乳酸値2 mmol/L（18 mg/dL）を超える場合に診断される。

表3 SOFAスコア

スコア	0	1	2	3	4
意識 GCS	15	13〜14	10〜12	6〜9	＜6
呼吸 P/F ratio：PaO_2/FIO_2	＞400	≦400	≦300	≦200 および呼吸補助	≦100 および呼吸補助
循環	平均血圧≧ 70 mmHg	平均血圧＜ 70 mmHg	ドパミン≦5 μg/kg/min あるいはドブタミン の併用	ドパミン5〜15 μg/kg/min あるいはノルアド レナリン≦0.1 μg/kg/min あるいはアドレナ リン≦0.1 μg/kg/min	ドパミン＞15 μg/kg/min あるいはノルアド レナリン＞0.1 μg/kg/min あるいはアドレナ リン＞0.1 μg/kg/min
肝 血漿ビリルビン値(mg/dL)	＜1.2	1.2〜1.9	2.0〜5.9	6.0〜11.9	≧12.0
腎 血漿クレアチニン値(mg/dL) 尿量(mL/day)	＜1.2	1.2〜1.9	2.0〜3.4	3.5〜4.9 ＜500	≧5.0 ＜200
凝固 血小板数(×10^3/μL)	＞150	≦150	≦100	≦50	≦20

GCS：Glasgow Coma Scale

■酸素化能（**表2**①）

　重度に酸素化能が障害されている場合，特に高い吸入気酸素濃度が必要な場合は人工呼吸器からの離脱が困難となる。酸素化能の障害は，❶換気血流比不均等，❷シャント，❸拡散障害，❹肺胞低換気の4つのメカニズムのいずれか，もしくはいくつかの組み合わせで生じる。

■❶換気血流比不均等

VA：alveolar ventilation

　体内の酸素化を保つためには，肺胞換気量（VA）と肺毛細血管の血流量（Q）のバランスが重要な要因であり，体内の酸素分圧はこれらによって決定される。これらの比が崩れた状態を換気血流比不均等（VA/Qミスマッチ）という。特に長期の人工呼吸器管理を余儀なくされる患者は下側肺障害が頻発し，血流の多い背側に換気量が低下するため酸素化障害を引き起こすことが多い。換気血流比不均衡が存在する場合は，体位を変換することによってVA/Qミスマッチを是正できる可能性があるため，リハビリテーションなどで良肢位をとる必要性がある。

■❷シャント

　シャントは換気血流比不均等の顕著な場合であり，換気がない肺胞に血流だけ存在する状態である。閉塞性および圧迫性の無気肺はシャントにあたる。無気肺のなかでも，気道内分泌物の気道・気管支閉塞による閉塞性無気肺は，あらゆる疾患・病態に併存する可能性があり，気道クリアランス法などのリ

ハビリテーションによって改善可能な病態である。

■❸拡散障害

　肺胞内のガスと肺毛細血管内の血液は，非常に薄い膜で隔てられて接触し，双方の分圧の較差でガス交換（拡散）を行っている。拡散に必要な肺胞面積の減少や肺胞隔壁の浮腫，線維化，細胞浸潤，水分の貯留，異物の沈着などの肺胞および間質病変により，拡散機能に障害が生じる。間質性肺炎，重度の肺気腫，心不全，肺水腫や ARDS などで拡散障害が生じるが，拡散障害はリハビリテーションにて改善不可能な病態であり，原疾患の治療が必要となる。

■❹肺胞低換気

　肺胞では，O_2 を取り入れ，CO_2 を排出するガス交換が行われる。よって拡散に十分な肺胞換気量が得られない場合，高二酸化炭素血症を伴う酸素化障害を引き起こす。肺胞低換気による酸素化能の障害は，換気能の改善が必要であるが，詳細は次項で述べる。

■換気能（表2②）

　換気能低下を引き起こす代表的疾患を表4に示す[9]。人工呼吸療法は，陽圧によって換気をサポートすることが主な目的である。そのため自発呼吸やサポート圧を減圧した状態で換気能が低値を示す患者は，呼吸器依存となり人工呼吸器からの離脱が困難となる。よって，リハビリテーションを行ううえでも人工呼吸器のディスプレイ画面やライトスパイロメータ（図2）などを活用し，換気能を評価することが重要となる。換気能の改善には原疾患の治療が必要な場合が多いが，無気肺が原因となる換気能の低下に関しては気道クリアランス法や深呼吸，肺拡張法などの呼吸トレーニングによって改善する可能性がある。

■肺メカニクス（表2③）

　肺コンプライアンスや気道抵抗といった肺メカニクスをモニタリングすることで，さまざまな呼吸系の状態を理解することができる。肺コンプライアンス〔静的肺コンプライアンス（Cst）〕は，肺と胸郭を合わせた総合的な呼吸器系の柔軟性や広がりやすさを示す指標である。正常値は50〜70 mL/cmH_2O であり，25〜30 mL/cmH_2O 以下の低肺コンプライアンス状態では肺・胸郭を十分に拡張せず呼吸仕事量が増加することから，人工呼吸器からの離脱が困難となりやすい[10]。また，気道抵抗は気管チューブや中枢気道部分の粘性抵抗，すなわち中枢気道部のガスの通過のしやすさを示す指標である。正常値は 2〜3 cmH_2O/L/sec であり，10 cmH_2O/L/

Cst : static lung compliance

表4 換気能低下を引き起こす代表的な疾患

原因部位	疾患
呼吸中枢	脳障害（脳血管障害，脳腫瘍，脳炎），薬物（鎮静薬，睡眠薬，麻薬）
脊髄・末梢神経 神経筋接合部	脊椎損傷，横隔神経麻痺，脊髄性進行性筋萎縮症，筋萎縮性側索硬化症，Guillain-Barré症候群，有機リン中毒，筋ジストロフィー，重症筋無力症
呼吸筋	筋弛緩薬，呼吸筋麻痺，呼吸筋疲労
胸腔内・胸郭拡張	気胸，大量胸水，胸部外傷，フレイルチェスト，胸郭形成術後，脊柱後弯・側弯症，胸郭変形
上気道	舌根沈下，気道内異物，声帯浮腫，気管支喘息
末梢気道・肺胞	重度COPD，間質性肺炎，気管支拡張症，無気肺，ARDS

COPD：Chronic obstructive pulmonary disease
ARDS：acute respiratory distress syndrome

（文献9を基に作成）

図2 ライトスパイロメータと測定場面

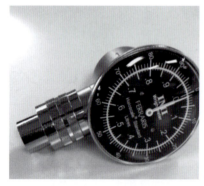 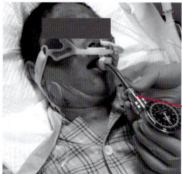

（ハロースケール・ライト・レスピロメーター，アイ・エム・アイ株式会社）

挿管チューブの先端にライトスパイロメータを装着し，30秒間（可能であれば1分間）の換気量を目盛りから読み取る。同時に呼吸数も測定し，以下の式からRR，MV，TVを算出する。
RR（呼吸数：回分）：
30秒間の呼吸数×2
MV（分時換気量）：
30秒間の換気量×2
TV（一回換気量）：MV÷RR
※1分間測定した場合は，その呼吸数がRR，換気量がMVとなる。

sec以上で上昇と判断される。15 cmH$_2$O/L/sec以上では著しい呼吸努力，または呼気を搾り出すような呼気延長所見を認め，人工呼吸器からの離脱が困難な症例が多い。これらの指標の経時的変化をみることによって，呼吸状態の改善や推移，リハビリテーションの効果などを評価することが可能である。人工呼吸器装着患者での各測定条件・方法や計算方法を**図3**に示す。

■呼吸予備能（表2④）

　SBTが成功している場合でも，抜管後に呼吸筋疲労が原因となり再挿管に陥ることは少なくない。よって，患者がどの程度呼吸機能に予備力をもっているかを抜管前に理解することは，人工呼吸器離脱を行ううえで重要である。患者の覚醒レベルが十分であり従命が可能な場合には，換気量の理解のみでなく，呼吸予備能を評価しておくことが望ましい。呼吸予備能は最大吸気筋力（MIP）を用いて評価する方法がある。人工呼吸器装着患者では最大の吸気努力時に挿管チューブ内に生じる陰圧をMIPの代替値として活用し，人工呼吸器のオプション機能や挿管チューブにフィットする測定器具を用い

MIP：maximum inspiratory pressure

図3 吸気終末ポーズ法による肺コンプライアンス・気道抵抗の測定

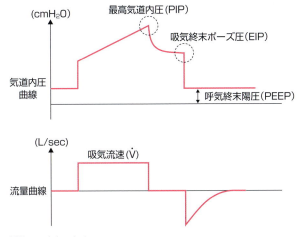

PIP : peak inspiratory pressure
EIP : end-inspiratory plateau
PEEP : positive end expiratory pressure

＜測定条件＞
・従量式調節換気での測定が望ましい
　（自発呼吸を認めないか乏しい場合に測定精度良好）
・吸気流量波形は矩形波
・吸気終末に休止時間（吸気終末ポーズ）を設ける
・気道内圧，一回換気量（呼気），吸気流速を読み取り
　以下の計算式に代入する

肺コンプライアンス(mL/cmH₂O)
　＝一回換気量/(EIP－PEEP)

気道抵抗(cmH₂O/L/sec)
　＝(PIP－EIP)/吸気流速

（文献10より一部改変引用）

CPAP : continuous positive airway pressure
PSV : pressure support ventilation

て測定する．一般的に人工呼吸器離脱には，MIPが－20～－30 cmH₂Oよりも強い陰圧を発生させることができれば，人工呼吸器から離脱できる可能性が高くなるとともに，呼吸筋疲労を生じるリスクも減少する．当然，呼吸予備能を反映する MIP は，前述した換気能との関連も明らかであり，－40 cmH₂O程度を下回ると VTは低下，－30 cmH₂Oの陰圧を下回ると換気効率の悪化を生じ始める[11]．また，肺活量（VC）を用いて呼吸予備能を評価可能である．VCは，ライトスパイロメータあるいはCPAPやPSVの低圧設定時に，最大吸気後に最大努力下で呼気を行い，その量を読みとることで測定する．正常値は50～60 mL/kgであり，人工呼吸器離脱をする際は15 mL/kgを要する．

■上気道の開存性（表2⑤）

肺臓器実質に問題がなくても，上気道の閉塞や狭窄のおそれがある場合は人工呼吸器からの離脱が困難となる．特に，意識レベルが清明でない場合は，舌根沈下による気道閉塞や誤嚥のリスクが高まり，喀痰も不十分のため抜管失敗に陥る可能性が高い．また，長期の挿管期間を有した人工呼吸器装着患者では抜管後の咽頭浮腫のリスクが高まる．咽頭浮腫による上気道狭窄を抜管前に予測する方法として，カフリークテストがある．カフリークテストとは，気管チューブのカフを入れた状態での1回換気量（VTカフあり）から，カフを抜いた状態での1回換気量（VTカフなし）を測定し，カフリーク量（率）を算出するものである．カフリーク量（＝VTカフあり－VTカフなし）のカットオフ値は110 mL[12]，カフリーク率｛＝（VTカフあり－VTカフなし）/VTカフあり｝のカットオフ値は10％とされている[13]．

また，抜管後に喀痰不全により痰詰まりを引き起こし，再挿管に至る場合が

CPEF : cough peak expiratory flow

ある。よって，抜管前に自己喀痰が可能な力を有し，自ら上気道の開存性を守れるかを予測することは重要である。人工呼吸器装着患者の喀痰能を評価する指標として咳嗽時最大呼気流速（CPEF）が知られている。CPEFは，挿管下で最大の咳嗽をしてもらい，人工呼吸器上のグラフィックモニターなどから呼気流速を読み取る指標である（図4）。抜管後の自己喀痰可否を判別するカットオフ値は60 L/minとされており[14]，60 L/minを下回る場合は，人工呼吸器からの離脱が困難となるリスクが5倍に増加するとも報告されている[15]。また，ライトスパイロメータによって測定したVCも20 mL/kg 以上を有する場合には，自己排痰が可能となるため抜管時の1つの指標となる[16]。これらの指標が低い患者に関しては，抜管後のリハビリテーションとして気道クリアランス法の必要性が高く，加温・加湿方法などを事前に検討しておくことが重要である。

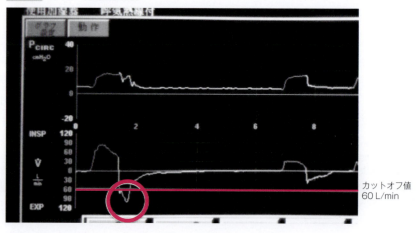

図4 CPEFの測定方法

患者に挿管下にて最大の咳嗽をしてもらい，グラフィックから最大の呼気流速を読み取る。
※写真の人工呼吸器はPuritan Bennett™840を使用

Ⅲ 実践のポイント

人工呼吸器離脱困難例に対する早期リハビリテーションは，全身状態の治療状況や図1に示した人工呼吸器離脱の段階に合わせてプログラムを進めて行く必要がある。各Phaseに対するリハビリテーションプログラムを図5に示す[8, 17]。

■ Phase Ⅰ：治療期（人工呼吸器離脱の6段階：図1①〜②に相当）

この時期は，生命維持のために医学的管理が優先される時期である。鎮静・

図5 各Phaseに分けたリハビリテーションプログラム

		Phase Ⅰ （治療期）		Phase Ⅱ （ウィーニング期）			Phase Ⅲ （抜管～安定期）
		人工呼吸器離脱における6段階					
		①急性呼吸不全の治療	②離脱の可能性を検討	③離脱が可能か評価	④SBT	⑤抜管	⑥再挿管 ※必要な場合
＜全身状態・医学的管理の目安＞							
RASS		−5/−4		−3〜+2			−1〜+1
循環動態		不安定・調整中		安定傾向			安定
P/F ratio (F$_1$O$_2$)		<100〜150 (1.0〜0.7)		>150 (<0.7〜0.6)			>200 (<0.4)
リハビリテーションプログラム	運動療法						バランストレーニング ADLトレーニング 有酸素トレーニング
				離床トレーニング（早期モビライゼーション）			
				筋力トレーニング（EMSを含む）			
		関節運動(ROM ex)					
	呼吸理学療法			深呼吸・肺拡張法などの呼吸トレーニング			
		気道クリアランス法					
		ポジショニング・体位療法					
		※必要に応じて腹臥位療法					

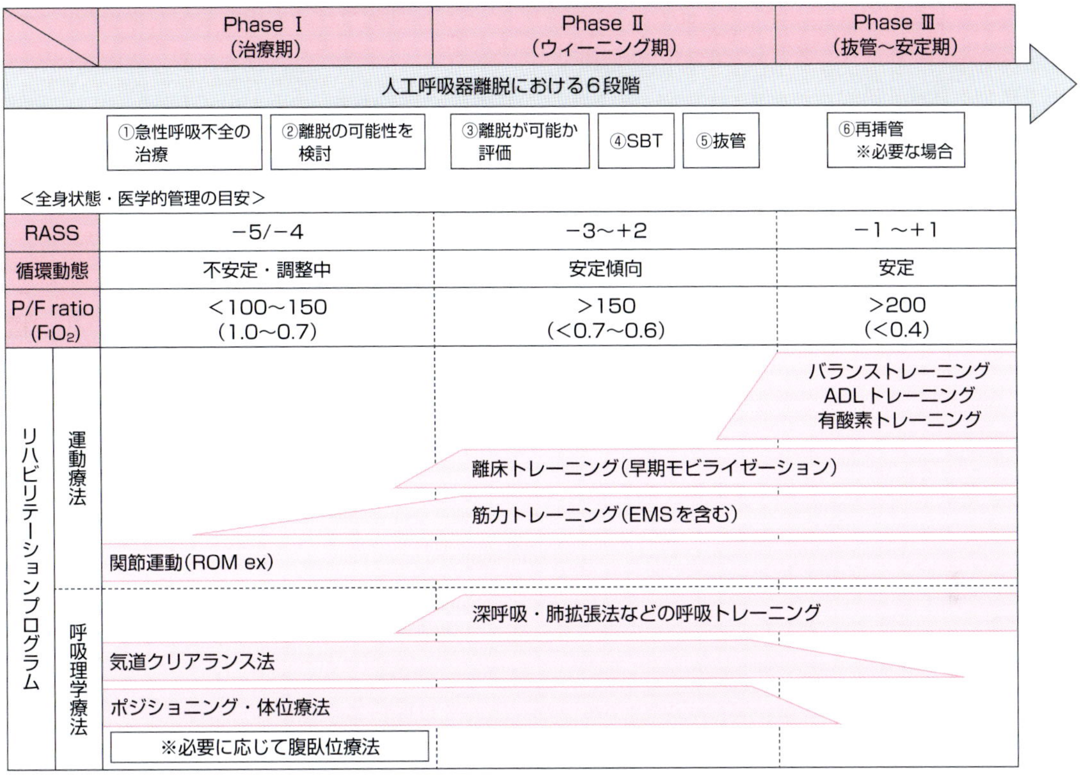

RASS : Richmond Agitation-Sedation Scale, ROM ex : range of motion exercise, EMS : electrical muscle stimulation

鎮痛薬が使用されている場合が多く，また循環動態を維持するため循環作動薬を使用している場合がある。よってこの時期のリハビリテーションは，人工呼吸器からの離脱が困難となっている原因の改善や，肺合併症予防を目的とした呼吸理学療法が中心となる。特に人工呼吸器からの離脱が困難となっている原因が酸素化能にある場合は，換気血流比不均衡またはシャント改善のためにポジショニング，体位療法および気道クリアランス法を実施する必要がある。中等度・重度のARDS患者や，酸素化障害が重度（P/F ratio＜150）の急性呼吸不全患者には**腹臥位**が有効とされている[18, 19]。しかし治療状況や，十分なマンパワーを確保できないなど腹臥位の実施が困難な場合は，**前傾側臥位**でも酸素化能が改善したという報告もあり[20, 21]，看護師と協力して日常のケアに取り入れるべき体位である。また，人工呼吸器管理に伴って新たに生じるVAPや無気肺などの予防的観点から，ベッドアップ≧30〜45°，側臥位≧40°は標準的に実施すべきポジショニングである。明らかな閉塞性無気肺や気道クリアランスに難渋する場合は，スクィージングやスプリンギング，咳嗽介助といった用手的排痰手技，加圧バックを用いた用手的肺過膨張などの気道クリアランス法を実施する[22]。加えて，近年では機械的な排痰補助であるMI-Eや陽陰圧体外式人工呼吸療法（BCV）を人

VAP : ventilator-associated pneumonia

MI-E : mechanical insufflation-exsufflation

BCV : biphasic cuirass ventilation

工呼吸器装着患者に導入し気道クリアランスの援助を図る場合がある[23]。

またこの時期には，起こりうる関節拘縮などの廃用症候群を最低限に止めるため，関節可動域運動（ROM ex）は特別な禁忌がない限り標準的に実施すべきプログラムである。臥床による筋萎縮やICU-AW予防目的に，神経筋電気刺激療法（EMS）の実施を検討すべき時期であるが，EMSに関しては現段階で適応疾患やその効果が明確になっていないため，今後のエビデンスの蓄積が望まれている。

ROM：range of motion
ICU-AW：ICU-acquired weakness
EMS：electrical muscle stimulation

■ Phase II：ウィーニング期（人工呼吸器離脱の6段階：図1③〜⑤に相当）

この時期になると全身状態や循環動態は安定傾向に移り，鎮静薬や循環作動薬の減量が開始される。人工呼吸器に関しても離脱が可能か評価を開始したり，実際にSBTを施行したりと抜管への準備を始める時期である。鎮静薬の減量やSAT[*1]開始に伴い，鎮静から覚醒へと意識レベルをコントロールするため，この時期からICUでの早期リハビリテーションとして重要視されている早期モビライゼーションが開始される。離床トレーニングに関するガイドラインは存在しておらず，各施設でのプロトコルや中止基準に従って進めていく場合が多いが，2017年に日本集中治療医学会から『集中治療における早期リハビリテーションについてのエキスパートコンセンサス』[24]が発表され，標準的な開始基準や中止基準の目安が決定された。全身状態が安定傾向にあるとはいえ，この時期にも治療に必要なデバイスや点滴ルートが多く存在し，バイタル変化のリスクが高いため他職種でのチームによって介入するなど起こり得るリスクを最小限にする工夫が必要となる（図6）。加えて，抜管へ向けてPhase Iにて実施していた呼吸理学療法プログラムは継続して実施する必要がある。

SAT：spontaneous awakening trial

*1 SAT
SATとは，1日1回鎮静を中断し意識状態を確認する試験のことである。

開始基準については，p.7表3，中止基準については，p.8表4参照

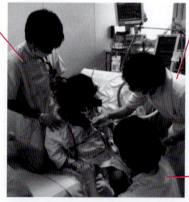

図6 チームによる離床トレーニングの実施風景

作業療法士
補助および認知機能の評価

看護師
挿管チューブ，点滴ルートの管理

理学療法士
プログラムの実施

理学療法士，看護師，作業療法士の計3名にて端座位を実施している。

■ Phase Ⅲ：抜管〜安定期（人工呼吸器離脱の６段階：⑤以降に相当）

　抜管を終えたこの時期こそ，運動機能の改善やADLの再獲得に向けた積極的なリハビリテーションが実施可能となることを忘れてはいけない。状態の安定にともに，Phase Ⅱで実施していたプログラムに加えて，バランストレーニングや具体的なADLトレーニングおよび有酸素運動などが実施可能となる。また，抜管後，状態が安定していればICUを退出することが予測されるため，訓練室でのトレーニングへと円滑に移行できるように配慮が必要である。ただし，抜管が成功していても長期間の人工呼吸器装着のため呼吸機能が低下している場合が多いため，再挿管に至らないように呼吸状態の評価と，呼吸理学療法は適宜実施する必要がある。また，抜管後も呼吸状態が安定せず，非侵襲的陽圧換気療法（NPPV）や高流量鼻カニュラ酸素療法（HFNC）を使用する場合があり，その特徴を把握しながらリハビリテーションを実施する。

NPPV : non invasive positive pressure ventilation

HFNC : high flow nasal cannula

Ⅳ　症例提示

症例1　肺炎による敗血症ショック

BMI : body mass index

症例：60歳代，男性，身長 174.0 cm，体重 75.2 kg，BMI 24.8 kg/m^2
既往歴：全身性エリテマトーデス，慢性リンパ性白血病
現病歴：入院2日前より，悪寒戦慄と呼吸困難を自覚し嘔吐を繰り返した。様子を見ていたが歩行困難となり救急要請となった。入院時ショックバイタルであり，肺炎による敗血症ショックの診断にて挿管しICUへ入室となった。
ICU経過：**図7**参照
リハビリテーションプログラム：本症例は，肺炎による敗血症ショックのため，循環動態が安定せずday 3まで高用量の循環作動薬を使用し，鎮痛・鎮静薬も使用していた。このためday 3までがPhase Ⅰに相当する。この期間は，関節拘縮予防目的にROM exと肺合併症予防目的に気道クリアランス法およびポジショニングを実施した。day 3から循環動態が安定し，SAT，SBTが開始されたため，Phase Ⅱへ以降したと考えられる。実際のリハビリテーションは，リスク管理のもと離床トレーニングを開始し，端座位，車椅子乗車，歩行と段階的に実施した。本症例はday 3にSBTに成功し，酸素化能，換気能，肺メカニクス，呼吸予備能および上気道の開存性に問題を示さなかった。しかし，循環動態を安定させるための初期

治療にて体重が増加していたため，利尿が増え体重が減少傾向になるまでの期間は人工呼吸療法を継続した。その後，day 6に抜管，day 7にはICUを退出し，訓練室へのリハビリテーションへ移行した。

図7　症例1のICU経過

		day 1	day 2	day 3	day 4	day 5	day 6	day 7
IUC滞在期間								
		抗生剤投与 ＞＞＞＞＞＞＞＞＞＞＞＞＞＞＞＞＞＞＞＞＞＞＞＞＞						
		大量輸液		フロセミド持続投与 ＞＞＞＞＞＞＞＞＞＞＞＞				
				SBT開始			抜管	
意識レベル	鎮痛・鎮静薬	ミダゾラム2mL/h フェンタニル2mL/h		フェンタニル2mL/h			ICU退室	
	RASS	−4	−4/＋1	0〜＋1	0〜＋1	−1	−1	
循環動態	循環作動薬	ノルアドレナリン0.22γ	0.18γ	0.13γ 0.09γ	off			
	血圧(MAP)	87/58 (67)	82/51 (61)	111/58 (78)	121/62 (83)	135/68 (90)		
	In/out：mL (BW)	入院時より	6500/1800 (+4.6kg)	3700/860 (+6.5kg)	2300/870 (+7.9kg)	1500/1300 (+7.0kg)	1500/3700 (+3.0kg)	1600/4700 (−0.2kg)
呼吸状態	酸素化 (P/F ratio)	182	350		300			
	換気能力 (呼吸器設定)	TV 550mL MV 9.5L (A/C 14 PI 15 PEEP8)		TV 480mL MV 10L (SPONT PS 6 PEEP6)				
	肺メカニクス (Cst/Raw)		49/9	46/8				
	呼吸予備力				MIP 50cmH2O			
	その他				PCEF 90L/min カフリークテスト：陰性			
	運動機能 認知機能 ADL			MRC-SS＜48 CAM-ICU；陽性 起居動作：要介助	MRC-SS＞48 CAM-ICU；陰性 立位・歩行；軽介助			
リハビリテーションプログラムにおけるPhase		Phase Ⅰ			Phase Ⅱ		Phase Ⅲ	

RASS：Richmond Agitation-Sedation Scale, MAP：mean arterial pressure, BW：body weight, Cst：static lung compliance, Raw：airway resistance, ADL：activities of daily living, SBT：spontaneous breathing trial, TV：tidal volume, MV：minute ventilation, A/C：assist control, PI：inspiratory pressure, PEEP：positive end expiratory pressure, SPONT：spontaneous mode, PS：pressure support, MIP：maximal inspiratory pressure, PCEF：peak cough expiratory flow, MRC-SS：Medical Research Council Manual Muscle Sum Scale, CAM-ICU：confusion assessment method for the ICU

症例2　Guillain-Barré症候群

症例：50歳代，女性，身長160.0 cm，体重52.0 kg，BMI 20.3 kg/m²

既往歴：卵巣腫瘍手術後，腰椎圧迫骨折

現病歴：入院3週間前より下痢が持続，1週間前より手指の動かしづらさを自覚した。入院2日前から構音障害を自覚し，上下肢の麻痺が進行したためか転倒を繰り返すようになったため救急外来を受診した。上記診断が疑われ緊急入院し，免疫グロブリン大量点滴静注療法（IVIg）を開始したが，翌日に球麻痺症状が出現したため気管挿管し，ICUへ入室となった。

ICU経過：図8参照

リハビリテーションプログラム：本症例は，Guillain-Barré症候群によっ

IVIg：intravenous immunoglobulin

MI-E：mechanical insufflation-exsufflation

て，呼吸予備能が低下し人工呼吸器離脱が困難となった症例である．ICU入室当初より循環動態は安定しており，鎮静薬の使用も必要としなかった．よって，day 2よりSBTを開始し，PhaseⅡへ移行したと考える．リハビリテーションプログラムも，day 2より離床トレーニングを段階的に実施したが，呼吸予備能の改善が乏しい状態であった．また，PCEFが低値であり人工呼吸器管理中にも痰詰まりによるSpO_2低下を繰り返していたため，機械的な排痰補助であるMI-Eを実施し，気道クリアランスに努めた．免疫吸着療法が終了したday 13においても呼吸予備能の改善を認めなかったため，day 15に気管切開術を施行し，日中の人工呼吸器離脱が可能となった．よってPhaseⅢには，呼吸器離脱した状態にて歩行練習を実施し，ポータブルトイレなどを使用し病棟でのADL向上を目指した．

図8 症例2のICU経過

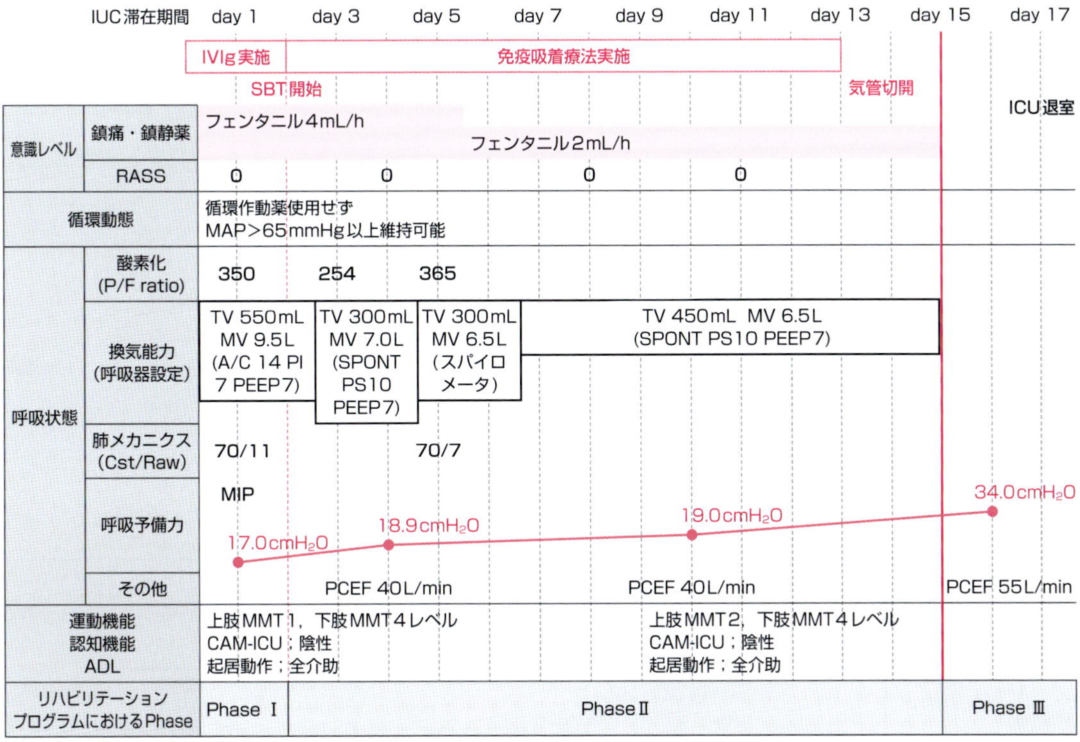

IUC滞在期間		day 1	day 3	day 5	day 7	day 9	day 11	day 13	day 15	day 17
		IVIg実施			免疫吸着療法実施				気管切開	ICU退室
		SBT開始								
意識レベル	鎮痛・鎮静薬	フェンタニル4mL/h		フェンタニル2mL/h						
	RASS	0		0		0		0		
循環動態		循環作動薬使用せず MAP>65mmHg以上維持可能								
呼吸状態	酸素化 (P/F ratio)	350	254	365						
	換気能力 (呼吸器設定)	TV 550mL MV 9.5L (A/C 14 PI 7 PEEP7)	TV 300mL MV 7.0L (SPONT PS10 PEEP7)	TV 300mL MV 6.5L (スパイロメータ)		TV 450mL MV 6.5L (SPONT PS10 PEEP7)				
	肺メカニクス (Cst/Raw)	70/11		70/7						
	呼吸予備力	MIP 17.0cmH₂O	18.9cmH₂O			19.0cmH₂O			34.0cmH₂O	
	その他		PCEF 40L/min			PCEF 40L/min			PCEF 55L/min	
運動機能 認知機能 ADL		上肢MMT1，下肢MMT4レベル CAM-ICU；陰性 起居動作；全介助				上肢MMT2，下肢MMT4レベル CAM-ICU；陰性 起居動作；全介助				
リハビリテーションプログラムにおけるPhase		Phase Ⅰ			Phase Ⅱ				Phase Ⅲ	

MMT : manual muscle testing

症例3 肥満低換気症候群に心不全を合併したⅡ型呼吸不全

症例：70歳代，女性，身長157.0 cm，体重104.6 kg，BMI 46.2 kg/m²
既往歴：2型糖尿病，心肥大，心房細動，睡眠時無呼吸症候群
現病歴：1カ月前に他院にて睡眠時無呼吸症候群の診断を受け入院してい

た。退院後，徐々に呼吸困難が出現し1m歩くにも苦しい状態であった。入院当日，居室内にて意識なく，うつ伏せの状態で倒れているところを息子が発見し救急要請となった。高二酸化炭素血症を伴う意識障害が遷延していたため，挿管しICU入室となった。

ICU経過：**図9**参照

リハビリテーションプログラム：本症例の意識障害の原因は，CO_2貯留に伴う，CO_2ナルコーシスであった。直ちに挿管し人工呼吸療法を開始したため，$PaCO_2$は減少，意識障害の改善を認めた。しかし，著明な胸水と体重増加のため背側に圧迫性の無気肺を呈し，酸素化能が低値であった。このため，利尿薬の投与，体重が減量するまでのday 7までSBTが実施できず，Phase Iの期間が長期化した症例である。リハビリテーションプログラムとしては，酸素化能改善のためにday 2から4までの期間に腹臥位を実施した。day 4以降は，循環動態が安定しており，覚醒も良好であったため，段階的に離床トレーニングを実施した。day 7にはSBTを開始し成功したためday 9に抜管を施行，抜管後も軽度のCO_2貯留を認めたため，day 11までNPPVを使用した。そのため，この期間におけるリハビリテーションは，NPPVを使用した状態での離床トレーニングを実施した。

図9 症例3のICU経過

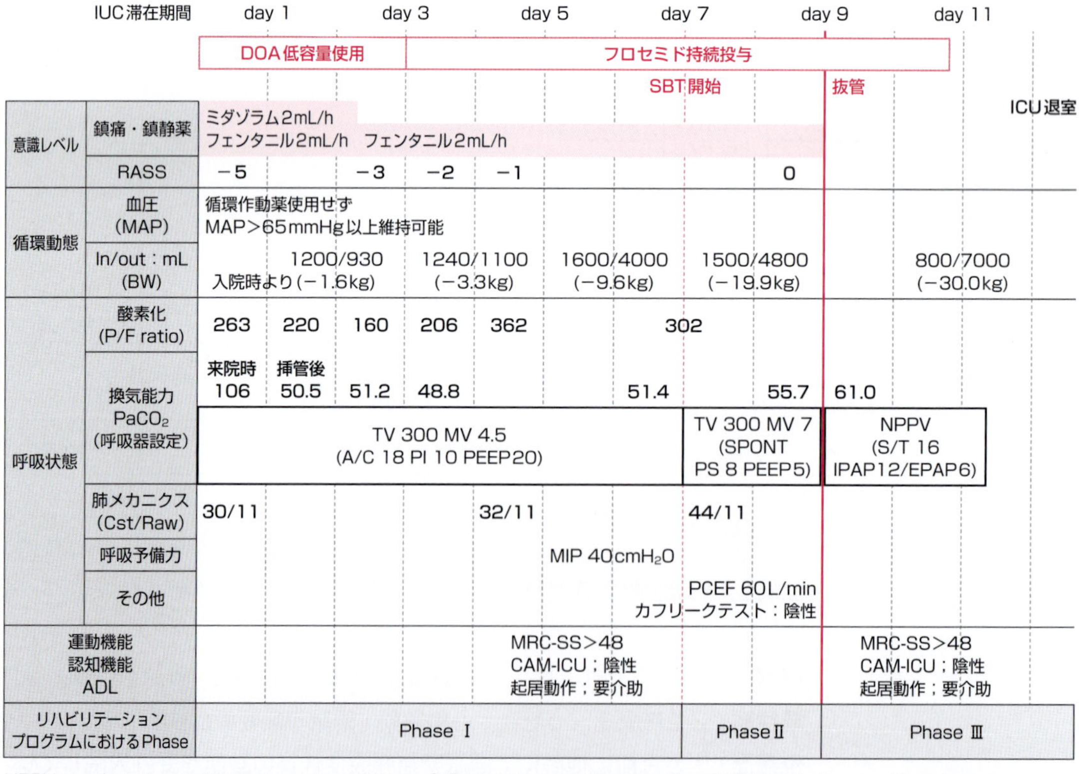

		day 1		day 3		day 5		day 7		day 9		day 11
IUC滞在期間		DOA低容量使用			フロセミド持続投与							
								SBT開始		抜管		ICU退室
意識レベル	鎮痛・鎮静薬	ミダゾラム2mL/h フェンタニル2mL/h		フェンタニル2mL/h								
	RASS	−5		−3	−2	−1			0			
循環動態	血圧 (MAP)	循環作動薬使用せず MAP>65mmHg以上維持可能										
	In/out：mL (BW)	入院時より（−1.6kg）	1200/930 （−3.3kg）		1240/1100 （−9.6kg）		1600/4000 （−19.9kg）		1500/4800		800/7000 （−30.0kg）	
呼吸状態	酸素化 (P/F ratio)	263	220	160	206	362		302				
	換気能力 $PaCO_2$ (呼吸器設定)	来院時 106	挿管後 50.5	51.2	48.8			51.4		55.7	61.0	
		TV 300 MV 4.5 (A/C 18 PI 10 PEEP20)						TV 300 MV 7 (SPONT PS 8 PEEP5)		NPPV (S/T 16 IPAP12/EPAP6)		
	肺メカニクス (Cst/Raw)	30/11			32/11			44/11				
	呼吸予備力				MIP 40cmH2O							
	その他							PCEF 60L/min カフリークテスト：陰性				
運動機能 認知機能 ADL				MRC-SS>48 CAM-ICU；陰性 起居動作：要介助					MRC-SS>48 CAM-ICU；陰性 起居動作：要介助			
リハビリテーション プログラムにおけるPhase		Phase I						Phase II		Phase III		

NPPV : noninvasive positive pressure ventilation, S/T : spontaneous/timed mode, IPAP : inspiratory positive airway pressure, EPAP : expiratory positive airway pressure

引用文献

1) Boles JM, et al : Weaning from mechanical ventilation. Eur Respir J, 29 (5) : 1033-1056, 2007.

2) Peñuelas O, et al : Characteristics and outcomes of ventilated patients according to time to liberation from mechanical ventilation. Am J Respir Crit Care Med, 184 (4) : 430-437, 2011.

3) Esteban A, et al : A comparison of four methods of weaning patients from mechanical ventilation. Spanish Lung Failure Collaborative Group. N Engl J Med, 332 (6) : 345-350, 1995.

4) 日本集中治療医学会，日本呼吸療法医学会，日本クリティカルケア看護学会：人工呼吸器離脱に関する3学会合同プロトコル．2015.
(http://www.jsicm.org/pdf/kokyuki_ridatsu1503b.pdf#search＝％27)

5) Rubenfeld GD, et al : Incidence and outcomes of acute lung injury. N Engl J Med, 353 (16) : 1685-1693, 2005.

6) Pierrakos C, et al : The changing pattern of acute respiratory distress syndrome over time : a comparison of two periods. Eur Respir J, 40 (3) : 589-595, 2012.

7) 日本集中治療医学会・日本救急医学会合同 日本版敗血症診療ガイドライン2016作成特別委員会，編：日本版敗血症診療ガイドライン2016.
(http://www.jsicm.org/pdf/jjsicm24Suppl2-2.pdf)

8) 横山仁志：人工呼吸管理・酸素化不良・離脱困難例．理学療法MOOK18 ICUの理学療法（福井 勉，ほか編），三輪書店，257-265，2015.

9) 横山仁志：急性呼吸不全．理学療法リスク管理マニュアル，第3版（聖マリアンナ医科大学リハビリテーション部，著），三輪書店，182-227，2011.

10) 横山仁志，ほか：人工呼吸器装着患者における肺コンプライアンス測定の有用性―肺コンプライアンスと換気量，ウィーニングの関係．理学療法科学，22 (3) : 373-378，2007.

11) 横山仁志：最大吸気筋力と換気パラメーターの関係．人工呼吸，23 (1) : 78-84，2006.

12) Miller RL, et al : Association between reduced cuff leak volume and postextubation stridor. Chest, 110 (4) : 1035-1040, 1996.

13) Sandhu RS, et al : Measurement of endotracheal tube cuff leak to predict postextubation stridor and need for reintubation. J Am Coll Surg, 190 (6) : 682-687, 2000.

14) 渡邉陽介，ほか：人工呼吸器管理患者におけるcough peak expiratory flowを用いた抜管後排痰能力の予測．人工呼吸，31 : 180-186，2014.

15) Smina M, et al : Cough peak flows and extubation outcomes. Chest, 124 (1) : 262-268, 2003.

16) 横山仁志，ほか：喀痰能力の予測指標に関する検討．理学療法学，34 (suppl 2) : 9，2007.

17) 松嶋真哉，ほか：ウィーニングにおける理学療法士の役割とは．重症集中ケア，15 (1) : 35-44，2016.

18) Bloomfield R, et al : Prone position for acute respiratory failure in adults. Cochrane Database Syst Rev, (11) : 2015.

19) 3学会合同ARDS診療ガイドライン2016作成委員会，編：ARDS診療ガイドライン2016.
日本呼吸器学会，日本呼吸療法医学会，日本集中治療医学会，2016.
(http://www.jsicm.org/ARDSGL/ARDSGL2016.pdf)

20) 神津 玲，ほか：前傾側臥位が急性肺損傷および急性呼吸促迫症候群における肺酸素化能，体位変換時のスタッフの労力および合併症発症に及ぼす影響．人工呼吸，26 (2) : 210-217，2009.

21) 松嶋真哉，ほか：体位呼吸療法を看護ケアに定着させるための方略 図を視覚的に提示する介入の有効性．日本呼吸ケア・リハビリテーション学会誌，25 (1) : 98-104，2015.

22) Stiller K : Physiotherapy in intensive care : towards an evidence-based practice. Chest, 118 (6) : 1801-1813, 2000.

23) 横山仁志：無気肺．呼吸リハビリテーション最前線（塩谷隆信，ほか編），p.111-114，医歯薬出版，2014.

24) 日本集中治療医学会早期リハビリテーション検討委員会：集中治療における早期リハビリテーション～根拠に基づくエキスパートコンセンサス～．日集中医誌，24 : 255-303，2017.

XII-3 重症心不全に対する早期リハビリテーション

安達裕一　齊藤正和

キーワード

急性心不全，血行動態，機械的補助循環，循環作動薬，早期リハビリテーション

キーポイント

①重症心不全の早期リハビリテーションに関する明確なエビデンスは確立されていない。

②重症心不全における不安定な血行動態は，早期リハビリテーション進行の阻害要因である。

③重症心不全における早期リハビリテーションにおいては，急性期治療の内容と血行動態の推移を適切に把握し，リハビリテーションプログラムの調整を図ることが重要である。

I　概念

　急性心不全は，「心臓に器質的および機能的異常が生じて急速に心ポンプ機能の代償機転が破綻し，心室拡張末期圧の上昇や主要臓器への灌流不全をきたし，それに基づく症状や徴候が急性に出現，あるいは悪化した状態」と定義されている[1]。一方，慢性心不全は「慢性の心筋障害により心臓のポンプ機能が低下し，末梢主要臓器の酸素需要量に見合うだけの血液量を絶対的に，また相対的に拍出できない状態であり，肺，体静脈系または両系にうっ血をきたし日常生活に障害を生じた病態」と定義されている[2]。急性心不全には，新規に発生する急性心不全と慢性心不全の急性増悪が含まれ，いずれも心筋障害の進行が高度になるほど，心不全は重症化する。急性心不全のなかでも，心原性ショックを呈する症例は極めて重篤な病態とされており，院内死亡率が39.3%，1年後の死亡率が52.9%で高値であることが報告されている[3]。また，慢性心不全においては，急性増悪を繰り返すたびに心筋障害が不可逆的な状態へと進行し，重症化に至る[4]。先行研究では，新規の急性心不全で入院となった症例に比べ，慢性心不全の急性増悪で入院となった症例は，1年後の予後が不良であることが示されており[3]，再入院を繰り返す慢性心不全についても，重症心不全として位置付ける必要がある。

　重症化した急性心不全の急性期治療においては，自己心のみによる血行動

態の維持が困難となる場合が多い。急性心不全における血行動態の破綻は，心筋障害をより不可逆的な状態へ進行させ，心不全の重症化をまねくことから，補助循環や循環作動薬の投与により可及的早期に血行動態を安定化させることが重要である。一方で，血行動態の安定化には「治療」としての安静期間が必要とされるが，身体非活動の状態が長期化することにより骨格筋機能障害が進行する。さらに，高齢者においてはサルコペニア（加齢性筋肉減少症）やフレイルなどの要素が加わることにより，急性期治療中における骨格筋機能障害は助長され，日常生活動作（ADL）能力や生活の質（QOL）は著しく低下する。従って，急性期治療中の重症心不全においては，心不全の病態や重症度，ならびに血行動態について適切に把握し，身体機能に応じた早期リハビリテーションを施行することにより，身体機能やADL低下を予防し，心身機能の維持，改善を図ることが重要となる。以下に，重症心不全における急性期治療，および急性期治療中の早期リハビリテーションについて述べる。

ADL : activities of daily living
QOL : quality of life

Ⅱ　原因と病態

　急性心不全の基礎疾患や増悪要因は多岐にわたり，その病態は，
①急性非代償性心不全
②高血圧性急性心不全
③急性心原性肺水腫
④心原性ショック（低心拍出量症候群および重症心原性ショック）
⑤高拍出性心不全
⑥急性右心不全
の6つに分類される[1]。急性心不全の急性期治療においては，基礎疾患に対する治療とともに，心不全の病態や重症度を評価し，可及的早期に血行動態の安定化を図ることが必要である。

■血行動態からみる心不全の病態

　急性心不全の主病態は，低心拍出による末梢低灌流，および水分貯留（うっ血）であり，前者は前方障害，後者は後方障害とよばれる。前方障害は心拍出量低下により，意識障害，低血圧，乏尿，四肢冷感，チアノーゼなどの低心拍出量症候群（LOS）や心原性ショックを呈する状態である。前方障害の場合，心拍出量を増加させ，末梢低灌流を改善するための治療が必要であり，機械的補助循環〔大動脈バルーンパンピング（IABP），経皮的心肺補助装置（PCPS），補助人工心臓（VAD）〕や，循環作動薬（カテコラミン，PDE阻害薬など）による薬物治療が行われる。後方障害は，左室と右室そ

LOS : low output syndrome
IABP :: intra-aortic balloon pumping
PCPS : percutaneous cardiopulmonary support
VAD : ventricular assist device
PDE : phosphodiesterase

NPPV：non-invasive positive pressure ventilation

CI：cardiac index

PCWP：pulmonary capillary wedge pressure

れぞれに存在し，起座呼吸，咳嗽や痰を伴う呼吸困難感，ラ音，および頸静脈怒張，末梢性浮腫などを呈する状態である．左室後方障害においては，肺うっ血を解除するための治療が必要であり，血管拡張薬（硝酸薬，カルシウム拮抗薬など），利尿薬（カルペリチド，フロセミド，トルバプタンなど），および非侵襲的陽圧換気療法（NPPV）などが行われる．

■急性心不全における血行動態の把握

Forrester分類（**図1**）は，急性心筋梗塞による急性心不全における血行動態評価に使用される指標である．Swan-Ganzカテーテルを留置し，末梢低灌流（心係数〔CI〕）および肺うっ血（肺動脈楔入圧〔PCWP〕）の有無を評価することにより，急性心不全の血行動態について把握することが可能である．急性期における死亡率は，Ⅰ型からⅣ型（末梢低灌流あり−肺うっ血あり）に移行するほど高値となる[5]．ただし，代償期にある慢性心不全においては，急性増悪の状態を伴わなくても基準値（CI：2.2 L/min/m^2，PCWP：18 mmHg）を逸脱している場合があるため，本指標はあらゆる急性心不全で使用可能なものではないことに注意が必要である．

一方，Nohria-Stevenson分類（**図2**）は，身体所見に基づき，Forrester分類の考え方と同様に末梢低灌流とうっ血の有無を評価し，血行動態を予測することが可能な簡易的な指標である[6]．慢性心不全の急性増悪を含むさまざまな急性心不全の臨床的重症度評価に適用可能であり，末梢低灌流（warm/cold）とうっ血（dry/wet）の程度から，Profile A（dry & warm），B（wet & warm），C（wet & cold），L（dry & cold）の4群に分類する．先行研究では，Profile Cは最も予後が不良であることが報告さ

図1 **Forrester分類**

心係数（L/min/m^2）

Ⅰ型 肺うっ血なし 末梢低灌流なし	**Ⅱ型** 肺うっ血あり 末梢低灌流なし
Ⅲ型 肺うっ血なし 末梢低灌流あり	**Ⅳ型** 肺うっ血あり 末梢低灌流あり

2.2

18　　　肺動脈楔入圧（mmHg）

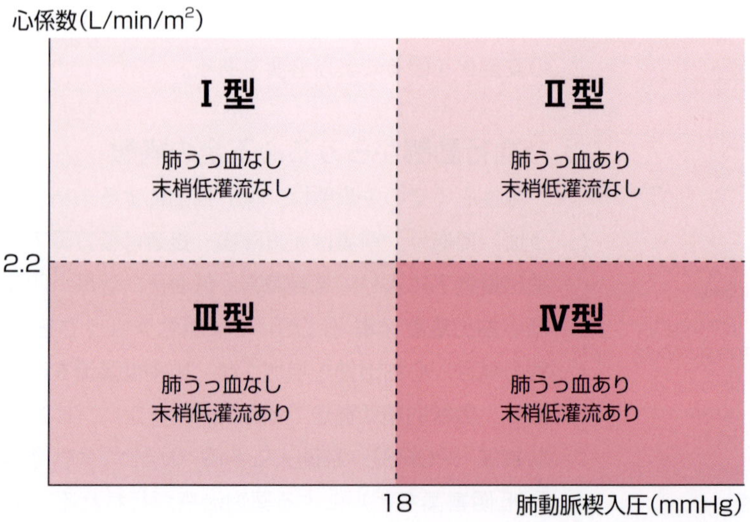

（文献5より改変引用）

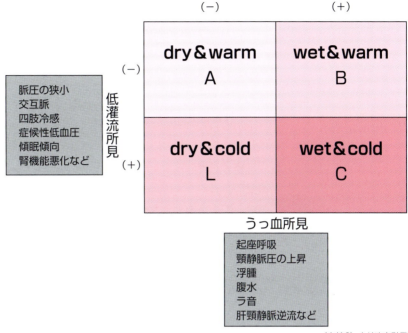

図2 Nohria-Stevenson分類

(文献6)より改変引用)

れている[7]。

■急性心不全における急性期治療

　急性期治療においては，破綻した血行動態を速やかに改善することが重要である。血行動態の安定のためには，原則的に低心拍出による末梢低灌流とうっ血を解除することが必要であり，Forrester分類やNohria-Stevenson分類における左上（Forrester分類：Ⅰ型，Nohria-Stevenson分類：Profile A）の方向に向かって，血行動態を移行させることが目標となる。LOSおよび心原性ショックによる末梢低灌流を伴う病態は重篤であり，カテコラミン〔ドパミン（DOA），ドブタミン（DOB），ノルアドレナリン（NAD）〕，PDE阻害薬などの点滴強心薬が使用される。

　このような循環作動薬でも血行動態が維持できない場合は，IABPやPCPSなどの機械補助循環が必要となる。IAPBは，大腿動脈より下行大動脈にバルーンカテーテルを挿入し，心周期に合わせてバルーンを拡張および収縮させることにより，心ポンプ機能の補助を行う。心臓の拡張期にバルーンを拡張させることにより冠血流を増加させ，収縮期に収縮させることにより左室の後負荷を軽減することが可能である。PCPSは，遠心ポンプにより右房から静脈血を脱血し，人工肺で酸素化した血液を大腿動脈に送血することにより，血行動態と酸素化を補助する。IABPと異なり，流量補助を行う機器であることから，自己心拍がない症例においても使用可能である。一

DOA：dopamine
DOB：dobutamine
NAD：noradrenaline

方で，大腿動脈より逆行性に血液を送血するため，左室後負荷が増大しやすいことから，左室後負荷軽減目的にIABPと併用されるケースが多い。

Ⅲ　実践のポイント

現在までのところ，重症心不全における早期リハビリテーションの進行および中止に関する明確な基準は存在しない。急性期治療中の重症心不全のリハビリテーションにおいては，心不全の病態のほか，急性期治療中の血行動態の推移を的確に評価し，リハビリテーションプログラムの調整を図ることが重要である。

重症心不全患者の急性期治療は，血行動態と治療内容に応じて**表1**のように分類可能である。

❶IABPやPCPSなどの機械的補助循環による管理を要する時期（**表1-❶**）は，救命を図るとともに，血行動態の安定化と補助循環からの離脱が目標となる。機械的補助循環による管理下では，血行動態は補助循環に依存した状態と考えられるため，原則的に離床を進めることは困難な状況と考えるべきである。この時期のリハビリテーションにおいては，呼吸器合併症予防を目的とした体位変換や排痰，および関節拘縮や褥瘡を予防するためのポジショニングを実施し，合併症による病態増悪および離床阻害要因の発生を予防することが重要である。

❷補助循環装置からの離脱後，高用量の循環作動薬投与が必要とされる時期（**表1-❷**）は，これらの循環作動薬を減量することが目標となる。この時期

👉 早期リハチェックポイント

点滴強心薬の種類と効果

点滴強心薬は，目的によって種類や投与量が異なる。重症心不全における早期リハビリテーションにおいては，薬剤の種類や投与量の増減などの情報から，血行動態の状態（安定化の傾向か，不安定化の傾向か）を推察し，リハビリテーションプログラムに反映することが重要である。特に，投与量の変更直後は血行動態が変化しやすいことから，注意が必要である。以下に，各強心薬の特徴について挙げる。

● ドブタミン（DOB）

主にβ1受容体に作用し，用量依存的に心筋収縮力を増強させる。低用量（5μg/kg/分以下）では，β1受容体刺激による心収縮力増強に加え，β2刺激による血管拡張作用により，末梢血管抵抗低下や肺毛細血管圧を低下させる。10μg/kg/分以下であれば，心拍数上昇は軽度であり，心筋酸素消費量の増加は軽度である。

● ドパミン（DOA）

β1受容体，α1受容体，ドパミン受容体に作用し，用量依存的に作用が異なる。中等量（2～10μg/kg/分）では，β1受容体刺激，および心臓と末梢血管からのノルアドレナリン放出により，心収縮力増強と心拍数増加作用がある。高用量（10～20μg/kg/分）では，α1受容体刺激が優位となり，血圧上昇，血管抵抗増加作用がある。

● ノルエピネフリン（ノルアドレナリン）（NAD）

α受容体に作用し，強力な末梢血管収縮作用による昇圧効果を有する。β1受容体にも作用し，心収縮力増強作用も有する。心原性ショックにおける第一選択薬とされている。

● PDE阻害薬

心収縮力増強と末梢血管拡張作用の両方を有する。β受容体を介さずに効果を発現するため，β遮断薬投与例でも使用可能である。重症心不全においては，少量のカテコラミンとPDE阻害薬の併用が効果的とされている。

のリハビリテーションにおいては，**表1-❶**に引き続き，合併症を予防するための体位変換やポジショニングを継続するとともに，徐々に離床に向けたベッド上での身体活動を開始する。ただし，この時期はまだ循環作動薬への依存度が高い状態であることから，他動運動から自動介助，自動運動へと段階的に身体活動強度を増加し，血行動態への影響について慎重にアセスメントを行うことが重要である。

❸高用量の循環作動薬を減量し，中・低用量の投与を必要とする時期（**表1-❸**）は，点滴による循環作動薬から離脱し，内服治療へ移行することが目標となる。この時期のリハビリテーションにおいては，端座位・立位・歩行へと段階的に離床を進め，身体機能改善とADL拡大を促進することが目標となる。また，重症心不全においては，安静臥床による筋萎縮に加え，炎症性サイトカインの活性などによる異化亢進に起因する心臓悪液質や，サルコペニアなどの影響も加わり，骨格筋機能が高度に障害される[8]。従って，この時期においては，骨格筋機能障害の進行を予防するため，ベッド上，端座位，立位でのレジスタンストレーニングなども積極的に導入することが必要である（**図3**）。一方で，この時期は循環作動薬減量と身体活動量増加が同時に進行するため，過負荷による病態増悪には十分注意が必要である。

❹点滴による循環作動薬から離脱した時期（**表1-❹**）は，積極的に身体活動量の増加を図り，退院に向けた身体機能および運動耐容能の向上を図ることが目標となる。この時期は，離床に伴う血行動態の推移を確認しながら，歩行練習や有酸素運動を実施するとともに，自重負荷やウエイトなどを利用したレジスタンストレーニングを積極的に導入し，骨格筋機能改善を促進していくことも重要である。

表1 重症心不全における急性期治療と早期リハビリテーションの適応・目的・方法

	❶機械的補助循環管理期	❷高用量循環作動薬投与期	❸中・低用量循環作動薬投与期	❹離脱期
治療目標	●救命 ●最低限の血圧の迅速な獲得	●高用量循環作動薬投与下での血行動態の適正化 ●高用量循環作動薬の減量	●中・低用量循環作動薬投与下での血行動態の適正化 ●循環作動薬の減量・離脱	●内服管理下での適正な血行動態の維持
早期リハの適応	適応（＋／−）	適応（＋）	適応（＋＋）	適応（＋＋）
早期リハの目的	●合併症（関節拘縮，末梢神経障害，褥瘡，人工呼吸器関連肺炎など）の予防	●合併症（左に同じ）の予防 ●離床準備としての骨格筋機能維持	●骨格筋機能向上 ●離床による姿勢保持能力および耐久性の獲得 ●ADL能力向上	●骨格筋機能向上 ●運動耐容能向上 ●ADL能力向上
早期リハの方法	●四肢のポジショニング ●頻回な体位変換 ●排痰 ●デバイス留置以外の肢におけるROM練習	●四肢のポジショニング ●体位変換・ベッドアップ ●排痰 ●ベッド上でのROM練習，レジスタンストレーニング	●ベッドアップ，座位，立位，移乗動作，歩行などによる段階的離床 ●自重負荷・ウエイトなどを利用したレジスタンストレーニング	●歩行（離床範囲の拡大） ●有酸素運動 ●自重負荷・ウエイトなどを利用したレジスタンストレーニング

ROM：range of motion

（文献9を基に作成）

図3 ベッド上のレジスタンストレーニング

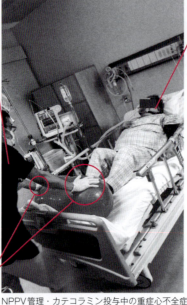

生体情報モニタ（BP，HR，SpO₂など），NPPVモニタ（呼吸回数，換気量など），ならびに呼吸パターンなどを確認する。

BP：blood pressure
HR：heart rate

レジスタンストレーニング中は息をこらえないよう指導する。

患者の筋力に応じて徒手的に負荷を調整する。

NPPV管理・カテコラミン投与中の重症心不全症例における，弾性ボールを使用したベッド上レジスタンストレーニングの様子。

Ⅳ 症例提示

以下に3症例を示す。

症例①：急性心筋梗塞に対する緊急冠動脈バイパス術後に心不全を呈した症例

症例　70歳代，男性，身長176 cm，体重65 kg，BMI 21.0 kg/m²
診断名：ST上昇型前壁急性心筋梗塞
併存疾患：糖尿病（DM），脂質異常症（DL），高血圧症（HT），慢性腎臓病（CKD）（G3b）
入院前ADL：BI 100点

現病歴
　某日，夜間に冷感を伴う胸痛と意識障害を認めたため近医受診。心電図にてST上昇を認め，採血にてトロポニン陽性，経胸壁心臓超音波検査（TTE）にて前壁中隔の壁運動低下を認めたため，緊急冠動脈造影検査（CAG）施行。右冠動脈（RCA）#1：75％，左冠動脈主幹部（LMT）#5：99％，左前下行枝（LAD）#6：90％，左回旋枝（LCX）#11：75％，#13：75％と3枝病変を認めたため，手術目的に当院へ緊急搬送。右大腿

DM：diabetes mellitus
DL：dyslipidemia
HT：hypertension
CKD：chronic kidney disease
BI：barthel index
TTE：transthoracic echocardiography
CAG：coronary angiography
RCA：right coronary artery
LMT：left main trunk
LAD：left anterior descending artery
LCX：left circumflex artery

OPCAB : off-pump coronary artery bypass

LITA : left internal thoracic artery

SVG : saphenous vein graft

PD : posterior descending artery

AV : atrio-ventricular

RITA : right internal thoracic artery

PL : posterolateral branch

LVDd : left ventricular end-diastolic diameter

LVDs : left ventricular end-systolic diameter

LVEF : left ventricular ejection fraction

RASS : Richmond Agitation Sedation Scale

SIMV : synchronized intermittent mandatory ventilation

PEEP : positive end expiratory pressure

PS : pressure support

CTR : cardio thoracic ratio

AMI : acute myocardial infarction

LOS : low cardiac output syndrome

動脈よりIABPを留置し，NPPV，およびNAD，血管拡張薬持続点滴開始。翌日，準緊急にて人工心肺非使用冠動脈バイパス術（OPCAB）：左内胸動脈（LITA）－LAD，大伏在静脈グラフト（SVG）－後下行枝（4PD）－後側壁枝（4AV），SVG－第1対角枝（D1），右内胸動脈（RITA）－後側壁枝（PL）施行。

術前TTE

左房径（LAD）32 mm

左室拡張末期径（LVDd）/左室収縮末期径（LVDs）45/38 mm

左室駆出率（LVEF）36 %，前壁中隔・下壁収縮運動低下

術中所見

麻酔時間 382分，手術時間 326分，出血量 110 mL，総水分バランス ＋3,840 mL

集中治療室入室時身体所見

RASS：－4～－5

人工呼吸器：SIMVモード，F_iO_2 0.6，PEEP 6 cmH$_2$O，PS 10 cmH$_2$O

機械的補助循環：IABP（1：1）

カテコラミン：NAD 0.03γ，DOB 2.0γ

血圧（BP）96/50 mmHg，心拍数（HR）106 bpm（洞調律），SpO$_2$ 100%

Nohria-Stevenson分類：Profile C（wet & cold）

血液ガス PH 7.33，PaO$_2$ 178.4 cmH$_2$O，PaCO$_2$ 41.2 cmH$_2$O，HCO$_2$ 23.6 mmol/L，Lac 0.8 mmol/L，BE－3.2 mmol/L

胸部X線：心胸郭比（CTR）48 %

本症例における治療経過とリハビリテーション

　症例1における術後経過を**図4**に示す。本症例は，急性心筋梗塞（AMI）に対して準緊急にてOPCABを施行した症例である。術前より低心機能であるほか，LOSを呈する心不全状態であることから，術前から術後にかけて継続的にNAD投与を必要とする状態であった。

　また，冠血流量増加による梗塞領域の拡大，および重症不整脈の予防を目的に，術後もIABP管理を必要とした。早期リハビリテーションに関するわが国のエキスパートコンセンサスでは，IABP留置患者の早期離床は禁忌とされている一方，ベッド上での可動範囲内でのリハビリテーションは禁忌とはされておらず[10]，IABP留置中における合併症予防を目的とし

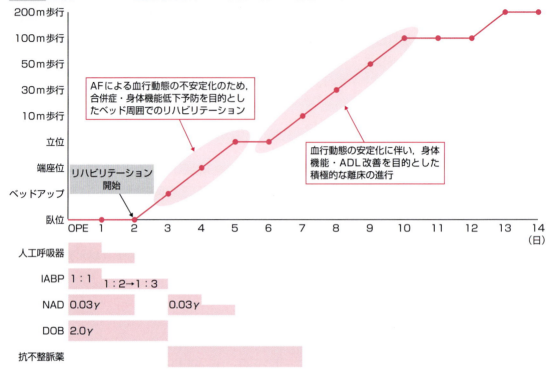

図4 症例1における急性期治療および経過（第14病日まで）

注）治療薬は使用した強心薬，抗不整脈薬のみ記載

AF：atrial fibrillation
SBP：systolic blood pressure

た，ベッド上での体位変換やROM練習は必要と考えられた。

しかし，**第1病日**は鎮静下での人工呼吸器（侵襲的陽圧換気）管理であり，IABPの駆動比も1：1で血行動態は機械的補助循環に依存した状態であったことから，同日のリハビリテーションの適応はないと判断した。

第2病日はIABP駆動比が1：3まで漸減され，血行動態の増悪を認めていないことから，ベッド上での体位変換，IABP留置側と反対側の下肢ならびに両上肢の他動的ROM練習を開始した。

第3病日からは心房細動（AF）ヘリズムチェンジし，収縮期血圧（SBP）70 mmHg台への低下を生じた。また，尿量減少のほか，胸部X線では肺うっ血の増強を認めた。Nohria-Stevenson分類ではprofile C（wet & cold）の状態であり，末梢低灌流と肺うっ血を伴う術後心不全の状態であると考えられた。利尿薬とDOB（2.0γ）に加え，NAD（0.03γ）と抗不整脈薬投与が開始され，血行動態の安定化が優先される状態であったが，気道内分泌物が多く，排痰が困難な状態となっていることから，呼吸状態増悪による再挿管のリスクが高い状態であった。従って，リハビリテーションによる呼吸状態増悪予防を目的とした介入が必要であると考えられたため，30～45°のsemi-recumbent positionをベッド上での安静肢位と

し，看護師と協働にてベッド上での体位変換，ならびに呼吸・咳嗽介助などの介入を行った。

第4病日もAFは持続していたが，安静時SBPは90 mmHg台であり，前日に比べ四肢冷感に若干の改善を認めた。また，NADの減量による血行動態の増悪も認めていないことから，骨格筋機能低下予防を目的に，ベッドアップでの下肢自動運動および弾性ボールを使用したレジスタンストレーニング（**図3**に同じ）を開始した。また，抗重力肢位での血行動態の変化について評価するため，端座位を実施した。しかし，血圧は保たれていたものの，徐々に四肢冷感と倦怠感の増強など，末梢低灌流を示唆する所見を認めたことから，この時点では，端座位に耐えうる血行動態が確立されていないと推察し，速やかに端座位から臥位へ戻り終了とした。

第5病日もAFは持続していたが，安静時SBPは90〜100 mmHg台を維持し，Nohria-Stevenson分類ではProfile B（wet & warm）に近い状態へと移行していた。従って，ベッド上でのレジスタンストレーニング（**図3**に同じ）のほか，段階的にベッドアップ，端座位へと移行した。端座位保持を数分行っても，前日に認めた末梢低灌流を示唆する所見を認めないことから立位練習へと移行した。しかし，四肢冷感の増強を認めたことから，速やかに臥位へ戻りリハビリテーションは終了とし，同日の2回目のリハビリテーションではベッドアップから端座位練習までを再度行った。

第6〜7病日からは尿量の増加により，水分バランスはそれまでのin balanceからout balanceへ移行した。安静時SBPも100〜110 mmHg台へ上昇してきたことから，AFは持続しているものの血行動態は安定化してきていると判断し，段階的に座位・立位練習と進め，安全性を確認したのちに歩行練習へと移行した。同時に，端座位や立位における，自重を利用したレジスタンストレーニング（カフレイズ，ハーフスクワット）を併用し，骨格筋機能改善促進を図った。

第8病日以降は洞調律に復帰し，血圧も安定していたことから，段階的にレジスタンストレーニングの運動強度や頻度の増加，ならびに歩行距離の延長を行った。最終的に，本症例は200 m連続歩行まで可能となり，術後14日目にリハビリテーション継続目的で転院となった。

心臓外科術後においては，心臓に対する直接的な侵襲により心機能は一時的に低下する。また，人工心肺使用例では，全身性炎症反応症候群（SIRS）による血管透過性の亢進により間質へ水分が移動し，循環血液量減少による心拍出量低下を生じやすい。本症例では心臓外科手術による一時的な心機能低下，急性心筋梗塞による左室収縮能低下に，術後AFによる心拍出量の低下が加わったことにより，末梢低灌流を伴う術後心不全状態へ移行

SIRS：systemic inflammatory response syndrome

したと考えられた。心臓外科術後においては，周術期におけるさまざまな要因によって血行動態が容易に不安定化する可能性があることから，術前心機能のほか，出血，水分バランス，不整脈などの状況と血行動態への影響を的確に把握し，リハビリテーションプログラムに反映させるスキルが必要である。

症例②：慢性心不全急性増悪を繰り返す拡張型心筋症症例

症例：70歳代，男性，身長160 cm，体重54 kg，BMI 21.1 kg/m^2
診断名：慢性心不全急性増悪，拡張型心筋症（DCM），植込み型除細動器（ICD）植込み後，急性腎障害（AKI）
併存疾患：HT，DL，DM，陳旧性脳梗塞，CKD（G3b）
入院前ADL：BI 70点（屋内歩行自立〔T字杖使用〕，屋外は車椅子移動）

DCM：dilated cardiomyopathy
ICD：implantable cardioverter defibrillator
AKI：acute kidney injury

現病歴

　某年，心不全を発症しDCMと診断される。その後，心不全急性増悪を繰り返すが，そのつど入院加療にて軽快し，自宅退院となっていた。今回は感冒および過活動後より食思不振や呼吸困難感を認めるようになり，当院受診。急性心不全の診断にて緊急入院となる。入院後DOB3.0γ，酸素4 L投与開始。

入院時身体所見

BP：blood pressure

BP 79/55 mmHg，HR 70 bpm（Vpacing〔ICD設定：VVIRモード〕），SpO$_2$ 91%（room air）
Nohria-Stevenson分類：Profile C（wet & cold）
胸部X線：CTR 68%

入院時TTE

LAD：62 mm
LVDd/LVDs：62/50 mm
LVEF：28%，びまん性に左室収縮運動低下

AR：aortic regurgitation
MR：mitral regurgitation
TR：tricuspid regurgitation

大動脈弁逆流（AR）：mild，僧帽弁逆流（MR）：moderate，三尖弁閉鎖不全（TR）：mild

血液生化学検査

ヘモグロビン（Hb）13.7 g/dL，アルブミン（Alb）3.7 g/dL，クレアチ

236

eGFR : estimated glemerular filtration rate

BUN : blood urea nitrogen

NT-proBNP : N-terminal pro-brain natriuretic peptide

ニン（Cr）3.28 mg/dL，推算糸球体濾過量（eGFR）15.3 mL/min/1.73 m^2，尿素窒素（BUN）91.1 mg/dL，ナトリウム（Na）136 mEq/L，総ビリルビン（T-bil）3.0 mg/dL，N末端プロ脳性ナトリウム利尿ペプチド（NT-proBNP）47298.0 pg/mL，C反応性蛋白（高感度CRP）0.15 mg/dL

本症例における治療経過とリハビリテーション

　症例②における入院後経過を**図5**に示す。本症例は，DCMを基礎疾患とする慢性心不全症例であり，今回の入院前にも急性増悪を複数回繰り返し，左室リモデリングならびに左室収縮能低下を呈する重症心不全の状態であった。

　入院後DOB投与と酸素療法が開始となり，経過良好のため**第2病日**よりベッドサイドでのリハビリテーション開始の指示が出たが，開始前に安静時SBP 60 mmHg台へ低下し，代謝性アシドーシスの進行を認めた。LOSによる末梢低灌流の増悪と判断され，血行動態の安定化のため，DOB増量，NADおよびNPPV（のちにASVへ変更）が開始となった。この時点では，血行動態の早期安定化が最優先であり，同日のリハビリテーション開始は断念した。

ASV : adaptive servo-ventilation

　第3病日に入っても，朝の段階で安静時SBP70～80 mmHg台で推移し，尿量も10～20 mL/hと乏尿が持続し，水分もin balanceで推移した。Nohria-Stevenson分類でもProfile C（wet & cold）の状態であり，DOBが5.0γまで増量された。これにより徐々にSBP90～100 mmHgまで上昇を認めたが，血行動態はDOB増量に依存した状態であると考えられたため，この日もリハビリテーション開始は見送りとした。

　第4病日も安静時SBPは90～100 mmHg台を維持していたが，朝の段階で尿量は20～30 mL/hと乏尿は持続し，水分はin balanceで推移した。そのため，腎血流を維持するため，NADよりDOA（2.0γ）へ変更されたほか，心拍出量を増加させるため，ICDにおけるpacing rate（VVIR 70→80 bpm）の設定変更も行われた。リハビリテーションはこの段階では未実施の状況であったが，入院前から身体機能およびADL低下を呈する症例であり，これ以上のリハビリテーション開始遅延は避ける必要があると考えられた。尿量は依然として乏しいものの，カテコラミンの変更後も血行動態は維持されていたことから，ベッド上での他動および自動介助下でのROM練習を開始した。

　第5病日からはDOBの減量が開始となったが，SBP 100～110 mmHgで推移し，尿量も増加傾向（≧1 mL/kg/h）となり，水分もout balanceへ移行した。Nohria-Stevenson分類もdry & warmに近い状態

へ移行しており，血行動態が改善傾向にあると推察された．リハビリテーションはこの時期より段階的に端座位，立位へと離床を進めるとともに（**図6**），骨格筋機能改善を目的とした端座位・立位でのレジスタンストレーニングも導入した．

以降，慎重にDOB・DOAの減量とASVからの離脱が図られたが，血行動態の増悪は認めないことから，**第9病日**からは室内歩行練習を開始し，段階的に歩行距離を拡大した．その後，デバイスのCRT-Dへのアップグレードが必要と判断され，CRT-D植込み術を施行し，**第32病日**に自宅退院となった．

先行研究では，高齢心不全症例の入院中のADL低下には，急性期におけるカテコラミン（NAD）投与と離床（歩行）開始遅延が関連することが報告されている[11]．本症例は，LOSにより血行動態の安定が保てず，カテコラミンの増量を必要とするなど急性期治療に難渋し，離床開始が困難であったが，退院時のADLは入院前と同レベルを維持した．本症例のように，循環作動薬投与などにより急性期治療が長期化し，離床開始が困難な高齢心不全症例においては，骨格筋機能維持・向上を目的としたベッド上でのリハビリテーションを，可及的早期より開始することが必要と考えられる．ただし，この時期の血行動態は循環作動薬に強く依存した状態であることから，開始時期や運動方法については慎重に判断する必要がある．

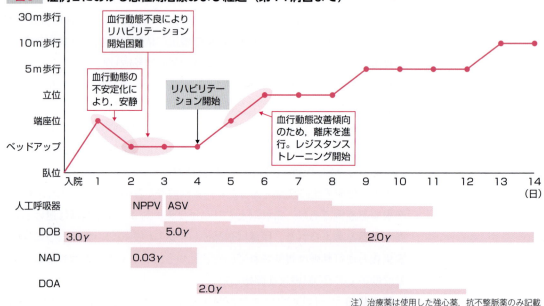

図5 症例2における急性期治療および経過（第14病日まで）

注）治療薬は使用した強心薬，抗不整脈薬のみ記載

図6 DOB・DOA投与下での立位練習の様子

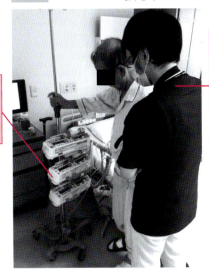

カテラコミンが減量となった当日は，前回実施時とのバイタルサインの変化に特に注意する。

生体情報モニタだけではなく，四肢冷感など末梢低灌流を示唆する所見が増強しないか確認する。

症例③：急性心筋梗塞による心原性ショックによりPCPS・IABP管理となった症例

症例：60歳代，男性，身長161 cm，体重81 kg，BMI 31.2 kg/m²
診断名：ST上昇型前壁・下壁急性心筋梗塞，心原性ショック
併存疾患：DL，DM
入院前ADL：BI 100点

現病歴

某日，胸痛を自覚し当院へ緊急搬送。緊急CAGにてLMTを含む2枝病変（RCA #3：100％，LMT #5：90％，LAD #6：90％）を認めたため，緊急で経皮的冠動脈インターベンション（PCI）施行。RCAへのPCIを終了した後より急激な血圧低下，意識レベルの低下を認め，心原性ショックの状態であったため，心臓マッサージ開始。気管挿管施行，PCPS・IABPを留置し，低体温療法開始となる。

PCI：percutaneous coronary intervention

集中治療室入室時所見

RASS：−4〜−5
人工呼吸器：SIMVモード，FiO₂ 0.5，PEEP 15 cmH₂O，PS 10 cmH₂O
機械的補助循環：PCPS（流量2.5 L/min），IABP（1：1）
カテコラミン：NAD 0.03γ，DOB 3.0γ

BP 102/78 mmHg，HR 105 bpm（洞調律），SpO$_2$ 99%

Nohria-Stevenson分類：Profile C（wet & cold）

血液ガス PH 7.48，PaO$_2$ 211.0 cmH$_2$O，PaCO$_2$ 26.7 cmH$_2$O，HCO$_3$ 20.0 mmol/L，Lac 4.1 mmol/L，BE－3.5 mmol/L

胸部X線：CTR 50%

TTE

LAD：37 mm

LVDd/LVDs：46/42 mm

LVEF：31%，前壁中隔・下壁領域で収縮運動低下

血液生化学検査

CK-MB：creatine kinase MB

Hb 13.3 g/dL，Alb 3.1 g/dL，CK 6953 U/L，クレアチンキナーゼMB分画（CK-MB）758 U/L，Cr 0.63 mg/dL，eGFR 101.3 mL/min/1.73m^2，BUN 11.8 mg/dL，Na 140 mEq/L，T-bil 0.9 mg/dL，NT-proBNP 518.2 pg/mL，高感度CRP 0.10 mg/dL

本症例における治療経過とリハビリテーション

　症例③における入院後経過を**図7**に示す。本症例はLMTを含む2枝病変を有するAMI症例であり，PCIの過程で心原性ショックを認めたため，鎮静薬，筋弛緩薬投与下で低体温療法ならびにPCPS，IABP管理となった。

　第2病日にLMTに対するPCIを施行したのち，PCPS，IABPの順にweaningが開始となった。一方で，**第2病日**ごろより酸素化障害の進行を認め，同日施行した胸部CT検査においては，両側のうっ血，胸水貯留ならびに両下側肺に無気肺を認めた。輸液負荷や人工呼吸器管理下での安静臥床の長期化による下側肺障害と考えられたため，翌日より看護師と協働にて，血行動態への影響のない程度で左右への体位変換を開始し，下背側肺野の換気を促進するとともに，気管吸引により気道の浄化を図った。

　第4病日のPCPS離脱直後はSBP 70 mmHg台への低下を認め，一時的にNAD 0.05γまで増加となったため，一時体位変換を中止としたが，**第5病日**はSBP 110～120 mmHg台へ回復しており，ベッド上体位変換を再開した。

　第7病日にIABPを離脱し，安静解除後より他動的な四肢ROM練習を開始した。酸素化障害は残存しており，人工呼吸器（侵襲的陽圧換気）は引き続き継続となったが，SBP 120 mmHg台を維持し，Nohria-Stevenson分類はProfile A（dry & warm）の状態であったことから，酸素化改善目的に，ベッドアップ時間を増加した。また，意識レベルの向

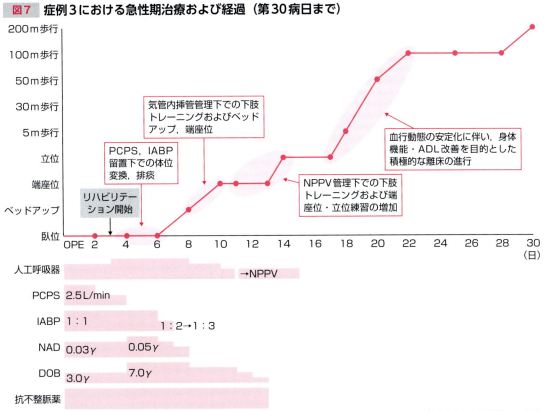

図7 症例3における急性期治療および経過（第30病日まで）

注）治療薬は使用した強心薬，抗不整脈薬のみ記載

上（RASS：－1～－2）に伴い端座位練習を開始し，下側肺の換気促進や端座位保持能力の向上を図った．さらに，筋力低下の進行が顕著であり，立位の実施が困難なレベルにあったことから，今後の離床進行の阻害要因となる可能性が高いと考えられた．そのため，ベッド上にて弾性ボールを使用した下肢レジスタンストレーニング（**図3**に同じ）を開始し，以降継続した．

第11病日で人工呼吸器離脱後も酸素化障害は持続しており，NPPV（CPAPモード，8 cmH$_2$O，FiO$_2$ 0.5）管理を要する状態であったことから，NPPVからの早期離脱が次の課題と考えられた．DOB 3.0γの投与で血行動態の増悪は認めないため，オーバーテーブルにもたれた状態での端座位を段階的に30分程度まで延長するとともに，午前・午後と2回実施して離床時間を増加し，酸素化改善促進を図った．

第13病日で循環作動薬投与を終了し，**第15病日**でNPPVを離脱した後も血行動態・呼吸状態に増悪がないことから，自重負荷を使用したレジスタンストレーニング（カフレイズ，ハーフスクワット）を併用しながら，段階的に歩行距離を延長した．最終的（**第36病日**）には400 m連続歩行

が可能となり，自宅退院となった。

　心原性ショックにより機械的補助循環を必要とする急性心不全症例では，機械的補助循環自体による合併症（血管損傷，下肢虚血，出血など）や不良肢位による合併症（関節拘縮，末梢神経障害）に加え，人工呼吸器関連肺炎（VAP）などの呼吸器合併症の発生リスクが高い。従って，本症例のように機械的補助循環管理が長期化する症例においては，機器の留置期間のうちから，合併症を予防するための介入を行う必要がある。呼吸器合併症予防のためには，早期に離床を進めることが必要とされていることから[10]，血行動態が安定化傾向であれば，人工呼吸器管理下でも端座位や立位など，離床を進行することが重要である。介入に際しては，身体介助，機器の配管やルート類の管理，モニタ類の波形や数値変化のモニタリングなど，複数の作業が必要であるため，リハビリテーション中の事故を予防するため，複数かつ多職種スタッフによる連携の下で実施することが重要である。

VAP：ventilator associated pneumonia

V　おわりに

　重症心不全に対する早期リハビリテーションのエビデンスは確立されておらず，具体的なリハビリテーション実施基準や方法についても不明確であるのが現状である。重症心不全における主病態である「不安定な血行動態」は，早期運動および離床における阻害要因であることから，重症心不全の早期リハビリテーションにおいては，急性期治療内容と血行動態の推移を的確に捉え，リハビリテーションプログラムの微調整を図ることが最も重要である。今後は，重症心不全における早期リハビリテーションの安全性と有効性に関するエビデンスの確立が急務である。

引用文献

1) 日本循環器学会，ほか：急性心不全治療ガイドライン（2011年改訂版）．(http://www.j-circ.or.jp/guideline/pdf/JCS2011_izumi_h.pdf)（平成29年8月1日閲覧）

2) 日本循環器学会，ほか：慢性心不全治療ガイドライン（2010年改訂版）．(http://www.j-circ.or.jp/guideline/pdf/JCS2010_matsuzaki_h.pdf)（平成29年8月1日閲覧）

3) Harjola VP, et al：Characteristics, outcomes, and predictors of mortality at 3 months and 1 year in patients hospitalized for acute heart failure. Eur J Heart Fail, 12（3）：239-248, 2010.

4) Gheorghiade M, et al：Pathophysiologic targets in the early phase of acute heart failure syndromes. Am J Cardiol, 96（6A）：11G-17G, 2005.

5) Forrester JS, et al：Medical therapy of acute myocardial infarction by application of hemodynamic subsets（second of two parts）. N Engl J Med, 295（25）：1404-1413, 1976.

6) Nohria A, et al：Medical management of advanced heart failure. JAMA, 287（5）：628-640, 2002.

7) Nohria A, et al：Clinical assessment identifies hemodynamic profiles that predict

outcomes in patients admitted with heart failure. J Am Coll Cardiol, 41（10）: 1797-1804, 2003.

8）Fülster S, et al：Muscle wasting in patients with chronic heart failure：results from the studies investigating co-morbidities aggravating heart failure（SICA-HF）. Eur Heart J, 34（7）：512-519, 2013.

9）齊藤正和：循環不全. ICU の理学療法（神津 玲, 責任編集）. p.267-277, 三輪書店, 2015.

10）日本集中治療医学会早期リハビリテーション検討委員会：集中治療における早期リハビリテーション～根拠に基づくエキスパートコンセンサス～. 日集中医誌, 24：255-303, 2017.

11）齊藤正和, ほか：多施設共同研究による高齢心不全患者の退院時日常生活動作（ADL）に関連する因子の検討. 理学療法学, 42（2）：81-89, 2015.

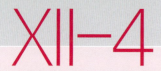

XII-4 多発外傷に対する早期リハビリテーション

XII 各論

山下康次

キーワード

多発外傷，早期リハビリテーション，PTDA

キーポイント

① 外傷治療は，あらゆる手段を用いて，防ぎえた外傷死を回避することを目的に，生理学的異常の蘇生を優先するダメージコントロールを理解することが重要である。

② リハビリテーションは，ダメージコントロールを理解したうえで，早期リハビリテーションによる病態の悪化の可能性を念頭に入れ実践することが重要である。

③ 多発外傷患者のリハビリテーションは，集学的な治療を必要とするため緊密で連携のとれたチーム医療の下，実践することが重要である。

④ 多発外傷のリハビリテーションの最大の目標は，防ぎえた外傷後後遺症を可能な限り回避することである。

*1 AIS（Abbreviated Injury Scale）
1点：軽症，2点：中等度，3点：重症，4点：重篤，5点：瀕死，6点：即死

*2 ISS（Injury Severity Score）
AISを基に多発外傷の重症度を評価するスコア。損傷部位（6部位）に分け，最高のAIS重症度スコアの中から上位3つを抽出しそれぞれ二乗して合計した値で最高値は75点である。

DCS：damage control surgery

I 概念

多発外傷とは，polytraumaまたはmultipletraumaの訳語である。AIS[*1] 3点以上が6身体部位（①頭頸部，②顔面，③胸部，④腹部および骨盤内臓器，⑤四肢および骨盤，⑥体表）の2カ所以上（ISS[*2]≧18）を多発外傷とよぶ。

多発外傷患者の多くは，損傷部位（臓器）が複数認められ高度な初期治療が求められる。なかでも，ダメージコントロールの概念は重要である。ダメージコントロールという用語はもともと軍事用語であり，戦闘により被弾した艦船の被害を最小限にとどめ沈没させずに修復可能な港に寄港させ，修復後に再び戦闘可能な状態にすることである。この一連の流れに習い，患者の救命を目的とした治療戦略として外傷治療戦略ダメージコントロールサージェリー（DCS）とよぶようになった。DCSは，蘇生目的の初回手術，全身安定化を図る集中治療，計画的修復・再建手術の3つの要素で構成されている。リハビリテーションが必要となる時期は，全身安定化を図る集中治療室入室中からであるが，外傷そのものが患者に対し侵襲を与えるため，鎮痛・鎮静を必要とし，人工呼吸器や補助循環装置，持続透析や多くの薬剤によって全身状態を安定化させつつ，計画的再手術などによる外傷の根治治療を目指す時期である。

そのような状況のなかで，リハビリテーションはより早期から，呼吸器合併症や関節拘縮などの二次的合併症を予防する目的で，実施することが求められている。近年，重症患者に対するリハビリテーションは，早期から介入することにより退院時の身体機能が向上するとの報告を受け，非薬物的治療として注目を浴びている。一方で，多発外傷におけるリハビリテーションは，現時点では十分なエビデンスが報告されておらず，その効果については不明な部分が多いのが現状である。その原因として，多発外傷は損傷部位が多岐にわたるうえに，損傷部位に対するアプローチがそれぞれ異なるためリハビリテーションが標準化されていない。さらに患者を取り巻くチーム医療が上手く構築されていないことなどが挙げられている。

Ⅱ　原因と病態

■原因

JTDB：Japan Trauma Data Bank Report

　日本外傷データバンク（JTDB）2016によると，外傷の受傷機転は，①交通事故，②転倒，③墜落・転落であった。年齢は，男性で15～20歳代および60～65歳代，女性で15～20歳代および80～85歳代でピークを認める。外傷部位においては，①下肢，②頭部，③胸部，④上肢，⑤脊椎，⑥顔面，⑦腹部および骨盤内臓器，⑧体表・熱傷・その他の外傷，⑨頸部の順であった。ISSが16点以上の症例は全体の36.2％を占め，死亡率は，ISSが16～24点で6.9％，25～40点で28.3％，41～75点で61.8％であった。AISは損傷部位別3点以上をまとめると，頭部損傷76％，顔面損傷6％，頸部損傷27％，胸部損傷80％，腹部および骨盤内臓器損傷49.3％，脊椎損傷50.1％，上肢損傷22.8％，下肢損傷66.5％，体表22.9％であり，AISが6点（即死）は，脊椎損傷1.4％，体表1.2％，頭部損傷，頸部損傷および胸部損傷1％であった。

■病態

■ 頭部外傷

＊3　切迫するD
切迫するDとは，GCS合計点が8点以下，GCS合計点が経過中に2以上低下，脳ヘルニア徴候（瞳孔不同，片麻痺，Cushing現象）のいずれかを認める場合とされている。

ICP：intracranial pressure

GCS：Glasgow Coma Scale

　重症頭部外傷の約30％が来院時に低酸素および低血圧を合併している[1]。そのため，ガイドラインでは，外傷後の低酸素血症や低血圧などにより生じる二次的脳損傷に対し，適切な判断・処置・治療により予防あるいは軽減するために，気道確保および酸素化，循環の安定化を優先した治療方針が強調されている。具体的には，気動確保・呼吸管理・循環管理・体温管理が重要視され，頭蓋内圧（ICP）を慎重に評価し初期治療が進められる。さらに，急激な中枢神経障害の出現（切迫するD＊3）を認識し出現時には迅速に対応

することが求められる。

■頸部外傷

頸部とは，解剖学的に下顎下縁，後頭骨下縁，上胸骨切痕，と鎖骨上縁に囲まれた領域である。この狭い領域には，頸部血管，気道，食道，頸椎神経系が集約されており生命維持において非常に重要な領域である。従って，頸部外傷の初期治療は，気動確保および出血のコントロールが重要となる。頸動静脈損傷は，すべての血管損傷の5〜10％を占める。血管損傷の多くは，穿通性外傷であるが10％程度が鈍的外傷である[2]。致死率は10〜30％程度であり，脳神経障害合併率は40％程度である[3]。

■胸部外傷

胸部には，呼吸および循環を維持するための重要な臓器（肺・心臓・大血管）が存在する。胸部外傷は，呼吸・循環機能が破綻する原因となるため緊急度や重症度ともに高い病態である。胸部外傷によって生じる重篤な病態は，気道閉塞と呼吸不全，閉塞性ショック，出血性ショックがある。一方で，頻度の高い胸部外傷は，肋骨骨折や胸壁軟部組織損傷であり，最も重篤な胸壁損傷はフレイルチェストである。フレイルチェストに併発する呼吸不全では，胸壁の不安定性・併存する肺挫傷に伴う低酸素血症・呼吸運動の低下に起因する換気障害を呈する。

■腹部外傷

主要腹部外傷は，肝損傷・脾損傷・腎損傷・膵損傷・十二指腸損傷・胃損傷などに分類される。これらの外傷において最も重要ことは，出血のコントロールであり，ショックの原因が腹腔臓器の出血であれば，速やかにショックからの離脱を図り救命を目指す。肝損傷は，全外傷の約5％を占め腹部外傷のなかでは最も高く[4]，ついで脾損傷が続く。腎損傷は，全外傷患者の1〜5％を占め[5]，腹部外傷のうち8〜10％に認められる[6]。受傷機転は，交通外傷やスポーツなどによる鈍的外傷が90〜95％を占める[7]。

■四肢外傷

四肢外傷は，発生頻度は最も高い損傷であるが，損傷に伴う出血性ショック例を除き致死的となることはまれである。一方で，四肢外傷は骨折ばかりではなく，軟部組織損傷（デグロービング損傷・コンパートメント症候群など），神経損傷，四肢主動脈損傷，圧挫症候群など多岐にわたり，これらに伴う後遺障害は，日常生活活動の制限をきたした場合は，社会復帰が遅れてしまい，患者および家族にとっては大きな社会的問題となりうる。

■ 脊椎および脊髄外傷

VAI : vertebral artery injury

脊椎・脊椎外傷は，上・下肢機能や呼吸機能障害，膀胱直腸障害などの神経学的後遺症や，加えて生命の危機をもたらす損傷である。そのため，すべての外傷患者は，脊椎・脊髄損傷を念頭においた初期治療がなされる。また，頸椎損傷に付随する外傷として椎骨動脈損傷（VAI）を認めることがある。VAIは，椎間関節脱臼，横突起にかかる骨折，上位頸椎損傷に発症しやすく，これらの損傷に発生する割合は33％に及ぶ[8]。VAIの発症形態は，椎骨動脈内膜損傷による狭窄が多く，ついで完全閉塞が多い。続発する梗塞部位は，脳幹・小脳で24％と報告されており[9]，脳虚血症状の発症時間は，受傷後8時間～12日が多いが，一方で遅発性に突然症状が出現する場合もある[10]。

＊4　非骨傷性頸髄損傷
非骨傷性とは，前方脱臼や椎体骨折がないことが条件で，頸椎に外力が加わり直後より麻痺が発症することを指しており，脊髄症の急性増悪は除外する。また，中心性脊髄損傷とは，麻痺の形態が異なり同義語ではないことに注意する。

非骨傷性頸髄損傷＊4は，麻痺の自然回復が多く認められることがあり，手術適応に関しては一定の見解が得られていない。

Ⅲ　実践のポイント

外傷初期診療における最優先目標は，**防ぎえた外傷死（PTD）**を回避することである。さらに，理学療法の目的は，外傷の治療過程と並行して**防ぎえた外傷後後遺症（PTDA）**の発生をいかに減少させるかに視点がおかれる。一方で，重症度の異なる損傷が同時多発的に発症する多発外傷患者は，理学療法の有効性を客観的に検証することは困難であるため，PTDAに関する報告はない。さらに近年では，高齢者の外傷例も少なくなく，さまざまな内因性要因をもつ患者も多く存在し，搬入時の**外傷に加えて併存合併症にも考慮する**必要がある。そのため，理学療法を実践するためには，頭部外傷や胸部外傷など個々の損傷における重症度を最優先させ，実施可能な理学療法手技を介入させていく。理学療法を実施するうえで必要な情報とリスクについて**表1**に示す。

PTD : preventable trauma death
PTDA : preventable trauma disability

理学療法の目的を達成するためには，実施前から有害事象を発生させない，または発生した場合の対応策を念頭に介入する必要がある。外傷患者，特に集中治療が必要な急性期では，循環動態や呼吸状態の安定および疼痛緩和を目的として鎮痛鎮静下である場合が多い。そのため，理学療法は安静臥床に伴う呼吸器合併症や皮膚障害を予防・治療するための体位管理が中心となることが多い。急性期の主な理学療法介入手技は，呼吸器合併症を予防するための呼吸理学療法と体位管理，さまざまな制限により生じる安静臥床由来の合併症を予防する関節可動域練習を含めた離床（mobilization）が中心となる。

各論 Ⅻ

表1 集中治療室で治療が必要な外傷での把握するべき情報とリスク

障害項目	疾患	理学療法実施における把握しておくべき情報とリスク
共通事項		①治療方針，計画　②複合臓器損傷の有無　③使用されている機器情報（人工呼吸器，経皮的補助循環装置，持続透析など）④各種ドレーン，点滴確保の部位　⑤使用されている薬剤の作用，副作用　⑥バイタルサイン※（前日からの流れ，介入前後）⑦血液データ所見　⑧フィジカルイグザミネーション　⑨許可されている動静　⑩皮膚の状態　⑪疼痛　⑫実施日の患者スケジュールと看護師情報　⑬年齢　⑭集中治療室入室後の患者状況（せん妄やなど）⑮入院前日常生活動作（嚥下機能も含めて）⑯家族状況など
神経障害	頭部外傷	【頭蓋内病変】①出血，②びまん性軸索損傷 ・画像所見（CT，MRA，MRA）・頭蓋内圧・障害部位・搬入時のGCS（またはJCS）・麻痺の有無・高次脳機能など
	頸髄損傷	・損傷部位・画像所見（単純X線写真，CT，MRIなど）・脊髄ショックの有無（循環動態も含む）・呼吸状態（人工呼吸器装着，呼吸パターンなど）・麻痺の程度（Frankel分類，ASIA機能評価尺度，Zancolli分類，MMT，感覚・反射など）
骨関節障害	脊椎外傷	・損傷部位・画像所見・手術方法・神経症状（麻痺の有無，完全麻痺・不全麻痺）・保存療法（装具療法の有無）
	骨盤外傷	・骨折分類・出血のコントロール・固定の有無（創外固定なのか固定バンドなのか，二期的内固定の時期も含めて） ・腹囲（腹腔内圧上昇に伴う換気障害を呈することがある）・排尿量，排便の有無（とくに骨盤内臓器損傷を認めるとき）
	四肢外傷	・観血的骨接合術の場合（術式や荷重有無）・保存療法（禁忌事項など）・切断を伴う場合（切断部位や創部の状態，感染徴候など）
呼吸器障害	胸部外傷	・画像所見：血気胸の有無，フレイルチェストの有無，肺挫傷の有無・気管，気管支損傷の有無・心大血管損傷の有無 ・肝損傷の有無・人工呼吸器作動状況・血液ガス所見・呼吸に関するフィジカルイグザミネーション・胸腔ドレーン（排液量，色や性状，気漏の有無）
高齢者		・加齢に伴う慢性疾患の有無・内服状況・受傷前状況（認知面，活動量や自助具の活用など，日常生活自立度，義歯の有無や嚥下状況など） ※早期のソーシャルワーカーとの連携や介入が重要である（多くは家族からの情報収集となるが，担当ケアマネジャーなども情報源となりうるため多方面からの情報収集が必要となる）

※バイタルサイン：収縮期血圧／拡張期血圧（平均血圧），心拍数，呼吸数，体温，意識状態のみならず，排便（回数や性状，色）や排尿（量や色，時間尿）の状態などを確認する必要があるが，重要なのは「各種薬剤や機器」の影響を受けていることを認識することである（例えば，カテコラミンサポートにより血圧は安定していても，薬剤がないと血圧は不安定になってしまう）。また，炎症所見や栄養状態，水分出納量も重要である。

JCS：Japan Coma Scale

■呼吸理学療法

　呼吸理学療法は，肺自体の重量により生じる下側肺障害や分泌物による気道閉塞（狭窄）に伴う無気肺の予防や治療中に発症した肺障害の治療を目的とする。**体位管理**として最も重要なのは，安全な体位変換（**表2**）[11]であるが，外傷の場合はさまざまな制限因子を伴っており，実施の際には患者個々の禁忌事項・循環動態・疼痛に配慮する必要があるため，呼吸理学療法の介入は，患者の病態と適応・禁忌（**表3**）[12]を多職種で検討し実施する。

表2　安全な体位変換のための確認事項

	確認事項	チェックポイント	注意・備考
実施前確認	患者の状態	・全身状態や治療に関する情報収集と確認 ・意識状態　　　・患者の表情 ・モニター所見　・聴診所見 ・皮膚の状態：褥瘡好発部位の観察	・苦悶様表情ではないか ・循環動態，呼吸状態 ・気道内分泌物の貯留の有無：必要に応じて事前に気管内吸引実施
実施前確認	ルート等	・中心静脈カテーテル，動脈ラインおよび末梢ルート ・各種ドレーン	・屈曲や閉塞，三方活栓の緩み，固定状態，ルートが身体の下敷きになっていないか ・挿入留置部位，ドレナージの状態
実施前確認	使用機器	・人工呼吸器，輸液・輸注ポンプ	・作動状態，気管チューブおよび回路の固定・接続状態，回路の結露，換気様式，アラーム設定
体位変換の実施	準備	・気管チューブおよび回路の位置調整 ・ライン，ドレーン，ルート類の整理，接続に緩みがないか ・ドレナージバックや周辺機器の固定位置調整	・変換する体位を想定して長さに余裕を持たせる（必要最小限のライン以外であれば三方活栓などで一次的に外してもよい），身体の下に入り込まないように調整 ・モニターは外さない，人工呼吸器のアラームはオフにしない
体位変換の実施	実施	・四肢の関節および体幹はゆっくりと愛護的に動かす ・ベッド側方あるいは上方への移動の際は，身体を持ち上げながら行う（引きずらない）	・実施しているスタッフが声を掛け合いながら，「○○大丈夫？」など注意喚起しながら行う
実施直後の確認	患者の状態	・モニターおよび聴診所見 ・患者の表情，自覚症状	・有意な変動がないか，呼吸音が聴取できているか ・疼痛，深い，目眩などの症状の確認
実施直後の確認	人工呼吸器	・作動状態，気管チューブと回路の固定状態の確認	・患者の口元から回路をたどっていき人工呼吸器まで問題がないか
実施直後の確認	ルート類	・抜去，身体の下敷き，屈曲・閉塞，固定状態，長さの余裕の有無について確認	・ルート留置部からたどって確認，指さし呼称にて確認
終了	患者の状態	・安楽な体位となっているか ・寝衣，シーツ	・四肢の過伸展はないか，枕やクッションを多用し微調整する。末梢神経麻痺の好発部位（腓骨神経など）に圧迫がないか，顔面の状態は？ ・褥瘡の原因となる寝衣やシーツの皺を伸ばす
終了	人工呼吸器	・気管チューブ ・呼吸器回路 ・人工鼻の位置	・口元から垂直に立つ位置にし，回路の重みでチューブや固定テープに負担をかけない ・必ずアームに取り付け，確実に固定 ・気管チューブより高い位置に固定する
終了	ルート等		・再度調整する
終了	その他	・ベッド周囲環境の安全確認 ・安全であることを十分に確認した後に，次の業務に移る	・各種使用機器の位置，電気コードの確認，ベッド柵およびストッパーの確認

(文献11より引用)

XII

各論

表3 急性期呼吸理学療法の適応と禁忌

呼吸理学療法適応	
・区域性または肺葉性の急性無気肺 ・大量の気道内分泌物貯留 ・片側性肺病変　・長期臥床状態	
絶対禁忌	**相対禁忌**
・胸腔ドレーンが挿入されていない気胸 ・喀血を伴う肺内出血 ・コントロール不良な重症心不全 ・ショック ・肺血栓塞栓症 ・治療が行われていない喘息重積発作　など	・不安定な循環動態 ・鎮痛不十分な多発肋骨骨折，肺挫傷 　フレイルチェスト ・肺瘻を伴う膿胸 ・脳外科手術後，頭部外傷後の頭蓋内圧亢進 ・頚髄損傷後の損傷部非固定状態　など

(文献12より引用)

■離床

　離床の目的と方法は，廃用症候群の予防と活動性の向上，集中治療室において人工呼吸器装着下でも日常生活の早期獲得を目指し，重篤な病態や全身状態が安定すれば，疼痛管理を十分に行い，四肢関節可動域練習，座位，立位，歩行へと進める（**図1**）[13]。一方で，理学療法に伴う体位管理や離床などは，外傷に伴う疼痛や全身状態が不安定で骨折に対する早期固定が得られていない場合には実施が困難となることが多く，医師・看護師などと十分に検討し進める必要がある。

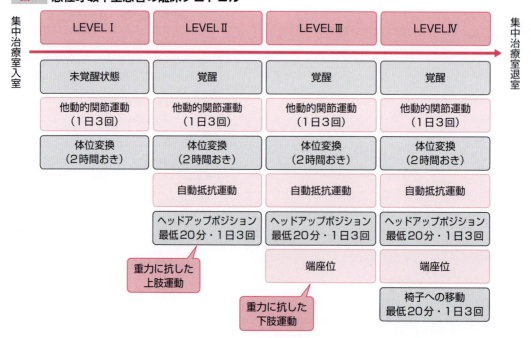

図1 急性呼吸不全患者の離床プロトコル

■せん妄

せん妄の発症も理学療法を実施するうえで制限因子となる。Latらは，術後24時間以上人工呼吸器管理が必要となった外傷患者を調査し，せん妄が発症した群では，ICU在室日数や在院期間，人工呼吸器装着日数が有意に延長していた，と報告[14]している。

近年，重症患者に対する疼痛・不穏・せん妄管理としてABCDEs bundle[15]やPAD guideline[16]の概念が提唱され，鎮痛や鎮静の管理は従来の医療者中心（いわゆる過鎮静）の状態から患者中心の鎮静へ，そして早期に患者を動かす（early mobilization）概念が注目されている。

■それぞれの外傷における対応

外傷患者においては，損傷部位を考慮したうえで治療方針を確認し，どの程度の動静が可能なのか，またその方法は誰とどのように行うのか，実際に患者を動かしたときに起こりうる**有害事象を予測**しながら行う必要がある。予測される有害事象については，外傷の部位や重症度により異なるため，実際の臨床場面では，医師・看護師と連携しながら，疼痛や意識状態を評価し離床を進めることが重要である。疼痛の存在は，離床を大きく左右するものであり，可能な限り除痛が得られた状態で理学療法介入を行うべきである。ICUに入室している患者の疼痛の評価には，BPS（挿管患者にも評価可能）[17]やCPOT[18]（抜管後にも使用可能）などが推奨されている。意識状態の評価には，鎮静深度の判断や患者の協力を必要とするため，離床前の鎮静状態や不穏・せん妄の状況をRASS[19]やCAM-ICU[20]（またはCAM-ICUフローチャート[21]）を用いて評価し離床が可能かどうか評価する。一方で，早期離床や早期からの積極的な運動を原則行うべきでないものについて医師・看護師など多職種で検討し決定する必要がある[22]。離床が可能であると判断した場合には，呼吸器系・循環器系・神経系やカテーテルや禁忌を把握したうえで開始基準[22]を基に離床を開始する。その際に重要なのは，中止基準[22]を離床に関わるスタッフ全員が把握すること，なんらかの理由により中止が必要な場合には躊躇なく中止するべきである。積極的な離床と無理な離床は同義ではないことを理解する。

以下に，各外傷の理学療法実践における留意点を述べることとする。

■頭部外傷

頭部外傷急性期の治療概要は，ICP管理と脳温管理を行い，血腫や脳浮腫などの占拠病変あるいは呼吸循環障害など，全身要素による脳血流代謝異常による二次性脳損傷を抑制し，患者転帰を改善することにあり，理学療法実践時はこれらの点に留意する必要がある。

ABCDEs bundle：
Awakening and Breathing Coordination of daily sedation and ventilator removal trials，Choice of sedative or analgesic exposure，Delirium monitoring and management，Early mobility and Exercise

PAD：pain，agitation，delirium

ICU：intensive care unit

BPS：Behavioral Pain Scale

CPOT：The Critical-Care Pain Observation Tool

RASS：Richmond Agitation-Sedation Scale

CAM-ICU：confusion assessment method for the ICU

「早期離床や早期からの積極的な運動を行うべきかどうか」については，p.7表2参照。

「早期離床や早期からの積極的な運動の開始基準」については，p.7表3参照。

「早期離床と早期からの積極的な運動の中止基準」については，p.8表4参照。

頭部外傷急性期のICP管理は，30°頭位挙上は有効である[23]とされている。一方で，過剰な頭部挙上は脳灌流を低下させる可能性や頸部屈曲により静脈還流が障害されると脳組織の充実によりICPが上昇するため，頭部挙上は15〜30°が推奨されており頭位は正中位を維持することが重要となる。そのため，理学療法において体位管理を実施するときも，十分に注意する必要がある。

頭部外傷における急性期リハビリテーションは，Italian Society of Physical Rehabilitation MedicineにおけるNational consensus conferenceにおいて，二次的合併症の予防・機能障害増悪予防・周辺環境との触れ合い，の促進を推奨している。Zhuらは，1日2時間または4時間のリハビリテーション実施時間で受傷後3カ月のFIMおよびGOSを比較し，4時間リハビリテーションを行った群で有意に改善したことを報告した。Andelicら[24]は，集中治療中から合併症予防や機能回復を目標に多職種でリハビリテーションを実践することにより，12カ月後のGOSEやDRSが良好な結果であったと報告した。

FIM : Functional Independence Measure

GOS : Glasgow Outcome Scale

GOSE : Glasgow Outcome Scale Extended

DRS : Disability Rating Scale

■ 胸部外傷

多くの胸部外傷は，鈍的外傷によって生じる。代表的なものは，肋骨骨折，胸骨骨折，フレイルチェストなどである。フレイルチェストは，強大な外力が胸郭に加えられることにより生じ，交通外傷，墜落外傷，挟圧外傷により発生するため，多くの場合は肺実質損傷や血気胸を伴う。また，高エネルギー外傷のため，胸郭内の臓器損傷，頭部，腹部，骨盤臓器損傷も高率に合併する。一方で，胸壁外傷の損傷程度と呼吸不全の程度は相関しないため，呼吸不全の発症は肺への直接損傷や肺に基礎疾患のある患者が多い。つまりフレイルチェストのみで呼吸不全に陥る頻度は低く，肺実質損傷を合併することにより呼吸状態が悪化するといわれている。予後は，胸郭変形が残ったとしても肺挫傷がなければ6カ月以内に呼吸機能は改善するが，肺挫傷があると数年後でも機能的残気量と仰臥位での動脈血酸素分圧は低下する[25]。

Tanakaら[26]は，37例の重症フレイルチェスト患者を，外科的肋骨固定術と陽圧換気による内固定の2群に分け無作為化試験を実施し，外科的肋骨固定術群において人工呼吸管理期間およびICU入室期間の短縮，肺炎発生率の減少，％FVCの改善，6カ月後の機能予後（フルタイムへの復職）が有意に改善したことを報告した。また，Toddら[27]は，45歳以上の多発肋骨骨折（4肋骨以上）を対象に，理学療法士を含む多職種によるclinical pathwayを用いた治療を実施し，人工呼吸管理期間・在院日数・感染症罹患率の有意な減少を認めた，と報告した。これらの報告を基に，2012年に出されたEASTが提唱しているPulmonary Contusion-Flail Chestのガイドライン[28]では，肺挫傷を合併したフレイルチェストは，呼吸不全発生率

FVC : forced vital capacity

EAST : Eastern Association for the Surgery of Trauma

や人工呼吸管理を最小限にするために十分な疼痛管理と積極的な理学療法を行うことが推奨されている（**図2**）。

図2　フレイルチェストによる胸郭動揺

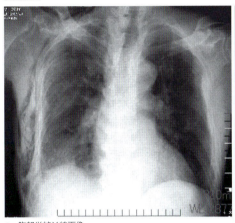

a　胸部単純X線画像
高エネルギー外傷による多発肋骨骨折
・右第2-3肋骨前方骨折
・右第4-5肋骨前方後方骨折
・右第6-10肋骨後方骨折
・左第2-6肋骨前方骨折
・左第7肋骨後側方骨折
・左第6-10肋骨後方骨折

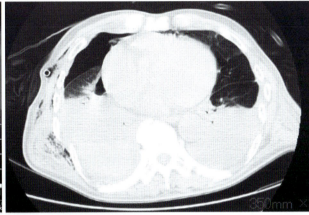

b　胸部CT画像
両側肺野に血気胸が認められる。

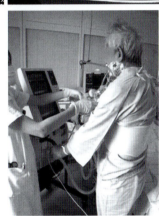

c　離床開始
疼痛管理および陽圧換気による内固定の経過を経て離床を開始した。

■四肢外傷

　近年，整形外科領域においても多発外傷に対する治療方針としてDCSが推奨され，全身状態の安定化を優先し，二期的に手術が行われるようになっている[29]。

　四肢外傷の治療は，全身状態および局所所見を総合的に判断しながら，救命・患肢温存・機能温存と修復・整容などを常に考慮されながら決定されていく。

　理学療法において最も重要である体位管理は，特に大腿骨外傷において骨折部の固定術が施行されて有効な管理が可能となるが，固定のタイミングに明確な基準はない。一方で，大腿骨骨折は骨盤骨折を伴う（**図3**）場合あり，理学療法実践時は注意を要する。骨盤骨折は，高エネルギー外傷に伴う骨折であり全骨折の約3％に生じ[30]，さらに単独骨盤骨折での死亡率は1〜2％であるが，骨盤骨折を伴った多発外傷の死亡率は15〜20％に急増する[31]

といわれている．骨盤骨折の治療においては出血が問題となるため，出血源の検索・骨折の分類・合併損傷の評価・初期（場合によっては二期的に分ける）固定などが行われる．

理学療法実践時には，大腿骨骨折および骨盤骨折の治療状況に応じ体位変換や受動座位を医師の指示範囲内で行う事が重要である．

関節可動域練習は，四肢外傷において関節拘縮予防や筋力強化練習を見据えた介入手技として重要な理学療法である．一方で，デグロービング損傷やコンパートメント症候群，圧挫症候群など，さまざまな病態に応じた（開始時期や皮膚の状態および知覚運動麻痺の有無など）介入が必要不可欠となるため，実施前には必ず主治医または術者との緊密な情報共有が重要である．

図3 骨盤骨折・大腿骨骨幹部骨折合併例

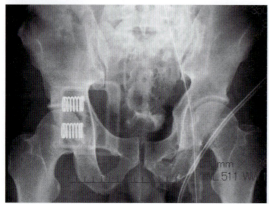

a 単純X線画像
骨盤骨折が認められる．

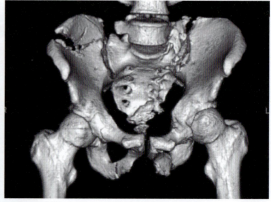

b 3DCT画像
骨盤骨折が認められる．

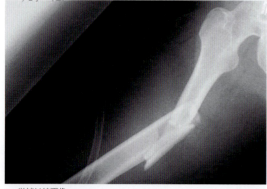

c 単純X線画像
右大腿骨骨折が認められる．

本症例は墜落外傷による多発外傷例で，提示した損傷以外にも，両側血気胸，右橈骨遠位端骨折が認められた．

■ **脊椎および脊髄外傷**

脊髄損傷に対する早期の除圧術が神経学的予後を改善し，集中治療室在室日数や全入院期間の短縮が認められ[32, 33]，その効果が明らかになってきた．一方で，呼吸器合併症，心合併症，尿路感染症，創感染，褥瘡，消化管出血，深部血栓症などの合併症発生率について，その効果は明らかになっていない．

Fehlingsらは，受傷後24時間以内の早期手術により麻痺の優位な改善を認めた，と報告[34]している。従って，早期固定術後の理学療法介入では，合併症の予防や治療のみにとらわれるのではなく，麻痺の改善を視野に実施することが重要である。一方，固定術が未実施の場合には呼吸器合併症予防の目的で体位管理を行うときには，医師の監視または許可の下，複数人で脊椎が捻れないよう慎重に体位変換を行わなければならない。

　急性期脊髄損傷患者に対する理学療法を実施する際は，呼吸器合併症の予防のみならず循環管理にも配慮する。特に，重症頸髄損傷の循環・呼吸管理は極めて重要であり，受傷後7〜14日は集中治療室でもモニタリングが推奨されている[35]。さらに，急性期に適切な血圧を維持することは，脊髄灌流の改善により将来的な神経学的予後に影響を与える可能が指摘されている。適切な血圧管理の目標は，受傷後7日間は平均動脈血圧85〜90 mmHg以上を保つことが推奨されている[35]。

脊髄ショック

　高位胸髄レベル（第6胸髄より高位）の横断性脊髄障害では，脊髄の伝達機能が失われるため（交感神経障害），弛緩性麻痺に伴う血圧低下，特に頸髄損傷例では，高度徐脈（40回/分以下）や房室ブロックなど生命が危機にさらされることがある（**脊髄ショック**）。徐脈は，脊髄ショック（神経原性ショック）の離脱とともに改善するが，まれに洞停止に至ることや気管内吸引などを契機に迷走神経反射から心停止に至ることがあるので注意を要する（**図4**）。胸腔内圧上昇の伴う胸郭圧迫手技や呼吸練習でも，徐脈や血圧低下を助長するおそれがあるため，理学療法介入時には医師・看護師と連携する必要がある。脊髄ショックは，受傷後24時間から6週間（平均3〜4週間）持続するため，この期間の離床や呼吸理学療法には，細心の注意を払うべきである。

呼吸器合併症

　頸髄損傷患者の急性期呼吸管理は，最も重要である。受傷24時間以内を除外した死因の主な要因は呼吸器合併症であり，さらに低酸素血症は低血圧と同様に脊髄二次性損傷を拡大するおそれが指摘されている。従って，理学療法では呼吸器合併症予防のための呼吸理学療法（受動座位を含めた体位変換・呼吸介助など）を中心に実践する。注意すべきは，**第4頸髄髄節以上**の損傷では横隔膜呼吸の機能は困難であり，**第5頸髄髄節以下**の場合でも受傷直後は脊髄浮腫の一過性上行や呼気筋の麻痺による強制呼出障害，横隔膜疲労などにより呼吸障害に陥ることがある点である。さらに，脊髄ショック期は，副交感神経優位となり細気管支筋収縮・気管支攣縮・分泌物増加・気管支平滑筋収縮能低下により呼吸器合併症をきたすおそれがある。

図4 頸髄損傷患者に発生した迷走神経反射

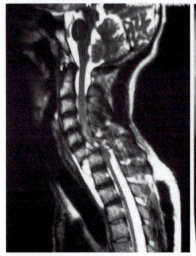

a　MRI矢状断像

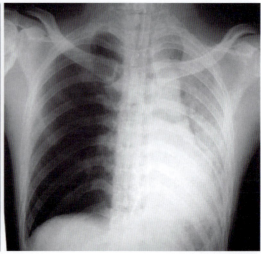

b　頸髄損傷急性期患者に合併した無気肺
無気肺解除目的で体位ドレナージを実施。十分な咳嗽が得られず吸引を施行した。

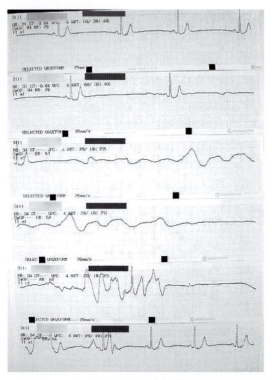

c　洞停止
徐々に徐脈を認め洞停止となる。心臓マッサージおよび硫酸アトロピン投与にて心拍は再開した。

■ **高齢者の外傷**

　高齢者外傷の特徴は，若年者と比較して比較的軽微な外力でも，重篤な外傷を引き起こすことが知られている。また，加齢に伴う慢性疾患（慢性閉塞性肺疾患，高血圧，虚血性心疾患，糖尿病など）や老年症候群（易転倒性，関節痛，摂食嚥下障害，日常生活動作の低下，脱水，栄養障害など）を併せもっており，入院を余儀なくされた場合には，容易に身体・認知機能は低下

する[36]。慢性疾患，特に虚血性心疾患や心房細動，脳梗塞などにより抗血小板薬や抗凝固薬を服用していることにより，外傷に伴う止血異常も，全身状態を悪化させる要因となる。さらに，核家族化により独居の高齢者が増加しているが，自宅内で転倒した場合には発見が遅れ救急搬送までに時間を要し，褥瘡や誤嚥性障害，横紋筋融解症などの合併症を発症するおそれもある。そのため，機能回復には長期間を要するか，または発症前日常生活レベルまでの到達が困難となる。高齢者において重症外傷例では，集中治療を余儀なくされることがあるが，加齢に伴い侵襲に対する予備力が低下しており，容易に合併症に罹患しやすく，死亡へとつながるおそれもある。また，高齢者は，生命維持に重要な呼吸や心血管系，腎・電解質，内分泌・代謝系，栄養などの加齢に伴う生理的変化や，環境変化によるせん妄症状の出現により集中治療室入室期間や在院日数の長期化，6カ月後の死亡率上昇も報告されており，頭部外傷はより深刻化している。さらに高齢者の頭部外傷の特徴は転倒・転落の比率が高く，急性硬膜下血腫や脳挫傷，脳内出血などの局所損傷が多く，重症度にかかわらず予後不良または死亡率が増加する，と報告[37]されている。

Ⅳ　症例提示

症例1：交通外傷（多数傷病者発生事例）

診断名：出血性ショック・骨盤骨折（仙骨，両側恥坐骨）・脾損傷（TypeⅢb）・両側腎損傷・肝損傷疑い・顔面挫創（degloving）・多発肋骨骨折（左第1-2，右第10-12）・右血胸・両側肺挫傷・尿道損傷（完全断裂）・大動脈損傷（弓部〜下行大動脈）・腰椎横突起骨折（両側L1-3，右L5）
入院後発症傷病：横紋筋融解症
続発合併症：急性腎障害

PS：probability of survival

ISS：57，PS：48.6

現病歴

自動車にて走行中に対向車と衝突し車外へと放出される。当院救命救急センター搬入後に初期診療を行いFAST（＋）であったが，shock vital持続し左開胸にてdescending aortaをクランプしvital signが安定した後に精査開始し上記診断を得る。出血性ショックに対し緊急AGののち塞栓術，尿道損傷に対し膀胱瘻を施行した。初療後は，挿管人工呼吸管理下にてICU入室し，急性腎障害に対して**第2病日**より持続性腎代謝療法を開始

FAST：focused assessment with sonography for trauma
AG：angiography

HCU : high care unit

した。**第3病日**に大動脈損傷に対しステントグラフト内挿術および骨盤骨折に対しては創外固定術，**第8病日**HCUへ転室，**第17病日**に一般病棟転棟，**第24病日**に骨盤内固定術施行。

リハビリテーション

理学療法は，**第6病日**より救命医・整形外科医・消化器外科医の安静度指示の下，身体機能における合併症予防を目的とし開始し，**第58病日**に回復期リハビリテーション病院へ転院とした。退院時の身体機能は，病室内日常生活は自立し，下肢部分荷重にて松葉杖歩行獲得であった（回復期リハビリテーション病院退院時は独歩可能となった）。

症例2：交通外傷（多数傷病者発生事例）

診断名：右血気胸，左血胸，両側多発肋骨骨折（右第3-12，左第8-11），左鎖骨骨折，両側肺挫傷，第7頸椎椎弓骨折，第3胸椎破裂骨折，骨盤骨折（右恥坐骨・仙骨），右腎損傷
入院後発症傷病名：急性呼吸不全，無気肺
ISS：29，PS：92.2

現病歴

自動車にて走行中に対向車と衝突し車外へと放出される。当院救命救急センター搬入後に初期治療開始しFAST（－），精査の結果に上記診断を得る。左右血胸に対し胸腔ドレーン留置も，**第2病日**に酸素化不良を呈し緊急気管内挿管および人工呼吸管理，気管支鏡による吸痰操作を実施。以後，呼吸状態は安定し人工呼吸器離脱後，抜管した。

リハビリテーション

理学療法は，**第6病日**より救急医・整形外科医の指示の下，身体機能低下予防および呼吸器合併症改善の目的にて開始した（**図5**）。**第22病日**には，整形外科にて脊椎内固定術（Th1-6後方固定）施行，硬性コルセットの完成後は可及的に離床を開始し早期の歩行獲得に至った。安静度拡大については，病棟看護師と情報共有を行い病棟での日常生活動作自立を促し，退院時の日常生活レベルは，コルセット装脱着を含め自立した。

図5 症例2

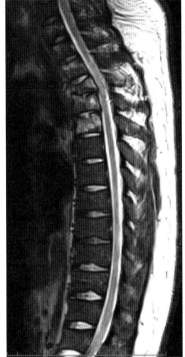
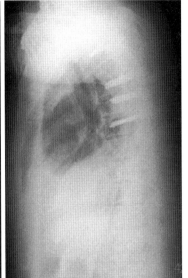
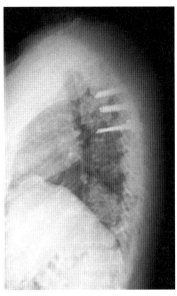

a MRI 矢状断像
脊椎固定術術前の安静度
・左右30°の体位変換
・30°アップライト

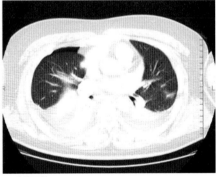
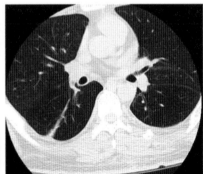

b 胸部画像
脊椎固定後，可及的早期に離床を開始し，背側無気肺の改善を認めた。

症例3：転落外傷

診断名：外傷性くも膜下出血，両側前頭葉脳挫傷，左側頭葉脳挫傷，右頭頂骨骨折，第6胸椎骨折，第7胸椎破裂骨折，第6-7胸椎棘突起骨折

現病歴

高さ2mの作業現場より転落し受傷（受傷時ヘルメットは未装着）。背部痛，右眼視力低下，左下肢痺れを認め救急要請，前医にて多発外傷を認めたため，ドクターヘリにて当院救急搬送となる。前医でのFASTは陰性，ドクターヘリ接触時はGCS 15，vital signは特に問題はなかった。初期治療終了後は，低体温療法および人工呼吸管理を要するため救命救急病棟入室となった。なお，脊椎外傷のため左右体位変換は複数名での棒状体位変換を実施した。**第3病日**に瞳孔不同および左上・下肢の麻痺が出現し緊急CTにて切迫脳ヘルニアを認め右側緊急外減圧術を施行した。**第13病日**には脊椎内固定術（Th5-11後方固定術）施行し，**第14病日**に人工呼吸器離脱後に抜管となった（**図6**）。

リハビリテーション

　理学療法は，**第2病日**より身体機能低下および呼吸器合併症予防目的にて開始となり，脊椎内固定術後（硬性コルセット完成後）は可及的に離床を開始した。当初Br-stageは，上肢および手指Ⅱ・下肢Ⅲレベルであったが退院時には上肢および手指Ⅵ・下肢Ⅵ，病院内日常生活は独歩にて自立となった。手段的日常生活動作は，服薬管理・金銭管理などの生活管理も自立を得た。高次脳機能はMMSE 25点，WAIS-Ⅲは全IQ 78，動作性IQ 70 言語性IQ 72，と軽度の低下を認めたものの，RBMTでは記憶の低下は認められなかった。**第51病日**，リハビリテーション継続目的にて回復期リハビリテーション病院へ転院となる。

図6 症例3

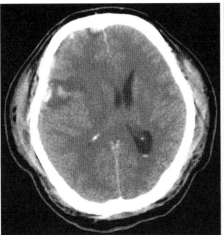
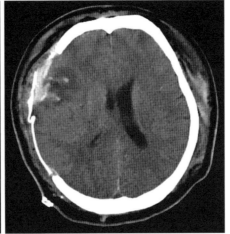

a 頭部CT画像
出血周囲の脳浮腫の増大と周囲への圧排を認める。脳溝は全体に狭小化し,側脳室も左右狭小化を認める。正中構造も左へ偏位し帯状回ヘルニアを認める。

b 頭部CT画像
外減圧術施行し,側左右狭小化および正造の左方偏位は改善状回ヘルニアも消失

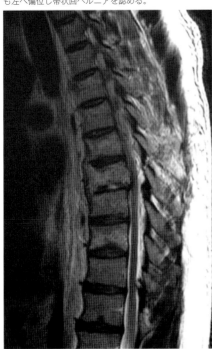
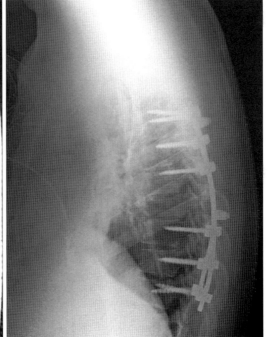

c 脊椎MRI画像
Th3-9の圧迫骨折と,Th7の破裂骨折(椎体下部が一部脊髄へ突出)を認めた。

d 単純X線画像
全身状態の改善を待ち,第13病日に脊椎後方固定術を施行。

引用文献

1) Chesunt RM, et al : The role of secondary brain injury in determining outcome from severe head injury. J Trauma, 34 (2) : 216-222, 1993.

2) Martin RF, et al : Blunt trauma to the carotid arteries. J Vasc Surg, 14 (6) : 789-795, 1991.

3) Weaver FA, et al : The role of arterial reconstruction in penetrating carotid injuries. Arch Surg, 123 (9) : 1106-1111, 1988.

4) Trunkey DD, et al : Hepatic trauma : contemporary management. Surg Clin North Am, 84 (2) : 437-450, 2004.

5) Baverstock R, et al : Severe blunt renal trauma : a 7-year retrospective review from a provincial trauma centre. Can J Urol, 8 (5) : 1372-1376, 2001.

6) Wessells H, et al : Renal injury and operative management in the United States : results of a population-based study. J Trauma, 54 (3) : 423-430, 2003.

7) Chow SJ, et al : A 10-year review of blunt renal artery injuries at an urban level I trauma centre. Injury, 40 (8) : 844-850, 2009.

8) Cothren CC, et al : Cervical spinal fracture patterns mandating screening to rule out blunt cerebrovascular injury. Surgery, 141 (1) : 76-82, 2007.

9) Biffl WL, et al : The devastating potential of blunt vertebral arterial injuries. Ann Surg, 231 (5) : 672-681, 2000.

10) Inamasu J, et al : Vertebral artery injury after blunt cervical trauma : an update. Surg Neurol, 65 (3) : 238-245, 2006.

11) 妙中伸之, 監 : なぜ起こる?どう防ぐ?イラストでわかる人工呼吸器合併症の予防＆ケア, p.200, メディカ出版, 2012.

12) 高橋仁美, ほか編 : 臨床アプローチ 急性期呼吸理学療法, p.14, メジカルビュー社, 2010.

13) Morris PE, et al : Early intensive care unit mobility therapy in the treatment of acute respiratory failure. Crit Care Med, 36 (8) : 2238-2243, 2008.

14) Lat I, et al : The impact of delirium on clinical outcomes in mechanically ventilated surgical and trauma patients. Crit Care Med, 37 (6) : 1898-1905, 2009.

15) Balas MC, et al : Critical care nurses' role in implementing the "ABCDE bundle" into practice. Crit Care Nurse, 32 (2) : 35-38, 40-47,48, 2012.

16) Barr J, et al : Clinical practice guidelines for the management of pain, agitation, and delirium in adult patients in the intensive care unit. Crit Care Med, 41 (1) : 263-306, 2013.

17) Payen JF, et al : Assessing pain in critically ill sedated patients by using a behavioral pain scale. Crit Care Med, 29 (12) : 2258-2263, 2001.

18) Gélinas C, et al : Validation of the critical-care pain observational tool in adult patients. Am J Crit Care, 15 (4) : 420-427, 2006.

19) Sessler CN, et al : The Richmond Agitation-Sedation Scale : validity and reliability in adult intensive care unit patients. Am J Respir Crit Care Med, 166 (10) : 1338-1344, 2002.

20) Ely EW, et al : Evaluation of delirium in critically ill patients : validation of the Confusion Assessment Method for the Intensive Care Unit (CAM-ICU) . Crit Care Med, 29 (7) : 1370-1379, 2001.

21) Vasilevskis EE, et al : Reducing iatrogenic risks : ICU-acquired delirium and weakness-crossing the quality chasm. Chest, 138 (5) : 1224-1233, 2010.

22) 日本集中治療医学会早期リハビリテーション検討委員会 : 集中治療における早期リハビリテーション～根拠に基づくエキスパートコンセンサス～. 日集中医誌, 24 : 255-303, 2017.

23) Ledwith MB, et al : Effect body position on cerebral oxygenation and physiologic parameters in patients with acute neurological conditions. J Neurosci Nurs, 42 (5) : 280-287, 2010.

24) Andelic N, et al : Does an early onset and continuous chain of rehabilitation improve the long-term functional outcome of patients with severe traumatic brain injury？ J Neurotrauma, 29 (1) : 66-74, 2012.

25) Kishikawa M, et al : Pulmonary contusion causes long-term respiratory dysfunction with decreased functional residual capacity. J Trauma, 31 (1) : 1203-1208, 1991.

26) Tanaka H, et al : Surgical stabilization of internal pneumatic stabilization？ A prospective randomized study of management of severe flail chest patients. J Trauma, 52 (4) : 727-732, 2002.

27) Todd SR, et al : A multidisciplinary clinical pathway decreases rib fracture-associated infectious morbidity in high-risk trauma patients. Am J Sug, 192 (6) : 806-811, 2006.

28) EAST Practice Management Workgroup for Pulmonary Contusion-Flail Chest : Practice Management Guideline for "Pulmonary Contusion-Flail Chest". June 2006.

29) Scalea TM et al : External fixation as a bridge to intramedullary nailing for patients with multiple injuries and femur fractures : damage control orthopaedics. J Trauma, 48（4）: 613-621, 2000.

30) Bassam D, et al : A protocol for the initial management of unstable pelvic fractures. Am Surg, 64（9）: 862-867, 1998.

31) Mohanty K, et al : Emergent management of pelvic ring injuries : an update. Can J Surg, 48（1）: 49-56, 2005

32) Schinkel C, et al : Timing of thoracic spine stabilization in trauma patients : impact on clinical course and outcome. J Trauma, 61（1）: 156-160, 2006.

33) Cengiz SL, et al : Timing of thoracolomber spine stabilization in trauma patients ; impact on neurological outcome and clinical course. A real prospective (rct) randomized controlled study. Arc Orthop Trauma Surg, 128（9）: 959-966, 2008.

34) Fehlings MG, et al : Early versus delayed decompression for traumatic cervical spinal cord injury : results of the Surgical Timing in Acute Spinal Cord Injury Study (STASCIS). PLoS One, 7（2）: e32037, 2012.

35) Congress of Neurological Surgeons : Guidelines for the management of acute cervical spine and spinal cord injuries : 2013 update. Neurosurgery, 60（Suppl 1）: 82-91, 2013.

36) 石井伸弥，ほか：「地域包括ケアと救急医療」救急医に必要な高齢者医療の最新知識；診かた，評価法（身体面）．救急医学，38（9）: 1012-1016, 2014.

37) Mosenthal AC, et al : Isolated traumatic brain injury : age is an independent predictor of mortality and early outcome. J Trauma, 52（5）: 907-911, 2002.

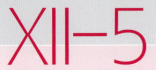

XII-5 重症脳損傷に対する早期リハビリテーション

渡辺伸一

キーワード

重症脳損傷，脳卒中，頭部外傷，早期リハビリテーション，リスク管理，プログラム

キーポイント

① 重症脳損傷では損傷の部位やタイプによって症状は多彩であり，急性期の管理や治療に関する理解を深めることが重要である。

② 重症脳損傷患者の早期リハビリテーションでは，二次性脳損傷を最小限にとどめて脳灌流圧を維持し，頭蓋内圧亢進を回避できていることを確認しながら進めなければならない。

③ 重症脳損傷の早期リハビリテーションでは開始時期のみでなく介入の頻度，時間など症例個々の状態を考慮したうえで，介入内容を検討する必要がある。

I 概念

　脳損傷には交通事故などに伴う外傷に起因するもの（頭部外傷，外傷性脳損傷）や脳卒中（脳梗塞，脳出血，くも膜下出血），また頻度はそれほど多くないが低酸素脳症，脳腫瘍，インフルエンザ脳症などに伴い，脳を栄養する頭蓋内の血管に異常が発生し，出血による炎症・圧排または虚血による脳組織の障害により発症するものがある[1]。

　脳卒中については超高齢社会を迎えたわが国では，患者数は増加の一途をたどっている。また，診断や治療技術の進歩により，脳卒中の発症率や死亡率は低下しているものの，脳卒中は要介護の原因疾患第1位であり，後遺症により機能予後が悪化することが多く，その予防が必要とされている[2]。

　一方，頭部外傷データバンクの研究からみた重症頭部外傷の最近の動向として，年齢では若年者の減少と高齢者の増加，受傷原因では交通事故の減少および転落・転倒事故の増加が挙げられている[3]。

II 原因と病態

■頭部外傷

外傷に起因する脳血管障害で，硬膜下血腫や硬膜外血腫に対して緊急手術が行われることがある（図1）[4]。頭蓋骨は，頭蓋容積が増大しても拡張できず，脊柱管のくも膜下腔の代償に使えるスペースは非常に限られているため，頭蓋内圧上昇のリスクが高い。このような患者では，頭蓋内圧のモニタリングと上昇した頭蓋内圧に対する治療が重要である。重症頭部外傷のガイドラインがすでに確立したエビデンスに基づいて，作成されている[3]。

図1 頭部外傷

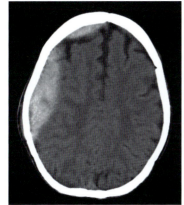
a 1病日目の右急性硬膜下血腫

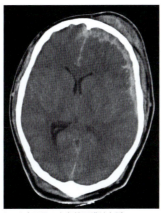
b 1病日目の左急性硬膜外血腫

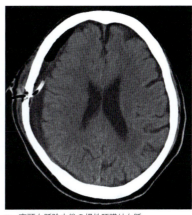
c 穿頭血腫除去後の慢性硬膜外血腫

■くも膜下出血

くも膜下出血は，内頸動脈，中大脳動脈，前交通動脈など比較的大きな血管の動脈瘤の破裂が原因となることが多い。激しい頭痛などの特徴的な病歴やCT所見で，くも膜下出血は確定診断される（図2）。くも膜下出血後の脳動脈瘤の再破裂は予後を非常に悪化させるため，開頭動脈瘤クリッピング術やコイル塞栓術などにより再破裂の予防が重要となる。合併症として，再出血以外に発症後4〜14日以内に好発する**脳血管攣縮**やたこつぼ心筋症，尿崩症，正常圧水頭症などがある[5]。

> 🔖 **早期リハチェックポイント**
>
> **脳血管攣縮**
> 脳血管攣縮は，再出血と同様に予後を左右する合併症であり管理が重要となる。脳血管攣縮は，多量のくも膜下出血，脱水，感染，高血糖，若年発症などが危険因子とされている。脳血管攣縮の治療法の1つにtriple H therapy（Hypertension therapy, Hyperdynamic therapy, Hypervolemic therapy）がある。

図2 くも膜下出血

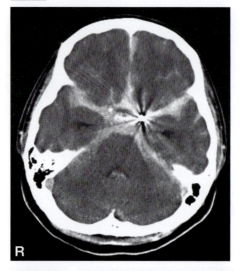

1日目の開頭クリッピング術後

■脳内出血

　脳内出血は，高血圧患者に発症することが多い．高血圧性脳内出血は，視床や被殻，小脳などに好発する（図3）．非高血圧性脳出血では，アミロイドアンギオパシーが有名で，大脳基底核でなく大脳皮質下に多発性に出血することが特徴である[6]．発症後24時間以内は再出血のリスクが高いため，降圧治療や必要に応じて，利尿薬やステロイド薬により頭蓋内圧亢進状態を改善させる．また血腫の増大などを認める場合には，必要に応じて外科的治療も考慮される．

図3 脳内出血

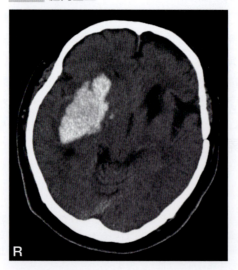

発症1日目の右被殻出血

> **早期リハチェックポイント**
>
> **外減圧術，内減圧術**
> 　血腫を外科的に除去した後に，術後の脳浮腫が強くなることが予想される場合には，頭蓋骨を切除することにより頭蓋内圧を低くする術式の外減圧術が行われる。それでも頭蓋内圧を減圧しきれない場合には，受傷した脳の一部を切除して減圧を図る内減圧術が行われる。

■脳梗塞

　脳梗塞は，脳血管の閉塞による局所性脳血流の低下が原因で発症する。脳梗塞には，一時的な血流途絶が原因となる一過性脳虚血発作，脳塞栓症，アテローム血栓性脳梗塞，ラクナ梗塞があり，それぞれ脳梗塞の機序が異なっている（図4）[7]。また，脳梗塞急性期での再灌流療法として，組織プラスミノーゲン活性化因子静注療法（IV-tPA）が有効とされており，わが国では発症4.5時間以内の脳梗塞患者にはIV-tPAを第一選択とすることが推奨されている[8]。また近年，主幹動脈閉塞による急性期脳梗塞に対する血管内治療として，器械的血栓回収療法（MT）が開発され，安全性と有効性が報告されている[9]。

IV-tPA：intravenous tissue plasminogen activator

MT：mechanical thrombectomy

図4 脳梗塞

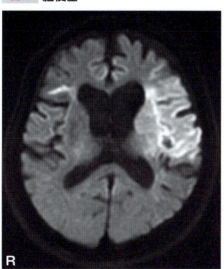

発症1日目の頭部MRI diffusion，左中大脳動脈領域に高信号域を認める。

■低酸素脳損傷

　低灌流や低酸素血症によって脳全般への損傷をきたす病態である。また，低酸素脳症は心停止など一次性脳損傷に伴って発生する場合もある。症状として，筋緊張の異常，痙攣，刺激に対する異常反応，意識障害など呈することがある。発生から数分以内であれば，後遺症を残さず回復することが多いが，それ以上の時間，低酸素状態になると，大脳皮質，基底核，小脳などに永続的な損傷を残す危険性がある[10]。

Ⅲ 実践のポイント

■重症脳損傷に伴う合併症へのリスク管理

脳損傷は，一次性脳損傷と二次性脳損傷に分けられる。**一次性脳損傷**とは，虚血，外傷，出血，低酸素脳症などがあり，これらは単独でも複合的にも発生しうる（**表1**）[11]。一次性脳損傷に対して，緊急での開頭血腫除去術が行われる場合もある。**二次性脳損傷**とは，頭蓋内血腫や脳浮腫によって頭蓋内圧が亢進して，低酸素，低血圧，脳圧迫などにより脳への血液の灌流が減少し，脳虚血となることである。重篤になれば頭蓋内圧（ICP）亢進による脳ヘルニア，脳死に至る[12]。脳損傷患者の早期リハビリテーションでは，二次性脳損傷を最小限にとどめて脳灌流圧（CPP）を維持し，ICP亢進を回避できていることを確認しながら進めなければいけない。また，意識障害からの覚醒後，可及的早期に神経学的評価を行い，予後予測を立てていく必要がある。

ICP：intracranial pressure

CPP：cerebral perfusion pressure

表1 **一次性脳損傷のメカニズム**

・外傷：脳震盪，脳挫傷，びまん性軸索損傷
・虚血：全脳性（低酸素脳症など），局所性（血管攣縮，脳卒中など）
・炎症：髄膜炎，脳炎
・圧迫：腫瘍，脳浮腫，血腫（硬膜外，硬膜下，脳実質）
・代謝性：脳症（肝性，電解質異常，薬物など）

■ 頭蓋内圧亢進

ICPは，脳容積，頭蓋内血液量，頭蓋内髄液量にて決定される。これらのうちどれかの容積の増大または占拠性病変が発生するとICPの亢進とともに，二次性脳損傷を生じ，さらなる脳浮腫とともに脳ヘルニアへと移行する[13]。例えば，脳梗塞では脳血管の閉塞とともに，その先の血流が途絶えて脳組織が壊死する。脳梗塞は発生後24時間以内には細胞毒性の浮腫が起こり，その後発症3～6日をピークとして血管性の浮腫が起こる。脳浮腫によりICPが亢進し，CPPは低下する（**図5**）。**CPP**とは，全身血圧と頭蓋内圧との差（CPP＝平均血圧－ICP）であり，CPPが60～150 mmHgの範囲内であれば，脳血流の自動調節能によって脳血流は一定に保たれる。しかし，頭蓋内圧の亢進によってCPPが低下し60 mmHg以下となると，二次性脳損傷の発生のリスクとなる。

図5 頭蓋内圧亢進

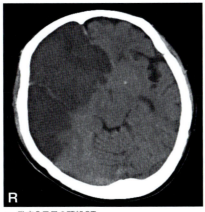
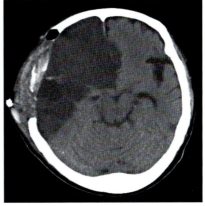

a 発症2日目の頭部CT
右前および中大脳動脈領域に低吸収域を認める。

b 発症9日目の頭部CT
右外減圧術施行にて，ミッドラインシフトは減少している。

> **早期リハチェックポイント**
>
> **頭蓋内圧亢進に伴う合併症**
> 　頭蓋内圧が急激に上昇した場合の三大自覚症状は頭痛，嘔吐，視力障害である。他覚的には意識障害，瞳孔の散大，対抗反射の減弱，収縮血圧の上昇を伴う徐脈がみられる（Cushing現象）が重要である。

■ 起立性低血圧

　脳梗塞の急性期には，梗塞周囲にペナンブラの領域が存在するため，この時期に不用意に離床を進めることによって起立性低血圧が生じ，ペナンブラ領域の非可逆的な梗塞に至るリスクが高い。また，脳卒中患者では，脳血流の自動調節能が，右にシフト（脳血流が一定となる 平均血圧値が全体に高くなっている）していることがあり，不用意な降圧は脳血流を減少しかねないため，早期離床を行う場合には血圧の変動には注意する必要ある（**図6**）[14-16]。

図6 脳血流自動調節能

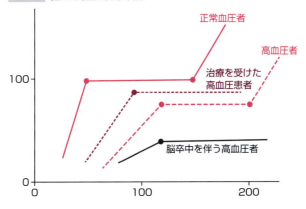

■早期リハビリテーションの中止基準・休止基準

JCS：Japan Coma Scale

病型別リハビリテーション（特に急性期）では，「リハビリテーション（座位訓練・立位訓練などの離床訓練）を開始する場合，はじめにJCS1桁で，運動の禁忌となる心疾患や全身合併症がないことを確認する。さらに，神経症候の増悪がないことを確認してからリハビリテーションを可及的早期に開始することが勧められる（グレードC1）」とされている[17]。脳損傷には脳卒中や外傷性脳損傷などさまざまな病態が含まれている。どのような障害が現れるかは，脳の損傷を受けた部位によって異なるため，それぞれの病態を把握しリスク管理の下に早期リハビリテーションを実施する必要がある。特に，脳損傷患者の治療の要点は，障害された脳組織と障害されていない脳組織の両方の酸素需要を満たすために，適切な酸素供給を行う必要がある。つまりは，二次性脳損傷を予防して損傷を最小限にするために，**低酸素・低血圧が起こらないようにする**ことが重要である。また，リハビリテーションに伴い，酸素需要の亢進が酸素供給を上回っていないかなど，患者の意識レベルの変容，呼吸数の増加，血圧・脈拍数の急激な変動，神経症状の増悪などにも気をつけなければならない（**表2**）[18]。表の中止基準のみでなく，自覚症状や末梢冷感，冷汗，呼吸回数上昇など身体所見から判断することが重要である。

表2 リハビリテーションの中止基準

積極的なリハをしない場合
1．安静時脈拍40/分以下あるいは120/分以上，2．安静時収縮期血圧70以下または200以上，3．安静時拡張期血圧120以上，4．労作性狭心症の場合，5．心房細動のある方で著しい徐脈あるいは頻脈がある場合，6．心筋梗塞発症直後で循環器動態が不良な場合，7．著しい不整脈がある場合，8．安静時胸痛がある場合，9．リハ実施前にすでに動悸，息切れ，胸痛のある場合，10．座位でめまい，冷や汗，嘔気などがある場合，11．安静時体温38°以上，12．安静時（SpO₂）が90％以下

途中でリハを中止する場合
1．中等度以上の呼吸困難，めまい，嘔気，狭心痛，頭痛，強い疲労感などが出現した場合強い疲労感の出現，2．脈拍が140/分を超えた場合，3．運動時収縮期血圧40 mmHg以上，または拡張期血圧が20 mmHg以上上昇した場合，4．頻呼吸（30回/分以上），息切れが出現が出現した場合，5．運動により不整脈が増加した場合，6．徐脈が出現した場合，7．意識状態の悪化

いったんリハを中止し，回復を待って再開
1．脈拍が運動前の30％を超えた場合。ただし，2分間の安静で10％以下に戻らないときは以後のリハ中止するか，またはきわめて軽作業のものに切り替える。2．脈拍が120/分を超えた場合，3．1分間10回以上の期外収縮が出現した場合，4．軽い動悸，息切れが出現した場合

その他の注意が必要な場合
1．血尿の出現，2．喀痰量が増加している場合，3．体重が増加している場合，4．倦怠感のある場合，5．食欲不振・空腹時，6．下肢の浮腫が増加している場合

（文献18より引用）

■早期リハビリテーションの効果

『脳卒中治療ガイドライン2015』では，急性期におけるリハビリはグレードAあるいはBで，「廃用症候群を予防し，早期ADL向上と社会復帰を図るために，十分なリスク管理の下にできるだけ発症後早期から積極的なリハビリテーションを行うことが強く勧められる（グレードA）」と推奨されている[17]。また，脳損傷の早期リハビリテーションでは，集中治療室やSCUで発症直後から多職種でのチームアプローチによって計画的に取り組む必要がある。さらに脳損傷発症早期から土日も含めた，高頻度での積極的なリハビリテーションが必要になる[19-21]。

SCU : stroke care unit

Swaynerらによる運動麻痺回復のステージ理論では，発症からの時期が分けられており，それぞれに応じたリハビリテーションを行う必要がある（図7）[22-23]。

①残存する皮質脊髄路を刺激してその興奮性を高めることで，運動麻痺の回復を促進する時期（発症〜3カ月以内）
②皮質間の新しいネットワークの興奮性に依拠する時期（発症より3カ月をピークとして6カ月までに消失する）
③シナプス伝達が効率化されることによって，出力ネットワークがいっそう強化される時期（発症より6カ月以降も持続して徐々に強化される）

さらに，急性期からの運動麻痺回復の過程において，病変部位から下行する皮質脊髄路に生じるワーラー変性の進行と，麻痺肢に生じる痙縮の出現には留意が必要となる[24]。脳損傷患者では麻痺側下肢の耐久性の高いタイプⅠ線維が特異的に変性することに起因し，結果的に耐久性の低いタイプⅡ線維の割合が増加することで，**最大酸素摂取量が特異的に低下しやすい**とされており，その予防が重要になる。

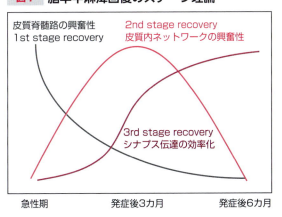

図7　脳卒中麻痺回復のステージ理論

■早期離床による効果およびリスク

　動物の虚血モデルの実験において，リハビリテーションの介入時期が早いほど，シナプスや樹状突起の再生などが多く，効果が高いことが認められている[25]。脳梗塞発症後の数週間以内では，損傷部位で組織的な修復がされていて，この時期でのリハビリテーションによる治療的介入は，運動麻痺回復に向けて効果的と考えられている。しかし，発症1カ月以後からのリハビリテーション介入では，手指の運動野支配領域の萎縮を取り戻せないことが，リスザルを用いた虚血モデルにて 明らかになっている[26]。このことから，脳卒中発症に伴う**運動麻痺回復の予後を決定づける期間（初期2～3週間以内）**からの早期リハビリテーション介入は，運動野の可塑的再組織化を最大限に引き出すとされており，**critical time window**といわれている。しかしながら，Bernhardtら[27] は，脳卒中の発症から24時間以内に離床を開始する超早期離床群に割りつけられた患者では，3カ月後に自立した生活を送れるレベルにまで回復した患者の割合が，通常ケア群の患者より有意に少なかったと報告されており，必ずしも早期離床が強いエビデンスによって支持されているわけではない。

　また，IV-tPAやMT後の早期離床の安全性については報告が乏しいのが現状である。Davisらは[28]，IV-tPA後24時間以内に離床を行い，25%の患者では有害事象を認めたことを報告している。われわれの報告では[29]，主幹動脈閉塞後脳梗塞患者に対し，90日後のmRS 0-2を転機良好群，mRS 3-6を転帰不良群の2群として解析した結果，転帰良好と関連する要因として抽出された項目は，高次脳機能障害の割合，1日当たりのリハビリテーションの介入時間，初回歩行訓練開始までの日数であった。

mRS：modified Rankin Scale

　Bernhardtらは[30]，AVERT Ⅲのデータを分析し，90日後の転帰について影響する離床の頻度，量について検討した結果，13.5分以内の少ない介入時間と介入頻度の増加が良好な転帰に影響していたと報告している。脳損傷の早期離床では開始時期のみでなく介入の頻度，時間なども考慮のうえ，介入内容を検討する必要がある。

AVERT Ⅲ：A very early rehabilitation trial Ⅲ

■リハビリテーションプログラムの立て方

　脳損傷急性期におけるリハビリテーションの主な目的は，
①廃用症候群の予防（拘縮，筋力低下など）
②合併症の予防（起立性低血圧，呼吸器感染症，褥瘡など）
③早期離床
などが挙げられる。急性期医療では神経徴候の増悪を予防し，生命を維持するために安静臥床が必要となる場面も少なからず存在する。しかし，安静臥床のために，四肢・体幹を動かさないことは，拘縮や廃用症候群などさまざ

まな合併症のリスクとなる。脳損傷患者における早期リハビリテーションとは，必ずしも早期離床のことのみを指すわけではなく，安静臥床によって生じる廃用症候群を，ベッド上でのポジショニングや四肢の関節可動域訓練などで予防することも重要となる。脳損傷の急性期のリハビリテーションの内容について，以下に述べていく。

■ 関節可動域訓練

拘縮や肺塞栓症予防のために最も重要な訓練である。脳損傷発症直後の病状が不安定で安静臥床している段階から介入する。急性期では筋緊張が低下しており，可動域制限よりもむしろ過度・不適切な運動による二次的障害を生む可能性が高い。特に肩関節では，痛みや可動域制限を伴うことが多いため，関節の機能解剖学的運動を理解したうえで，愛護的操作での介入が必要となる（図8）。

図8 関節可動域訓練

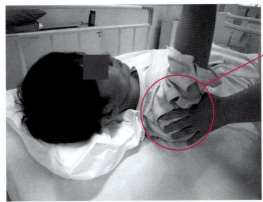

肩関節では，肩甲骨の上方回旋を誘導しながら，インピンジメントなど痛みを惹起しないように，筋緊張などを触診しながら行う必要がある。

a　肩関節可動域訓練

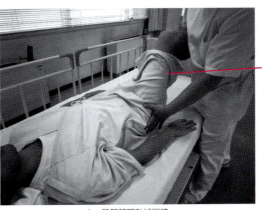

膝を下から支え下肢全体を持ち上げ，膝を胸のほうへもっていく。その際，肩関節同様に骨盤の後傾を誘導しながら，大腿前面のインピンジメントなどの痛みを惹起しないように触診しながら行う必要がある。

b　股関節可動域訓練

■ ポジショニング

　ポジショニングの目的として，良肢位保持，姿勢の変換による肢位変形・拘縮発生の予防が挙げられる。筋緊張の不均衡により特異的な肢位を取りやすく，ポジショニングの変化により**持続的な異常筋緊張（緊張性頸反射，緊張性迷路反射など）を軽減**させる必要がある。左側臥位は心臓に圧迫が加わるため，十分な血液を送り出すことができず，血圧が低下することがある。一方で，右側臥位は下大静脈の圧迫により，静脈還流が障害されることもあるため注意が必要となる。また，CPPを維持し，脳静脈灌流を促進する目的として30°の頭部挙上のポジショニングが勧められる。しかし，不適切なポジショニングなどで頸部が過度に屈曲または回旋することで，血管の屈曲や圧迫が起こり，血流循環が悪化する危険性がある。また，腹部や胸部を圧迫する腹臥位や体がねじれてしまう姿勢は，ICPを亢進させるリスクがあるため，体幹に対して頭頸部が正中位に位置するよう配慮する必要がある（**図9**）。

図9 ポジショニング

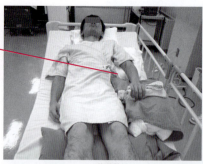

a　仰臥位

麻痺側肩甲帯や上肢へのクッションを用いたアライメント調整を行う。

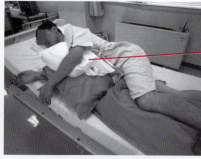

b　側臥位（麻痺側上方）

仰臥位では肩甲帯を屈曲させ，亜脱臼や疼痛などのリスクを軽減する必要がある。

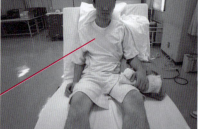

c　頭部挙上位（正面）

体幹はできる限り正中位として，捻転によるストレスを軽減する。

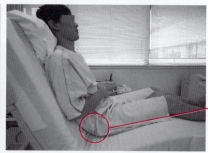

d　頭部挙上位（側面）

ヘッドアップを行う際は，股関節の屈曲軸とベッドの位置を合わせ，体のずり落ちを予防する。

■ **呼吸理学療法**

　意識障害や嚥下障害の患者に対して，不顕性誤嚥による肺炎などの合併症予防が必要となる．また，発症部位によって呼吸抑制がみられる場合もあり，呼吸理学療法が必要な場合もある．体位排痰法で，痰の貯留している肺野を中心に，呼気時の胸郭の動きに合わせて圧迫し，重力を利用して呼気を介助して痰を移動させるとともに，排出を促す（**図10**）．

図10　スクイージングによる排痰介助

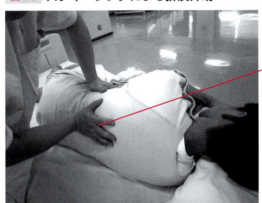

右前傾側臥位における下部胸郭の呼気相胸郭圧迫．呼気の力を利用しつつ，痰が溜まっている胸郭の部位に圧迫を加えることにより，貯留した痰を中枢気道へと移動させる．

■ **基本的動作訓練**

　脳損傷の症状が安定してきたら，徐々にベッド上の寝返り訓練から起き上がり訓練，座位，起立，歩行訓練を開始する．基本動作の遂行は，自律神経機能，感覚機能，運動機能，認知機能，意識レベルなどが相互に関連することで可能となる．そのシステムは，重力の影響を大きく受けており，動作に見合った身体の単関節の運動の組み合わせと方向づけ，安定性を供給することで効率のよい動作ができるようになる．また，座位や立位姿勢では，安定性のみでなく，動作性の評価も必要である．重心移動の際，姿勢の安定性，身体動揺の程度，筋緊張の状態などを多面的に評価し，バランス能力低下の要因や改善の可能性を検討する必要がある（**図11**）．

図11 基本的動作訓練

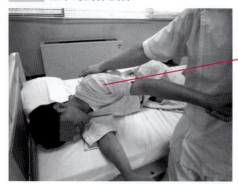

a　寝返り訓練

寝返る方向と反対側の患者の左肩甲骨と左上腕を保持する。左肩甲帯を前方突出させて体幹前面筋を活動させながら，左の骨盤の挙上および右回旋とともに左大腿を挙上し，左の側臥位になる。

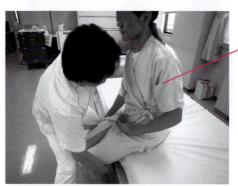

b　起き上がり訓練

背臥位から側臥位に寝返りを経て，頭頸部や左側屈筋の収縮を確認しながら，左肩甲骨と骨盤から誘導して端座位へと起き上がる。

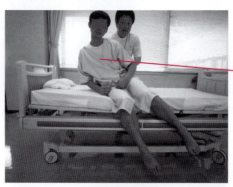

c　座位バランス訓練

骨盤より徒手的に左右へ操作を加え，頸部・体幹の反対側への側屈を伴うバランス反応を確認する（頸部・体幹の立ち直り反応）。
次に対象者に左右への重心移動を徐々に大きくしていき反対側の上下肢の外転を伴うバランス反応を確認する（パラシュート反応）。
最後に重心が安定域を越えた際の上肢での床面の支持によるバランス反応を確認する（保護伸展反応）。

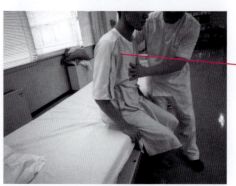

d　起立訓練

対象者の前胸部に両手を当て，下腹部から腹筋を活動させ，骨盤の後傾を誘導した後に，腰背部から背筋を活動させ，体幹を前傾させる。続いて体幹を前傾とともに殿部を離床し，下肢の伸展，体幹を垂直にして立位となる。

Ⅳ 症例提示

以下に症例を提示する。

症例1：右後頭葉皮質下出血により重度意識障害を呈した症例

症例：40歳代，男性
主訴：左片麻痺，視野障害
既往歴：心臓弁膜症，高血圧症
現病歴：発症日，昼ごろより頭痛出現，夕方から視野障害が出現したため，救急要請された。

入院時現症：意識レベルGCS E3V4M5，左上下肢に重度の運動麻痺を認めた。CT上，右後頭葉に高吸収域を認め，まずは保存的加療での方針で入院となった（**図12a**）。

経過：**発症2日目**より，理学療法を開始した。開始時，意識レベルは経時的に悪化していたが，瞳孔は左右同大で対光反射は保たれており，クッシング徴候は認めなかった。舌根沈下により，上気道閉塞著明で，聴診では喘鳴に加え，肺胞呼吸音では粗い断続性ラ音が聴取されたため，看護師と協働にてバイタルサインや神経学的徴候を数時間ごとに確認したうえで，左右前傾位での気道確保および気道クリアランス改善を目的に呼吸理学療法を施行した（**図12b**）。

発症6日目，意識レベルE3V4M6まで改善あり，左片麻痺はBRS[*1]上肢Ⅲ-手指Ⅲ-下肢Ⅲ，左同名性半盲および左半側空間無視を認めた（**図12c**）。同日より，車椅子乗車まで離床を行った。

その後，リハビリテーション継続にて**発症18日目**，運動麻痺，高次脳機能障害は残ったものの，軽介助での歩行が可能となりリハビリテーション転院された。

まとめ：本症例では，入院日より超急性期では，脳浮腫を認め頭蓋内圧の亢進などにより意識レベルは低下していた。脳出血の管理は，血圧だけではなく，症状はICU入室後も刻一刻と変化するため，**二次性脳損傷**を予防するためのモニタリングおよびポジショニングが重要であった。脳浮腫軽減とともに，神経学的評価を行い予後予測したうえで，段階的な離床を行った。頭蓋内病変に伴う頭蓋内圧亢進は，適切なタイミングで減圧を行わないと，**脳ヘルニア**を起こし呼吸停止してしまうため，リハビリテーションではその症状を見逃さないことが重要である。

[*1] Brunnstrom recovery stage（BRS）
　脳卒中の運動麻痺の回復過程を判断するために考案され、尺度として順序尺度として用いられており、麻痺の程度は Stage Ⅰ＝弛緩性麻痺（完全麻痺）、Stage Ⅱ＝連合反応の出現、Stage Ⅲ＝共同運動パターンの出現、Stage Ⅳ＝分離運動の出現、Stage Ⅴ＝分離運動の進行、Stage Ⅵ＝さらに分離が進み正常に近づく、の6段階で表される。

図12 頭部CT画像（症例1）

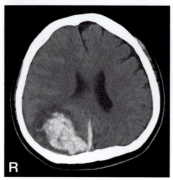
a 発症1日目の頭部CT
右後頭葉皮質下に高吸収域を認める。

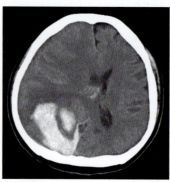
b 発症2日目の頭部CT
脳浮腫増加にてミッドラインシフトを認める。

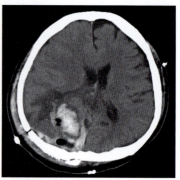
c 発症6日目の頭部CT
脳浮腫軽減しミッドラインシフトが改善している。

症例2：右内頸動脈閉塞症に対し，機械的血栓回収療法施行にて脳神経症状が改善し自宅退院に至った症例

症例：60歳代，男性

主訴：右片麻痺

既往歴：高血圧，眩暈症

現病歴：発症日，夕方から意識消失あり，呼びかけに反応を認めず救急要請された。車内で右片麻痺あり，バビンスキー反射右陽性とのこと。

入院時現症：意識レベルGCS E3V1M4，頭部MRI diffusionにて高信号域，MRAでは左内頸動脈，中大脳動脈閉塞を認めた（**図13**）。心原性脳塞栓症と診断され，IV-tPA投与後MT施行となる。術後より内頸動脈，中大脳動脈再開通となり，頭部CTでは淡い高吸収域を基底核で認めた。

経過：発症2日目より，理学療法開始した。開始時意識レベル，GCS E4V4M6であり右顔面神経麻痺および四肢に軽度の運動麻痺および感覚障害，右半側空間無視を認めた。同日より段階的に離床を進め，歩行訓練まで実施した。半側空間無視により，歩行時の転倒リスクは認めたが，看護師と協働にてトイレ歩行など日常生活場面での歩行をさまざまな場面に取り入れていき，発症21日目，歩行自立にて自宅退院となった。

まとめ：本症例では，主幹動脈閉塞にて広範囲な脳虚血が予想される患者で，急性期血行再建療法が施行された。術中血管造影にて内頸動脈，中大

脳動脈は再開通されており，意識レベルの改善を認めた．術後の出血性合併症の危険性がないか心内血栓の残存の有無など，脳外科医より情報収集したうえで，早期リハビリテーションを実践する必要がある．MTでは，閉塞している血管の再開通によってペナンブラ領域を救済し予後を改善させることが目的となるが，リハビリテーションによる早期からの離床により**血圧低下**による**脳灌流圧の低下，ペナンブラ領域の拡大**などのリスクもあり，神経学的評価および身体評価が重要である．

図13 MRAとMRI画像（症例2）

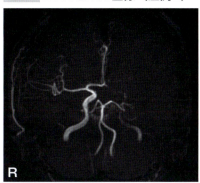
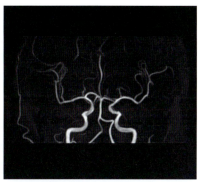

a　発症1日目の頭部MRA
　　左中大脳動脈領域の閉塞を認める．

b　血栓回収療法施行後
　　左中大脳動脈領域の再開通を認める．

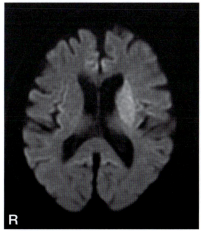
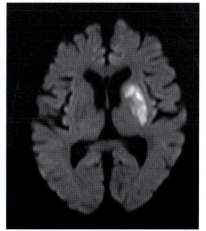

c　発症1日目の頭部MRI拡散強調画像
　　左基底核に淡い高信号域認める．

d　発症2日目の頭部MRI拡散強調画像
　　左基底核に高信号域が顕在化している．

症例3
くも膜下出血後に多職種協働の呼吸リハビリテーション介入にて人工呼吸器離脱に至った症例

症例：80歳代，男性
主訴：頭痛

既往歴：糖尿病，閉塞性動脈硬化症，心筋梗塞

現病歴：発症日，仕事中に頭痛を訴え当院に救急搬送される。後下小脳脳動脈からのくも膜下出血にて気管挿管，鎮静管理となり，緊急コイル塞栓術されtriple H therapy開始となった（**図14**）。

入院時現症：意識レベルGCS E1VTM5，プロポフォールにより鎮静管理されていた。人工呼吸器同調にて自発換気認めず。ルート類では脳室ドレーン，中心静脈カテーテルが挿入されていた。

経過：発症5日目より理学療法開始された。開始時意識レベルGCS E1VTM5であり，瞳孔縮瞳，左上下肢筋緊張低下，手足冷感あり，聴診では両下肺野断続性ラ音が聴取された。理学療法では，問題点を気道クリアランス低下，末梢循環不全，重度の意識障害と考え，脳圧亢進に配慮のうえ，ポジショニングおよび四肢の他動運動から開始した。発症11日目，遷延性意識障害にて人工呼吸器離脱が困難であり，多職種カンファレンス施行にて意識障害改善を目指し，積極的な離床を目指すこととなった。脳神経症状の悪化なく，離床は実施可能で徐々に意識レベルの改善を認めた。発症16日目，意識レベルGCS E3VTM6となり，人工呼吸器離脱となった。発症26日目，リハビリテーション転院となる。

まとめ：くも膜下出血の原因である脳動脈瘤破裂に対する治療（クリッピング術，コイル塞栓術）が無事に終わってもまったく安心はできない。**くも膜下出血による合併症**として，脳血管攣縮，呼吸器合併症，心不全，水頭症，尿崩症などがあり，リハビリテーションに関わるスタッフは患者個々の状態に合わせて，プログラムを立案する必要がある。本症例では，医師・看護師らと連携して離床を促した結果，有害事象なく実施することができた。

　今回，運動機能については急性期段階での回復具合はわずかであったが，多職種で積極的に離床を図れたことで人工呼吸器からの離脱につながったと考えられた。

図14 頭部CT画像（症例3）

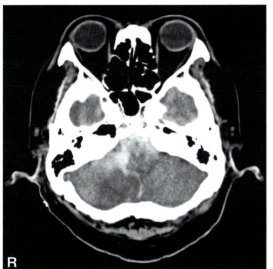 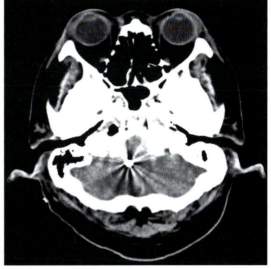

a　発症1日目の頭部CT
後下小脳動脈よりくも膜下出血を認める。

b　発症1日目の頭部CT
コイル塞栓術術後。

V　おわりに

　脳損傷リハビリテーションにおける早期介入は，ガイドラインにおいても推奨されており，その効果についてはおおむね認められている。しかし，病状・病態を考慮せず，早さのみを追求するような早期離床では効果が乏しく，個々のケースの病態や理学所見に応じた離床プロトコールを用いることが重要となる。また，理学療法士，作業療法士，言語聴覚士により集中的に介入できる期限および回数には限りがあるのが現状である。その限られた回数，期限の中で最大限の成果を出すためには，多職種協働によるチームアプローチは必要不可欠と思われる。また，訓練によって可能となった動作をたった1回の特別な動作で終わらせずに，日常生活に般化させるためにも，看護師とリハビリテーションスタッフとの連携は特に重要と考えられる。

引用・参考文献

1) 上田守三，ほか：脳卒中患者の救急処置．綜合臨牀，53（1）：159-161，2004．
2) 田中亮太，ほか：慢性期脳血管障害の病態と治療．神経治療，34：24-30，2017．
3) 重症頭部外傷治療・管理のガイドライン作成委員会，編，日本脳神経外科学会／日本脳神経外傷学会，監：重症頭部外傷治療・管理のガイドライン，第3版，医学書院，2013．
4) 鎌田恭輔：教えて！おもな脳神経疾患と治療：頭部外傷（2）急性硬膜外血腫・急性硬膜下血腫．ブレインナーシング，32（4）：324-325，2016．
5) 杉本至健：くも膜下出血．ブレインナーシング，33（4）：312-315，2017．
6) 伊藤勝博：脳出血．ブレインナーシング，33（4）：323-326，2017．
7) 古井英介：脳梗塞．ブレインナーシング，33（2）：104-108，2017．
8) National Institute of Neurological Disorders and Stroke rt-PA Stroke Study Group：Tissue plasminogen activator for acute ischemic stroke. N Engl J Med, 333（24）：1581-1587, 1995.

9）Saver JL, et al：Solitaire flow restoration device versus the Merci Retriever in patients with acute ischaemic stroke (SWIFT)：a randomised, parallel-group, non-inferiority trial. Lancet, 380（9849）：1241-1249, 2012.

10）合志清隆：低酸素脳症. 日本高気圧環境・潜水医学会雑誌, 51（2）：67-68, 2016.

11）米国集中治療医学会, 編, FCCS 運営委員会, 監：FCCS プロバイダーマニュアル, 第2版. メディカル・サイエンス・インターナショナル, p.8, 2013.

12）西澤秀哉, ほか：特殊病態や状態下での使用：頭部外傷患者. 日臨麻会誌, 36（5）：626-628, 2016.

13）園部奨太, ほか：脳・神経疾患（1）虚血性脳疾患（脳梗塞, もやもや病）/（2）頭蓋内圧亢進（くも膜下出血, 硬膜下・硬膜外出血, 脳腫瘍など）. オペナーシング, 32（2）：128-133, 2017.

14）佐渡島省三：脳卒中後の血圧管理. CLINICIAN, 375（35）：952-956, 1988.

15）渡辺伸一, ほか：脳卒中急性期の初回座位保持練習に伴う体位性低血圧がリハビリテーション経過および在院日数に及ぼす影響. 愛知県理学療法学会誌, 26（1）：14-20, 2014.

16）渡辺伸一, ほか：急性期脳卒中患者に対する骨盤への抵抗運動が座位バランス及び血圧変動に及ぼす影響. PNF リサーチ, 14（1）：20-28, 2014.

17）日本脳卒中学会脳卒中ガイドライン委員会, 小川彰, ほか：脳卒中治療ガイドライン 2015. p.277-279, 協和企画, 2015.

18）日本リハビリテーション医学会診療ガイドライン委員会, 編：リハビリテーション医療における安全管理・推進のためのガイドライン. 医歯薬出版, 2006.

19）Indredavik B, et al：Benefit of a stroke unit：a randomized controlled trial. Stroke, 22（8）：1026-1031, 1991.

20）渡辺伸一, ほか：急性期病院での脳卒中リハビリテーション患者における土曜訓練の効果. 医療, 68（3）：109-115, 2014.

21）Watanabe S, et al：A patient with anterior cerebral artery dissection-induced juvenile cerebral infarction manifesting as dysbasia：Gait acquisition process for impaired supplementary motor area. PNF Res, 16（1）：32-39, 2016.

22）Swayne OB, et al：Stages of motor output reorganization after hemispheric stroke suggested by longitudinal studies of cortical physiology. Cereb Cortex, 18（8）：1909-1922, 2008.

23）原 寛美：脳卒中運動麻痺回復可塑性理論とステージ理論に依拠したリハビリテーション. 脳神経外科ジャーナル, 21（7）：516-526, 2012.

24）吉元洋一：痙性に対する評価と運動療法. 理学療法学, 15（2）：105-108, 1988.

25）Biernaskie J, et al：Efficacy of rehabilitative experience declines with time after focal ischemic brain injury. J Neurosci, 24（5）：1245-1254, 2004.

26）Nudo RJ, et al：Reorganization of movement representations in primary motor cortex following focal ischemic infarcts in adult squirrel monkeys. J Neurophysiol,75（5）：2144-2149, 1996.

27）AVERT Trial Collaboration group：Efficacy and safety of very early mobilization within 24 h of stroke onset（AVERT）：a randomized controlled trial. Lancet, 386（9988）：46-55, 2015.

28）Davis O, et al：Early mobilization of ischemic stroke patients post intravenous tissue plasminogen activator. Stroke, 44（suppl 1）：A121, 2013.

29）渡辺伸一, ほか：急性期脳梗塞症例に対する血栓回収療法及び t-PA 静注療法後の早期リハビリテーションと機能的予後との関連. 愛知県理学療法学会誌, 29（1）：26-33, 2017.

30）Bernhardt J, et al：Prespecified dose-response analysis for A Very Early Rehabilitation Trial（AVERT）. Neurology, 86（23）：2138-2145, 2016.

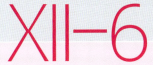

XII 各論

XII-6 重症熱傷に対する早期リハビリテーション

木村雅彦

キーワード
熱傷，侵襲，瘢痕，リハビリテーション

キーポイント

①重症広範囲熱傷は究極の侵襲であり，多臓器不全と免疫能の破綻を生じるため，長期にわたり異化亢進が続く病態である。

②重症熱傷に対しては，呼吸理学療法や良肢位保持および関節可動域運動を中心としながらも，早期に筋力トレーニングやADL能力の向上を図る，積極的な急性期リハビリテーションが必要である。

③瘢痕拘縮の形成は長期間に及ぶため，障害予測に基づいた早期からのリハビリテーション介入を，回復期以降もシームレスに継続する必要がある。

I 概念

　熱傷は，狭義には物理的な熱作用による皮膚の損傷を指すが，広義には化学物質や電気あるいは放射線エネルギーなどさまざまな外的因子（表1）による皮膚および粘膜の損傷を指す。救急領域で扱うさまざまな外傷のなかでも熱傷は特殊な外傷であり，急性期の低容量性ショックや腎不全ならびに肺水腫と肺炎および重度の敗血症を呈することから「**究極の侵襲**」とよばれる（図1）。諸外国では専門の熱傷センターを独自に設置して，広域搬送や移植ドナーの確保ならびに新たな生体被覆材料や治療技術の更新といった努力を惜しまず，集学的かつ救命からリハビリテーションに至る一連のケアが連続した専門治療を行っている。熱傷患者の障害を最小化するためには早期から生体侵襲とその制御に関する知識と創傷治癒に関する知識を基盤として，医学的治療に要求される局所および安静と，機能予後を獲得するための早期かつ安全に継続できる介入との妥協点を見出し，チームとしての統合的な高い能力を有することが重要である。

表1 熱傷の受傷原因による分類

熱による損傷 (thermal burn [injury])	液体	熱性液体熱傷（scald burn）
		熱湯熱傷（hot water burn）
		温水の蛇口熱傷（hot tapwater burn）
		跳ね水熱傷（splash burn）
	炎，気体	火災熱傷（fire burn）
		火炎熱傷（flame burn）
		気道熱［損］傷（inhalation burn [injury]）
		蒸気熱傷（steam burn）
	その他	いわゆる低温熱傷（moderate temperature burn）
		凍傷（congleatio (n)，frostbite）（Ⅰ度：紫斑性凍傷，Ⅱ度：水疱性凍傷，Ⅲ度：壊死性凍傷）
		接触熱傷（contact burn）
化学損傷 (chemical burn [injury])	酸熱［損］傷（acid burn）	フッ化水素熱［損］傷（hydrofluolic burn），硝酸熱［損］傷（nitric acid burn），蓚酸熱［損］傷（oxalic acid burn），フェノール熱［損］傷（phenol burn），リン熱［損］傷（phosphorus burn），ピクリン熱［損］傷（picric burn），硫酸熱［損］傷（sulfuric acid burn），タンニン熱［損］傷（tannic acid burn），三塩化酢酸熱［損］傷（trichloroaceticacid burn）
	アルカリ熱［損］傷（alkali burn）	アンモニア熱［損］傷（ammonia injury），水酸化ナトリウム熱［損］傷（potassiumhydroxide burn），セメント熱［損］傷（cement burn），
	ガス熱［損］傷（gas burn）	びらん性，刺激性有毒ガス（イペリット，ルイサイト，アンモニアなど）
	金属熱［損］傷（metal burn）	マグネシウム熱［損］傷（magnesium burn）
電撃傷 (electric [al] burn [injury])	アーク熱傷（arc burn）	
	電気閃光熱傷（electrical flash burn）	
	電気火炎熱傷（electrical flame burn）	
	高電圧熱傷（high voltage burn）	
	低電圧熱傷（low voltage burn）	
	雷撃症（lightning burn [injury]）	
その他	摩擦熱傷（friction burn [injury]）	
	熱圧挫［迫］熱［損］傷（heat press burn [injury]）	
	放射線熱［損］傷（radiation burn [injury]）	

（文献1より引用）

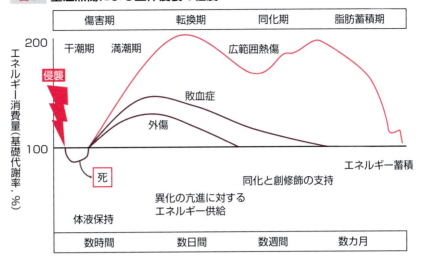

図1 重症熱傷による生体侵襲の程度

II 病態

　熱傷の重症度は熱傷面積や面積から計算する指数（図2）と深達度（表2）に応じて決定でき，なかでも**熱傷指数**（図2）が10ないし15以上のもの，あるいはArts（表3）の基準に照らして専門施設での入院加療を要するものを**重症熱傷，major burn**とよぶ[1]。重症熱傷によって発生する侵襲の程度は受傷面積と深達度の組み合わせによって評価され，**熱傷の重症度をある程度数値で表す**ことができ，また，年齢も大きな生命予後規定因子であることから，熱傷受傷面積や熱傷指数ならびに熱傷予後指数を生体侵襲の程度を踏まえた全身管理における重症度として把握し，局所の熱傷の深達度や組織障害の程度も一次的に同様に確認する。

■病態

　Ⅲ度熱傷では皮下，筋膜，筋腱，脈管，神経，ときに関節包や骨にも熱による直接損傷が及ぶことがあり，深達性Ⅱ度熱傷においても感染を容易に生じて，さらに局所の循環不全（虚血）による壊死が生じうるため，結果的に切断を余儀なくされることもある。従って，**受傷部位と深達度および感染によって修飾された障害像を把握する必要がある。**これらは代表的かつ一次的な運動器障害であるが，運動器が直接障害されていなくても，肺水腫や心不全および末梢循環障害による酸素化の障害や，全身の浮腫による関節可動域（ROM）ないし筋や神経傷害時にはコンパートメント症候群をまねくなどして，運動器に酸素やエネルギーを供給する呼吸循環器の障害が結果的に著しく運動機能を損なう。そのため，循環障害や心不全ならびに気道熱傷および

ROM：range of motion

図2 熱傷面積と指数

熱傷受傷面積（％TBSA：total body surface area）
熱傷指数：burn index（BI） 　＝Ⅲ度熱傷面積（％）＋Ⅱ度熱傷面積の1/2（％）
熱傷予後指数：prognosticburn index（PBI） 　＝年齢＋BI

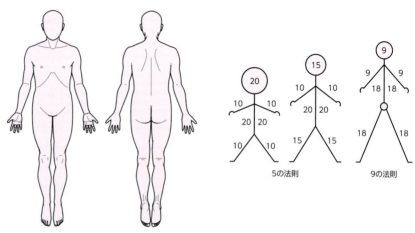

（文献1より引用）

表2 熱傷の深達度の分類11

分類	皮膚の断面	障害組織	生体の変化	外見	症状	治癒期間	治癒機転
Ⅰ度		表皮（角質層）	血管拡張充血 軽度浮腫	発赤紅斑	疼痛熱感	数日 瘢痕形成なし	基底層の増殖によって自然治癒する。
浅達性Ⅱ度（ⅡS）		表皮（基底層・有棘層）	血管透過性の亢進	水疱底が発赤	強い疼痛灼熱感	1～2週間 瘢痕軽微 色素脱失	毛嚢・皮脂腺・汗腺細胞の表皮細胞化により治癒する。
深達性Ⅱ度（ⅡD）		真皮（乳頭層・乳頭下層）	血漿の血管外漏出 浮腫・水疱	水疱底が蒼白	知覚鈍麻	3～4週間 （感染と創部状態による）	残存汗管・周囲表皮から上皮化が起こり，瘢痕の肥厚化・拘縮を伴って次第に創閉鎖するが，感染等により遷延化する。
Ⅲ度		真皮全層 皮下組織	血管破壊 血管内血球破壊 血流途絶	壊死 白色	無痛性	広範囲の場合は壊死組織除去植皮術が必要	創部の収縮と，周囲皮膚が潰瘍面の肉芽組織上へ上皮化することによる創閉鎖機序が作動するが，受傷面積が大きければ自然治癒は望めない。

呼吸不全，腎不全や感染症もまた運動機能障害を生じる原因としてとらえることができる。加えて，瘢痕治癒ならびに深達性熱傷を置換する植皮術後の瘢痕拘縮や骨化性筋炎といった多源的な原因が重複した結果としても二次的

な運動障害が生じ，特に**瘢痕拘縮は数年の経過でさらに拘縮を進行**させ，**骨化性筋炎（異所性化骨）の治療にも長期を要する**ことから，早期から継続的に適切な管理が必要である[2]。さらに，酸素消費や過剰な交感神経活動を抑制するためにも鎮静が長期にわたることも多く，ICU-AWのような病態の発生ならびに検出の遅れも危惧される。特に受傷時に頭蓋内病変を伴っている例や，気道熱傷例における一酸化炭素またはシアン中毒など，のちの**運動機能ならびに認知機能に影響する病態や病歴を見逃さない**ようにしなければならない。治療に関連して考えても，熱傷創の早期閉鎖と治癒は治療の具体的かつ大きな目標であり，創面を置換する画期的な創傷治癒促進方法である植皮術の直後には剪断力（shearing force）を加えることは禁忌であり，生着の確認と運動開始の適切な判断（処方）が必要である。

　一方で，瘢痕形成なくして創の治癒は得られないので，熱傷後の瘢痕拘縮には一部容認せざるをえない部分も存在するが，その後に続いて形成されうる肥厚性瘢痕やケロイド形成は過剰な結合組織や肉芽の増殖で，これらは疼痛の原因となり，筋腱の円滑な運動を妨げ，進行性に関節拘縮や変形を生じる障害因子である。また，**受傷ないし植皮術後の数カ月〜1年程度は，その進行速度が極めて急速であることを念頭に置く**必要がある。

■治療に伴う制限

　病態もさることながら，創の固定や被覆材ならびに呼吸管理や透析などのライン類による身体運動の物理的な制約も，臨床的に大きな阻害因子である。

　重症熱傷患者は，受傷直後から大量の輸液と昇圧剤の投与，強力な化学療法と呼吸管理ならびに腎代替療法，積極的な栄養療法を含む集中治療によって全身状態を維持しつつ，創面の置換を図る手術が行われる。そのような侵襲を蒙りながら，感染と著しい異化の亢進状態との長期に及ぶ戦いを繰り返し，回復を目指すことが大きな特徴である。特に高齢者においては，受傷前から神経・骨関節・呼吸器・循環器・代謝などの基礎疾患の併存率が高く，受傷前の障害像や予備能の低下が患者の運動機能を制限していることも多い[2, 3]。

　運動器以外にも，主訴の多くを占め生存，睡眠，食事，運動などいずれも療養生活上に求められる意欲の大きな制限因子となる疼痛や掻痒感に対しても十分な管理が必要である。疼痛は基礎的に常に存在するものに運動や肢位や時間帯によって追加され増強するものも加わり，交感神経活動に反映されていることも多い。掻痒感は痛覚とは別個の知覚であり，C線維が表層近くまで浸潤することによってさらに強く生じ，乾燥がその大きな原因であるため，付属器を失った熱傷後の皮膚障害においては除痛ならびに保湿やスキンケアの徹底が必要である。

ICU-AW : intensive care unit acquired weakness

表3　Artz（アーツ）の診断基準	
重症度	**状態**
重症熱傷 （総合病院での入院加療を要する）	Ⅱ度熱傷でTBSA30％以上のもの
	Ⅲ度熱傷でTBSA10％以上のもの
	顔面，手，足，会陰部の熱傷
	気道熱傷
	軟部組織の著しい損傷や骨折を伴うもの
	電撃傷
	酸による深い損傷
中等度熱傷（入院加療が必要）	Ⅱ度熱傷でTBSA15〜30％以上のもの
	Ⅲ度熱傷でTBSA10％未満であり，顔面，手，足，会陰部を含まないもの
軽症熱傷（外来通院で治療可能）	Ⅱ度熱傷でTBSA15％未満のもの
	Ⅲ度熱傷でTBSA2％未満のもの

TBSA：熱傷受傷面積

（文献1より引用）

Ⅲ　実践のポイント

　重症熱傷例のリハビリテーションの道程は長く険しいものであることを述べてきたが，受傷直後から損傷に伴う一次的な障害像の予測に加えて，治療経過に従って二次的にどの程度障害が修飾されるのか，さらには受傷前の運動機能や生活機能ならびに心理社会的要因がどのように影響するのかを総合的に判断して，障害を最小化するために常に予測に基づいた予防的治療を行う。また，長期にわたり進行性の瘢痕拘縮や変形に対する継続的な治療を実践する必要がある。

　急性期から必要となるリハビリテーション介入の代表的な方法論は，良肢位保持，ROM運動，筋力トレーニング，離床およびADL練習，呼吸理学療法に大別できるが，それぞれについて具体的な目的と目標および適応と禁忌や負荷強度について慎重に吟味する必要がある。

■急性期（受傷後や術後早期）に確認すべき評価項目

　受傷時から現在に至る状況や局所および全身の所見，急性期管理における呼吸，循環，栄養，感染の管理状況を十分に把握し，将来の障害像を予測する必要がある。

■①意識状態および疼痛の評価

　気道熱傷や他の外傷や脳血管疾患を併発している場合のみならず鎮静によっても意識の回復が遅くなる。また，自殺念慮に基づく受傷機転の場合には病歴の聴取にも配慮が必要であり，適宜精神科医に指示を仰ぐ必要がある。

顔面の熱傷患者では表情の変化が読み取りにくい場合もある。

■②呼吸ならびに循環動態

　情報の基盤としては，病期に応じた侵襲の程度，薬物および非薬物療法（人工呼吸や血液透析など）による生体制御の管理状況を把握し，これに臨床検査成績や画像ならびにフィジカルアセスメントを用いたリアルタイムの呼吸循環動態を理解することが必要である。そこではじめて，その時点で許容される予備能を推測して実際の介入における（運動）負荷の強度を決定することができる。

■③感染症ならびに栄養管理

　感染および栄養評価は管理の基礎となるものであり，積極的な理学療法もその上に立脚してはじめて適応できる。療法士は不潔野における評価治療の機会が多いとはいえ，**清潔操作を厳守する必要がある。**

■④運動機能

　四肢体幹の全周性熱傷ではコンパートメント症候群をきたしうることが危惧される。また，植皮後も全周にわたって健常皮膚がない部位では極めて伸張性が乏しくなり，水平面や前額面，矢状面を問わず拘縮や変形の進行，姿勢・呼吸機能障害をまねくこともしばしばある。そのうえで直接損傷を受けている部位と程度を把握するが，さらに**植皮直後は生着を確認し植皮片に十分な強度があると判断できるまでは局所の伸張や剪断力を加えることは禁忌**であり，理学療法評価・治療においても術後経過を十分に確認しなければならない。加えて，瘢痕拘縮に基づく関節可動域制限は進行するため，二期的に発生しうる障害を予測する評価が必要である。なお，自殺念慮に基づく受傷機転の場合などは，特に**創閉鎖がある程度進んだころに不安定な状態が生じやすくなる**ことがあり，十分な観察と適宜精神科医に指示を仰ぐ必要がある。

①創局所の所見

　一度の手術では深達熱傷創のすべてを置換できないこともあり，植皮の生着が不良であれば潰瘍面が残存する。創治癒や感染の状況についても十分に把握し，理学療法の適応を判断する必要がある。

②周径

　急性期にあっては浮腫の程度を把握するために重要で，また浮腫軽減後は骨格筋量評価の意味を有する。四肢体幹の主要な周径を確認する。体重の変動も重要な情報である。

③関節可動域（ROM）

ROMテストで得られた角度よりもむしろ，その制限因子のほうがより重要な情報である。制限因子となることが危惧される瘢痕は，瘢痕ケロイド治療研究会による JSW Scar Scale（**表4**）[4] やバンクーバー瘢痕スケール（VSS）（**表5**）[5] などを用いて評価する。瘢痕は進行性であり，今後の関節拘縮や変形の発生を予測する評価が必要になる。

表4 瘢痕ケロイド治療研究会による JSW Scar Scale

JSW Scar Scale 2011（ケロイド・肥厚性瘢痕　分類・評価表　2011）							
分類（グレード判定，治療指針決定用）			評価（治療効果判定，経過観察用）				
1. 人種	黒色系人種 その他 白色系人種	2 1 0	硬結				
			0：なし	1：軽度	2：中等度	3：高度	
2. 家族性	あり なし	1 0	隆起				
			0：なし	1：軽度	2：中等度	3：高度	
3. 数	多発 単発	2 0	瘢痕の赤さ				
			0：なし	1：軽度	2：中等度	3：高度	
4. 部位	前胸部，肩－肩甲部， 恥骨上部 その他	2 0	周囲発赤湿潤				
			0：なし	1：軽度	2：中等度	3：高度	
5. 発症年齢	0～30歳 31～60歳 61歳～	2 1 0	自発痛・圧痛				
			0：なし	1：軽度	2：中等度	3：高度	
6. 原因	不明もしくは微細な傷 （ざ瘡や虫刺され） 手術を含むある程度の 大きさの傷	3 0	掻痒				
			0：なし	1：軽度	2：中等度	3：高度	
7. 大きさ （最大径×最小径cm²）	20 cm² 以上 20 cm² 未満	1 0	合計0～18点				

備考
軽度：症状が面積の1/3以下にあるもの，または症状が間欠的なもの
高度：症状がほぼ全体にあるもの，または症状が持続するもの
中等度：軽度でも高度でもないもの

8. 垂直増大傾向（隆起）	あり なし	2 0
9. 水平拡大傾向	あり なし	3 0
10. 形状	不整形あり その他	3 0
11. 周囲発赤湿潤	あり なし	2 0
12. 自覚症状 （疼痛・掻痒など）	常にあり 間欠的 なし	2 1 0
合計0～25点		

参考
0～5点　正常瘢痕的性質
5～15点　肥厚性瘢痕的性質
15～25点　ケロイド的性質

＊判定は初診時に行う
（すでに治療が行われている場合，問診を参考にし，治療前の症状を可能な限り評価する）
＊範囲の大きいものでは，症状が最も強い部分を評価する
＊複数あるものでは，それぞれにつき，4～12を個別に評価する（1～3は共通）

（文献4より改変引用）

表5 Vancouver Scar Scale

傷跡の特徴		得点
血管形式状態	正常	0
	ピンク	1
	赤	2
	紫	3
色素沈着	正常	0
	低色素沈着	1
	高色素沈着	2
柔軟性	正常	0
	柔軟	1
	しなやか	2
	硬い	3
	硬化	4
	拘縮	5
厚さ	平坦	0
	＜2mm	1
	2〜5mm	2
	＞5mm	3
合計		13

（文献4より引用）

④筋力

意識状態も低い重症熱傷の受傷早期においては詳細な筋力を把握することは難しいことが多いため，周径の測定や患者の自発的な動きの観察を通して，おおまかに推測しているが，意識レベルが回復した際にはMMTや筋力計を用いた筋力評価[6]を行う。特に，抗重力筋の低下に注目する必要がある。

MMT：manual muscle testing

■急性期（受傷後早期）の理学療法介入

急性期の理学療法介入には，呼吸理学療法による全身支持に加えて運動機能に対する良肢位保持（装具療法を含む）およびROM運動，筋力トレーニング，離床ならびにADL拡大，運動療法を駆使する。

ADL：activities of daily living

■①呼吸理学療法

動脈血血液ガス分析や画像，フィジカルアセスメントの評価に基づく呼吸理学療法による全身支持を実践する必要がある。盲目的な気管内吸引操作では窒息や気道出血の把握が困難であり，気道熱傷例では気管支鏡との併用が有効である。また，予防的な体位管理や呼吸介助，排痰や無気肺の解除といった対症的な理学療法を長期にわたって継続的に要する。

■②良肢位保持およびROM運動

ROMは運動機能の代表的な構成因子の1つであり，かつ進行性の問題点となる。急性期から良肢位保持，自動運動，他動運動によってROMを保ち障害を最小化する。

①良肢位保持

装具やスプリントならびに伸縮性粘着テープなどを用い，個別に受傷後ないし術後の伸張位すなわち**抗拘縮肢位である機能的良肢位を決定して保持**する。すべての熱傷症例に適応しうる一律な良肢位は存在しない。

②ROM運動

TAM：total active motion

正常関節可動域や手指のTAMを念頭に置き，さらに生活活動能力を最大限に担保できるROM[3]を目指す。ROM制限因子である瘢痕を評価[4]し，関節拘縮や変形の発生を予測して，自他動運動が困難な時期からも良肢位保持を開始し，関節運動が可能となり次第，可及的早期に関節運動を開始する。植皮後は生着のために数日の安静期間が必要で，その後に包帯交換や水治療の際に直視下に皮膚生着度を確認しながら行うことが望ましい。経過を追いながら，ROMを確認するためにも1日数回は最終可動域までの運動を行い，**被動抵抗感が強くなってくれば拘縮や変形の進行を危惧する**。なお，ROM運動の実施に際しては特に採皮部を含めたⅡS相当の部位には疼痛にも細心の注意を払うことに加えて，スキンステープルなど将来の関節運動や皮膚その他の伸張性を阻害するものがあれば早期に抜去し，運動が容易になるような状況をつくる配慮が求められる。なお，重症広範囲熱傷患者は受傷後1カ月ですでに骨密度が低下しているため，過度な外力を加えた際に骨折の危険性が高いことや，過度なROM運動は骨化性筋炎をきたす可能性も否定できない。加えて，これらのROM運動や持続的伸張によって得られた効果がどの程度続いているかについても十分に評価する必要がある。

③筋力トレーニング

筋力トレーニング（抵抗運動，レジスタンストレーニング）はベッド上の運動から開始して，離床への導入を図る。また，床上での運動を選択せざるをえない状況であっても，今後の立位や歩行に備えた足底接地での筋力発揮を促す運動や，ADLを想定した動作を促し，障害の最小化につながる介入を早期から開始する。ROM制限下では効果的な筋力増強が困難なため，**筋力増強の面からもROMの維持改善は重要である**。

④離床ならびに日常生活活動能力の向上

離床は呼吸機能や心血管系のディコンディショニングを最小限にとどめるためにも重要であり，さらに生活リズムの形成にも重要な働きをもつ。初回包交にほぼ一致する時期に植皮片の生着を判断して開始するが，起立性低血圧や深部静脈血栓ならびに下肢を下垂した際の急速な充血による疼痛にも注意が必要である。また，**疼痛，掻痒感，ROM，瘢痕によるこわばりや柔軟**

性の低下は姿勢の異常をもたらし，特に起床後の運動開始が困難になるほどのROM制限をきたすことも多いため，柔軟体操を行ってから離床を促すなどの評価や介入の工夫も必要になる。

FIM : Functional Independence Measure

　早期に病棟内ADL能力を向上させ，FIMでは熱傷センターからの転出には78点[7]，入院リハ施設からの退院には113点[8]程度が目安となると考えられるが，動作方法の工夫や代償の状態ならびにその際の困難さなどを総合した実用性の評価が必要である。創や残存潰瘍の疼痛や，瘢痕形成が進むにつれて起床直後や動作開始時に十分な柔軟性を得られないことが多い。また，除痛の程度や準備運動の有無によっても大きくADL能力が変化することがあるため，生活場面における患者のパフォーマンス評価の情報を病棟看護師と共有する必要がある。

⑤運動療法

　消耗や疼痛によって運動耐容能や全身持久性の低下が顕著であり，退院に必要な体力を回復することを企図する。創閉鎖，感染管理栄養状態ならびに運動器の障害程度に応じて運動療法の方法や機器を選択する。潰瘍や植皮後の脆弱な皮膚が接触外傷を負うことがないようにし，発汗障害による鬱熱などにも配慮を要する。そして，リハビリテーション目標（ゴール）は受傷前の生活活動や社会参加のレベルを設定することが一般的ではあるが，積極的なリハビリテーションチーム加療によって，受傷前よりも移動動作能力が改善する高齢者もあり[2]，決して機能予後を諦める対象ではない。

XII

各論

Ⅳ　症例提示

　以下に3症例を提示する。

症例1

症例：60歳代，男性。

経過：車両火災によってⅢ度15%，Ⅱd16%，Ⅱs30%（TBSA＝61，BI＝38，PBI＝103）の広範囲熱傷を受傷した。ドクターヘリで派遣した初療医が血管および気道を確保のうえで救命センターに空路搬送した。下肢体幹を中心とする熱傷で，挿管人工呼吸管理およびCHDFを併用した呼吸循環管理を行った。

CHDF : continuous hemodiafiltration

リハビリテーション

　軽度の気道熱傷を併発しており，肺水腫と陽圧換気における合併症の予防を目的に体位管理と良肢位保持による酸素化の維持改善ならびに気管支鏡を併用した呼吸理学療法手技による排痰を，医師看護師と協力して実施

した。

計6回の壊死組織除去植皮術を実施し，いずれも手術室で良肢位保持固定を行い，初回包帯交換時に植皮の生着を確認してから他動および自動運動を開始した。特に背部への広範囲な植皮を行った2回目の手術の際には肺水腫と肺炎像も増強している経過でもあり，初回包帯交換までの間を利用して熱傷ベッド上での腹臥位管理を行い，下側肺障害の最小化に努めたところ，ガス交換の改善と肺炎の鎮静化を得た。それ以外の期間にも可及的に側臥位および前傾側臥位および四肢関節の機能的良肢位を保持ならびに段階的な離床を行った。

5回目の手術で大規模な創の閉鎖はほぼ完了し，圧迫療法による瘢痕の抑制を図りつつ，毎日のストレッチやROM運動ならびに筋力トレーニングと，運動耐容能の回復を目的とする運動療法を継続し，受傷後10週で自宅に退院した。遠隔地であったため近隣の形成外科および理学療法外来への通院によるメインテナンスを行うこととした。

症例2

症例：80歳代，女性。

経過：自宅で調理中にコンロの火が着衣袖に引火，右（利き手）上肢遠位を中心にⅢ度2％，Ⅱd15％，Ⅱs3％（TBSA＝20，BI＝11，PBI＝92）を受傷，高度救命救急センターに搬送され，全身管理および手背および指背への植皮術を経て形成外科に転科した。

リハビリテーション

術中所見では示指および中指の総指伸筋腱の部分損傷を認めたが，固有示指伸筋腱は保たれており，初回包帯交換後から愛護的な他動運動と機能的装具装着下に自動運動を開始した。

TAM：total active motion

受傷後3週で，TAM220度，MMTは総指伸筋4，示指伸筋4，手根伸筋4，握力20/23kgであった。局所の運動機能に対する治療と合わせて起居動作と離床，屋内ADLの獲得を進めた。また，家人に対する創処置やADL指導を十分に行い，SPPB 11点，FIM 115点で，家人の介護下に自宅へ退院した。創閉鎖は完了したが植皮部の掻痒感が強く，保湿と保護に努めている。今後は外来で手指機能の経過を追う考えである。

SPPB：Short Physical Performance Battery

症例3

症例：50歳代，男性

経過：ガソリンスタンドでの業務中にガソリンに引火爆発が生じ，車体に隠れていなかった顔面に爆風を受けた。顔面には発赤を認める程度であっ

たが鼻毛が容易に抜去できることから気管支鏡を行い，気道内にすすと気道粘膜の発赤腫脹を認め，予防的挿管呼吸管理を行った。

リハビリテーション

受傷後3日程度をピークとして，黄色粘稠痰および壊死した気道粘膜の崩落による気道の閉塞が危惧されたが，気管支鏡による洗浄に呼吸理学療法手技を併用して排痰に努めた。胸部X線写真上の肺炎像は重篤化せず，また無気肺も生じずに第4病日に抜管し，排痰補助器具と咳嗽によって呼吸器合併症の予防を継続した。言語聴覚士による嚥下機能評価を行って経口摂食を開始し，第7病日に自宅に退院した。

引用文献

1）日本熱傷学会，編：熱傷診療ガイドライン，改訂第2版，2015.
   http://www.jsbi-burn.org/members/guideline/pdf/guideline2.pdf
2）木村雅彦，ほか：リハビリテーションによる高齢重症熱傷患者の予後改善について．熱傷，33（1）：1-7，2007.
3）永冨史子，ほか：創傷治癒と理学療法 創傷管理・保護の視点で行う理学療法．PTジャーナル，40（5）：363-370，2006.
4）瘢痕・ケロイド治療研究会 ケロイド・肥厚性瘢痕 分類・評価ワーキンググループ：JSW Scar Scale.
   http://www.scar-keloid.com/pdf/JSW_Scar_Scale_2011_JP.pdf
5）Fearmonti, R et al：A Review of Scar Scales and Scar Measuring Devices. eplasty 10：e43, 2010.
6）Gittings P, et al：Grip and muscle strength dynamometry are reliable and valid in patients with unhealed minor burn wounds. J Burn Care Res, 37（6）：388-396, 2016.
7）Tan WH, et al：Outcomes and predictors in burn rehabilitation. J Burn Care Res, 33（1）：110-117, 2012.
8）Gomez M, et al：Impact of early inpatient rehabilitation on adult burn survivors' functional outcomes and resource utilization. J Burn Care Res, 38（1）：e311-e317, 2016.

INDEX

あ

浅い鎮静	74
足踏み	14
圧規定換気	158
圧縮空気	161
圧トリガー	156
圧迫性無気肺	214, 224
アミノステロイド系筋弛緩薬	33
アミロイドアンギオパチー	266
アラーム	159, 168
アルブミン	116
安静臥床	2
按分比例補助換気	204, 207

い

異化亢進	40
医原性低栄養	111
胃残	114
意識混濁	84
意識障害	16, 224
易刺激性	84
痛み	83
痛み対策	88
一次性脳損傷	268
1回換気量低下	168
イレウス	116
インスリン	63
インテンショナルリーク	172
咽頭浮腫	217
インフォームド・コンセント	73

う

植込み型除細動器	149
ウォータートラップ	163
うつ症状	66
腕抜き	200
運動負荷量	15
運動麻痺	277
運動療法	11, 15

え

エキスパートコンセンサス	2, 17
エネルギー	112
嚥下障害	110, 118

嚥下造影検査	122
嚥下内視鏡検査	122
炎症	37
炎症性サイトカイン	40

お

横隔膜呼吸	255
横隔膜の障害	171
横隔膜疲労	255
横断性脊髄障害	255
オートファジー	39, 41
オピオイド	88

か

加圧バッグ	219
外因性エネルギー	113
外減圧術	267
開始基準	6
外傷後ストレス障害	66
外傷性記憶	71
外傷性くも膜下出血	260
外傷治療戦略ダメージコントロールサージェリー	244
咳嗽介助	219
咳嗽時最大呼気流速	218
改定水飲みテスト	121
回路内結露	164
回路内流量減少	164
加温加湿器	162
化学損傷	284
過活動型せん妄	84
拡散障害	197, 215
拡張型心筋症	236
仮性球麻痺	119
下側肺障害	96, 97, 99, 240, 248
家族歴	73
過鎮静	4, 85
カテコラミン	227, 229
カニューレ関連合併症	183
カフ漏れ	162
カフリークテスト	217
カルパイン系	39
換気血流比不均等	197, 214
換気サポート	157
換気モード	159, 160
換気様式	158
環境調整	91

き, く

記憶の欠落	34
記憶の欠如	71
器械的血栓回収療法	267
機械的補助循環	226, 229
気管支鏡	291
気管挿管	78
気管内吸引	255
起座呼吸	228
気道クリアランス手技	96, 104
気道クリアランス障害	99
気道クリアランス法	214, 221
気道抵抗	159, 215
気道内圧開放換気	204
気道内圧上限	168
気道内分泌物	214
気道熱傷	287
気道閉塞	217, 246, 248
キャビテーション	182
吸気補助筋	202
吸気努力	164
究極の侵襲	283
吸気流速	165
急性硬膜下血腫	257
急性呼吸促迫症候群	52, 97, 196
急性心筋梗塞	232, 239
急性心原性肺水腫	227
急性腎障害	257
急性心不全	226
急性膵炎	206
急性ストレス障害	68
急性脳機能障害	85
急性肺障害	205
急性非代償性心不全	227
急性無気肺	98
吸入気酸素濃度	198
球麻痺	119, 222
胸腔ドレーン	78
胸腔内圧	157

看護師 ほか

看護師	200
患者中心の医療	84
関節可動域	202, 220, 273
間接肺損傷	198
感染症	289
完全側臥位	200
顔面神経麻痺	278

強制栄養 ……………… 113		酸素化能低下 ……… 205
強制呼気 ……………… 101	**こ**	酸素供給と酸素消費量……… 176
強制呼出障害 ………… 255	高圧相 ………………… 162	酸素供給量 …………… 178
胸部X線 ……………… 198	高エネルギー外傷 …… 253	酸素消費量 …………… 179
胸部外傷 ……………… 246	構音障害 ………… 119, 222	酸素使用量 …………… 161
恐怖体験 …………… 70, 74	口腔ケア ……………… 121	酸素ボンベ …………… 161
胸腰椎後弯 …………… 202	口腔内視診 …………… 121	酸素療法 ……………… 207
虚血性腸炎 …………… 116	口腔内保湿 …………… 119	
ギランバレー症候群 …… 120,	高血圧性急性心不全 … 227	**し**
211, 222	高血圧性脳内出血 …… 266	持久性トレーニング ………… 15
起立性低血圧 ………… 269	高血糖 ………………… 41	刺激時間(NMES) …… 148
筋萎縮性側索硬化症 …… 38	高次脳機能障害 ……… 277	止血異常 ……………… 257
筋硬結 ………………… 202	抗精神病薬 …………… 90	自己喀痰 ……………… 218
筋弛緩剤 ……………… 41	高蛋白 ………………… 110	自己抜管 ……………… 128
筋線維萎縮 …………… 16	好中球エラスターゼ阻害薬 199	自己抜去 ……………… 62
筋蛋白分解 …………… 37	交通外傷 ……………… 257	四肢外傷 ………… 246, 253
緊張性頸反射 ………… 274	高度徐脈 ……………… 255	四肢冷感 ……………… 235
緊張性迷路反射 ……… 274	高二酸化炭素血症 …… 215, 224	持続的他動運動 …… 16, 43
筋力低下 ……………… 162	高頻度振動換気 ……… 204	湿性嗄声 ……………… 122
くも膜下出血 …… 265, 279	抗不整脈薬 …………… 234	質調整生存年 …………… 24
グルココルチコイド ……… 199	誤嚥 ………………… 217	している動作 ………… 134
	誤嚥性肺炎 ……… 119, 207	自伝的事象 …………… 56
け	呼吸管理療法 ………… 199	自発呼吸 ……………… 156
痙縮 ………………… 271	呼吸器合併症 ………… 102	シャント ……………… 214
頸髄症 ………………… 38	呼吸筋疲労 ……… 202, 216	重症筋無力症 …… 38, 120
頸髄損傷 ……………… 255	呼吸筋リラクゼーション ‥ 207	重症頸髄損傷 ………… 255
傾聴 ………………… 189	呼吸困難 ……………… 198	重症疾患後の認知機能障害 … 50
経腸栄養 ……… 110, 111, 114	呼吸初期流量 ………… 167	重症心不全 ……… 211, 226
軽度認知機能障害 …… 21	呼吸性筋活動 ………… 202	重心移動 ……………… 14
経皮的冠動脈インターベンション	呼吸予備能 …………… 216	集中治療 ……………… 2
………………… 239	呼吸理学療法 ………… 255	集中治療後症候群 ……… 26, 66
経皮的酸素飽和度 …… 198	骨盤骨折 ………… 254, 257	集中治療室 …………… 6
経皮的心肺補助装置 … 150	混合型せん妄 ………… 84	周波数(NMES) ……… 148
頸部外傷 ……………… 246	コンディショニング ……… 131	出血性ショック ……… 246, 257
傾眠(昼間) …………… 84	コンパートメント症候群	循環作動薬……… 226, 227, 230
外科的肋骨固定術 …… 252	………………… 246, 285	準備因子(せん妄発症)……… 90
血管透過性亢進 ……… 40	コンプライアンス …… 159, 168	消化管出血 …………… 183
血気胸 ………………… 258		上気道の開存性 ……… 217
血行動態 ……………… 226	**さ**	静注オピオイド ………… 88
血糖 ………………… 74	サイクルエルゴメーター …… 15	静脈栄養 ……………… 116
血糖管理 ……………… 116	最高酸素摂取量 ………… 4	植皮 ………………… 289
血糖調節異常 ………… 70	再挿管率 ……………… 3	深吸気 ………………… 101
ケロイド形成 ………… 287	最大吸気筋力 ………… 216	心筋酸素消費量 ……… 173
健康関連QOL ………… 16	最大歩行距離 ………… 10	神経学的所見 ………… 54
肩甲胸郭間関節 ……… 202	在宅復帰率 …………… 10	神経筋弛緩薬 ………… 33
肩甲骨 ………………… 202	作業療法 ……………… 3	神経筋疾患 …………… 205
倦怠感 ………………… 235	作業療法士 …………… 55	神経筋遮断薬 ………… 42
健忘作用 ……………… 71	左右対称性筋力低下症候群 143	神経筋障害 …………… 142
	サルコペニア …………… 231	神経筋電気刺激療法 …… 16, 43,
	酸素化能 ……………… 214	220

297

神経心理学検査 …………… 51
神経調節補助換気 ………… 157
心原性ショック ……… 226, 242
人工呼吸器 …………… 155, 157
人工呼吸器依存 …………… 215
人工呼吸器過膨張 ………… 105
人工呼吸器関連肺炎 … 84, 119,
　　　　　　　　　 219, 242
人工呼吸器離脱困難 … 57, 210,
　　　　　　　　　　　 280
心収縮力 …………………… 173
侵襲的因子（認知機能障害）… 52
腎障害 ……………………… 115
心臓悪液質 ………………… 231
心臓再同期療法 …………… 149
身体拘束 …………………… 128
身体刺激 …………………… 88
身体所見 …………………… 54
深鎮静 ……………………… 3
心的外傷後ストレス障害 … 85
心拍出量症候群 …………… 173
心拍振動 …………………… 164
心房細動 …………………… 234

す

水分（栄養） ……………… 113
睡眠時無呼吸症候群 ……… 223
水様便 ……………………… 114
数唱 ………………………… 56
頭蓋内圧 ………… 245, 265, 268
頭蓋内圧亢進 ……………… 268
頭蓋内出血 ………………… 183
スキンステープル ………… 292
スクイージング … 104, 219, 275
ステロイド ………………… 33, 41

せ

生活の質 …………………… 10
清潔操作 …………………… 289
正常圧水頭症 ……………… 265
声帯麻痺 …………………… 120
静的コンプライアンス …… 105,
　　　　　　　　　　　 215
静的モニタリング ………… 174
世界敗血症宣言 …………… 34
脊髄外傷 …………………… 255
脊髄ショック ……………… 255
脊柱伸展 …………………… 202
脊椎外傷 …………………… 247
脊椎内固定術 ……………… 258

舌根沈下 …………………… 217
切迫するD ………………… 245
セデーション管理 ………… 2
セミファーラー位 ………… 200
セラボール ………………… 15
遷延性意識障害 …………… 280
前傾側臥位 ……… 103, 200, 219
全周性熱傷 ………………… 289
全身炎症性反応症候群 …… 235
剪断力 ……………………… 287
浅鎮静 ……………………… 201
前頭葉機能評価 …………… 58
せん妄 ………… 20, 33, 53, 128
せん妄評価 ………………… 83, 85
せん妄予防 ………………… 3

そ

挿管チューブ閉塞 ………… 168
早期モビライゼーション
　　　　　　　 196, 201, 220
早期離床 ………… 6, 13, 272
早期リハビリテーション … 2, 6,
　　　 10, 37, 83, 226, 244
創部出血 …………………… 183
側臥位 …………… 103, 200
促進因子（せん妄発症）…… 90

た

体位管理 ………… 96, 101, 248
体位調整 …………………… 79
体位ドレナージ …………… 200
体位変換 …………… 101, 200
退院時自立度 ……………… 10
代謝性アシドーシス ……… 237
大腿骨骨折 ………………… 254
耐糖能異常 ………………… 110
大動脈内バルーンパンピング
　　　　　　　　　　　 150
他覚症状 …………………… 14
たこつぼ心筋症 …………… 265
多職種連携 ………………… 10
多臓器不全 ………… 41, 162
立ち上がり（吸気時）……… 167
他動運動 …………… 6, 16
多発外傷 …………………… 244
ダメージコントロール …… 244
段階的離床 ………………… 10
端座位 …………… 13, 241
弾性収縮力（胸郭・肺）…… 156
短腸症候群 ………………… 116

蛋白 ………………………… 112
蛋白制限 …………………… 115

ち, つ

チーム医療 ………………… 210
中止基準 …………………… 6, 139
中止基準（NMES）………… 150
中枢神経系 ………………… 85
中大脳動脈閉塞 …………… 278
腸管虚血 …………………… 114
長期精神的QOL …………… 85
直接因子（せん妄発症）…… 90
直接肺損傷 ………………… 198
鎮静管理 …………………… 74
鎮静深度 ……… 20, 85, 196, 201
鎮痛・鎮静 ………………… 83
椎骨動脈損傷 ……………… 247

て

低圧相 ……………………… 162
低活動型せん妄 …………… 84
低血圧 …………… 52, 245
低血糖 ……………………… 74
低酸素血症 ……… 52, 90, 197,
　　　　　　 211, 245, 267
低心拍出量症候群 ………… 227
低体温療法 ………………… 240
できるADL ………… 128, 134
デクスメデトミジン ……… 44, 91
デグロービング損傷 ……… 246
電撃傷 ……………………… 284
転倒 ………………………… 14
転落外傷 …………………… 260

と

透過性亢進型肺水腫 ……… 196
洞停止 ……………………… 255
動的モニタリング ………… 174
糖尿病 …………… 223, 232
頭部外傷 …………… 245, 265
動脈血液ガス ……………… 198
徒手的過膨張 ……………… 105
ドパミン …………………… 229
ドブタミン ………………… 229
トリガー …………… 155, 156
トリガー不良 ……………… 163

な, に, ね

内因性エネルギー ………… 113
内頸動脈閉塞 ……………… 278

内減圧術 ………………………… 267
ニード ………………………… 191
二次性脳損傷 … 245, 268, 277
日常生活動作 ……………… 2, 126
日常生活支援 ………………… 126
日内変動(症状) ………………… 84
日本外傷データバンク……… 245
日本版PADガイドライン …… 55
尿崩症 ………………………… 265
認知機能 ………………………… 50
認知機能障害 ………………… 31, 50
認知症 …………………………… 90
認知リハビリテーション …… 56
認知療法 ………………………… 55
熱症指数 ………………………… 285
粘液線毛輸送能 ………………… 99
粘膜出血 ………………………… 183

の

脳萎縮 ………………………… 52, 54
脳灌流圧 ………………………… 268
脳虚血 ………………………… 268
脳血管障害 ……………………… 119
脳血管攣縮 ……………………… 265
脳血流自動調節能 ……………… 269
脳梗塞 ………………………… 267
脳室拡大 ……………………… 52, 54
脳静脈灌流 ……………………… 274
脳動脈瘤 ……………………… 265
脳内出血 …………………… 257, 266
脳浮腫 ………………………… 268
脳ヘルニア……… 260, 268, 277
ノルアドレナリン …… 222, 229

は

肺拡張法 ……………………… 215
肺活量 ………………………… 217
肺虚脱 ………………………… 205
敗血症……… 52, 197, 213, 283
敗血症ショック … 52, 213, 221
肺コンプライアンス ………… 215
肺水腫 ………………………… 283
排痰手技 ……………………… 104
肺動脈楔入圧 ………………… 228
肺内シャント ………… 196, 197
ハイフローセラピー ………… 207
肺胞低換気……………………… 215
肺メカニクス ………………… 215
廃用萎縮 ……………………… 4, 127
廃用症候群……… 2, 6, 127, 273

バッテリー……………………… 161
ハプトグロビン ……………… 183
パルス幅(NMES) …………… 148
ハロペリドール ………………… 90
バンクーバー瘢痕スケール 290
瘢痕拘縮 ……………………… 286
半座位 ………………………… 103
半側空間無視 ………………… 278
バンド式電極 ………………… 144
反復唾液嚥下テスト ………… 121

ひ

皮下出血 ……………………… 183
肥厚性瘢痕……………………… 287
非骨傷性頚髄損傷 …………… 247
皮質下出血 …………………… 276
皮質脊髄路 …………………… 271
微小循環不全 …………………… 40
非心原性肺水腫 ……………… 197
左反回神経麻痺 ……………… 120
評価 …………………………… 126
病期分類(ARDS) …………… 197
頻回抵抗運動 …………………… 15
貧血 …………………………… 52

ふ

ファイティング ……… 159, 161
フードテスト ………………… 121
フェンタニル………44, 78, 222
不穏 ……………………………… 3, 83
不活動 …………………………… 41
腹臥位 ………………………… 103
腹臥位(急性呼吸不全)……… 219
腹臥位療法 …………………… 200
腹腔内出血…………………… 183
複合筋活動電位 ………………… 39
複雑性悲嘆 ……………………… 68
副作用(抗精神病薬) ………… 90
腹部外傷 ……………………… 246
防ぎえた外傷後後遺症……… 247
防ぎえた外傷死 ……………… 247
不動化 …………………………… 4
不同調 ………………………… 155
不眠症 …………………………… 84
フレイルチェスト …… 246, 252
フロートリガー ……………… 156
プロトコル…………………… 12
プロポフォール………………44, 78
分時換気量低下 ……………… 168

へ

平均気道内圧 ………………… 162
閉塞性ショック ……………… 246
閉塞性無気肺 …………… 98, 214
ペースメーカ ………………… 149
ベッドアップ ………………… 235
ペナンブラ……………… 269, 278
ベンジルイソキノリウム系筋弛緩
薬 ………………………………… 33
片側性肺障害 …………………… 98
ベンゾジアゼピン系薬……70, 74
ヘンダーソン ………………… 184

ほ

房室ブロック ………………… 255
歩行 …………………………… 14
歩行訓練 ……………………… 15
ポジショニング …… 131, 219,
　　　　　　　　　221, 274, 277
補助循環 ……………………… 229
補体 …………………………… 40
ボツリヌス症 …………………… 38
ポルフィリア …………………… 38

ま, み, む, め, も

麻酔深度モニタ ………………… 88
マスクリーク ………………… 172
マズロー ……………………… 184
末梢低灌流…………… 228, 234
慢性腎障害 …………………… 115
慢性心不全急性増悪 ………… 236
慢性閉塞性肺疾患 …………… 120
ミダゾラム …………………… 222
ミトコンドリア損傷 …………… 41
無気肺 …………………………… 96
無鎮静 …………………………… 78
迷走神経反射 ………………… 255
免疫グロブリン大量点滴静注療法
　　　　　　　　　　　　　… 222
メンタルヘルス障害 …………… 66
妄想的記憶……… 34, 71, 75, 80
モニタリング ………… 85, 277
モビライゼーション………… 161

や, ゆ, よ

夜間興奮 ………………………… 84
夜間睡眠 ………………………… 91
薬剤投与スケール …………… 12
輸液負荷……………………… 113

299

ユビキチン-プロテアソーム系
　　　　　　　　　39
陽圧式人工呼吸器 ⋯⋯⋯⋯ 156
用手的肺過膨張 ⋯⋯⋯⋯ 219
用手的排痰手技 ⋯⋯⋯⋯ 219
欲求階層説 ⋯⋯⋯⋯⋯⋯ 184
呼びかけ刺激 ⋯⋯⋯⋯⋯ 88

ら, り, れ, ろ

ライトスパイロメータ ⋯⋯ 217
リーク ⋯⋯⋯⋯⋯⋯⋯⋯ 162
リーク波形 ⋯⋯⋯⋯⋯⋯ 163
理学療法 ⋯⋯⋯⋯ 3, 96, 142
理学療法士 ⋯⋯⋯⋯ 55, 200
リサキュレーション ⋯ 180, 187
離床 ⋯⋯⋯⋯⋯⋯⋯⋯⋯⋯ 6
リスク管理 ⋯⋯⋯⋯⋯⋯ 10
立位 ⋯⋯⋯⋯⋯⋯⋯⋯⋯ 14
リハビリテーション ⋯ 34, 50
リハビリ通信 ⋯⋯⋯⋯⋯ 137
リフィーディング症候群 ⋯ 113
流量の飢餓状態 ⋯⋯⋯⋯ 166
量規定換気 ⋯⋯⋯⋯⋯⋯ 158
良肢位保持 ⋯⋯⋯⋯⋯⋯ 292
リラクゼーション ⋯⋯⋯ 131
輪状咽頭筋 ⋯⋯⋯⋯⋯⋯ 119
レジスタンス ⋯⋯⋯⋯⋯ 168
レジスタンストレーニング
　　　　　　15, 231, 235
老年症候群 ⋯⋯⋯⋯⋯⋯ 256

わ

ワーラー変性 ⋯⋯⋯⋯⋯ 271
ワレンベルグ症候群 ⋯⋯⋯ 120

A

ABCトライアル ⋯⋯⋯⋯⋯ 3
ABCDEバンドル ⋯ 3, 83, 171,
　　　　　　　　　　251
ABCDEFGHバンドル ⋯⋯⋯ 28
A/C ⋯⋯⋯⋯⋯⋯⋯⋯⋯ 159
ADL ⋯⋯ 2, 22, 126, 135
AIS ⋯⋯⋯⋯⋯⋯⋯⋯⋯ 244
anxiety ⋯⋯⋯⋯⋯⋯⋯ 68
APACHE Ⅱ ⋯⋯⋯ 33, 57, 148
APACHE Ⅲ Score ⋯⋯⋯ 72
APMHR ⋯⋯⋯⋯⋯⋯⋯ 139
APRV ⋯⋯⋯ 162, 204, 205
APV ⋯⋯⋯⋯⋯⋯⋯⋯⋯ 159

ARDS ⋯⋯⋯⋯⋯ 52, 196
ARDS診療ガイドライン ⋯ 204
Artsの基準 ⋯⋯⋯⋯⋯ 285
ASD ⋯⋯⋯⋯⋯⋯⋯⋯ 68
ASPEN ⋯⋯⋯⋯⋯⋯ 111
ASV ⋯⋯⋯⋯⋯⋯⋯⋯ 237
asynchrony ⋯⋯⋯⋯ 166
auto triggering ⋯⋯⋯ 164
AVERTⅢ ⋯⋯⋯⋯⋯ 273
Awake ⋯⋯⋯⋯⋯⋯⋯ 176

B

BCV ⋯⋯⋯⋯⋯⋯⋯⋯ 219
bedrest ⋯⋯⋯⋯⋯⋯⋯ 2
BI ⋯⋯⋯⋯⋯⋯⋯ 22, 129
BIPAP ⋯⋯⋯⋯⋯ 44, 206
BISモニタ ⋯⋯⋯⋯⋯⋯ 87
BPS ⋯⋯⋯⋯⋯⋯ 88, 251
breath stacking ⋯⋯⋯ 164
BRS ⋯⋯⋯⋯⋯⋯⋯⋯ 277
BUN ⋯⋯⋯⋯⋯⋯⋯⋯ 112

C

CAM-ICU ⋯⋯ 20, 45, 85, 251
Cardiac ECMO ⋯⋯⋯ 176
cardiac oscillation ⋯⋯ 164
CDR-J ⋯⋯⋯⋯⋯⋯⋯ 59
chemical burn ⋯⋯⋯⋯ 284
CI ⋯⋯⋯⋯⋯⋯⋯⋯⋯ 228
CIACI ⋯⋯⋯⋯⋯⋯⋯ 50
CIM ⋯⋯⋯⋯⋯⋯ 38, 142
CINM ⋯⋯⋯⋯⋯⋯ 38, 143
CIP ⋯⋯⋯⋯⋯⋯ 38, 142
CKD ⋯⋯⋯⋯⋯ 115, 232
CMAP ⋯⋯⋯⋯⋯⋯⋯ 39
CO ⋯⋯⋯⋯⋯⋯⋯⋯ 179
complicated grief ⋯⋯⋯ 68
COPD ⋯⋯⋯⋯⋯⋯⋯ 205
CPAP ⋯⋯⋯⋯ 196, 217
CPEF ⋯⋯⋯⋯⋯ 171, 218
CPF ⋯⋯⋯⋯⋯⋯⋯⋯ 104
CPM ⋯⋯⋯⋯⋯⋯⋯⋯ 43
CPOT ⋯⋯⋯⋯ 12, 88, 251
CPP ⋯⋯⋯⋯⋯⋯⋯⋯ 268
critical time window ⋯⋯ 272
CRRT ⋯⋯⋯⋯⋯⋯⋯ 183
CRT-D ⋯⋯⋯⋯⋯⋯⋯ 238
Cst ⋯⋯⋯⋯⋯⋯⋯⋯ 215
$cSvO_2$ ⋯⋯⋯⋯⋯ 181, 187

D

DCS ⋯⋯⋯⋯⋯⋯⋯⋯ 244
DCV ⋯⋯⋯⋯⋯⋯⋯⋯ 159
degloving ⋯⋯⋯⋯⋯ 257
depression ⋯⋯⋯⋯⋯ 68
DIS ⋯⋯⋯⋯⋯⋯⋯⋯ 74
DO_2 ⋯⋯⋯⋯⋯⋯⋯⋯ 178
DOA ⋯⋯⋯⋯⋯⋯⋯⋯ 229
DOB ⋯⋯⋯⋯⋯⋯⋯⋯ 229
double trigger ⋯⋯⋯ 164
DRS ⋯⋯⋯⋯⋯⋯⋯⋯ 252
DSM-5 ⋯⋯⋯⋯⋯⋯⋯ 33

E

early phase (ICU-AW) ⋯⋯ 40
EAST ⋯⋯⋯⋯⋯⋯⋯ 252
ECPR ⋯⋯⋯⋯⋯⋯⋯ 176
electrical burn ⋯⋯⋯⋯ 284
ELSOガイドライン ⋯⋯⋯ 178
EQ-5D ⋯⋯⋯⋯⋯⋯⋯ 24

F

FAB ⋯⋯⋯⋯⋯⋯⋯⋯ 58
FAST ⋯⋯⋯⋯⋯⋯⋯ 257
FIM ⋯⋯⋯⋯ 58, 129, 293
FiO_2 ⋯⋯⋯⋯⋯⋯⋯ 198
flow starvation ⋯⋯⋯ 166
Forrester分類 ⋯⋯⋯⋯ 228
FRC ⋯⋯⋯⋯⋯⋯ 165, 205
FSS-ICU ⋯⋯⋯⋯⋯⋯ 23
FT ⋯⋯⋯⋯⋯⋯⋯⋯ 121
FVC ⋯⋯⋯⋯⋯⋯⋯⋯ 252

G

GABA ⋯⋯⋯⋯⋯⋯⋯ 70
GCS ⋯⋯⋯⋯⋯⋯ 19, 245
GOS ⋯⋯⋯⋯⋯⋯⋯ 252
GOSE ⋯⋯⋯⋯⋯⋯⋯ 252
GSA ⋯⋯⋯⋯⋯⋯⋯⋯ 34
Guillain-Barré症候群 ⋯⋯ 38,
　　　　　　120, 211, 222

H

HDS-R ⋯⋯⋯⋯⋯⋯⋯ 21
Henderson ⋯⋯⋯⋯⋯ 184
HFNC ⋯⋯⋯⋯⋯⋯⋯ 221
HFOV ⋯⋯⋯⋯⋯⋯⋯ 204
HHD ⋯⋯⋯⋯⋯⋯⋯⋯ 22

I

IABP	227, 234, 240
IADL	59
ICD	236
ICDSC	20, 53, 85
ICP	245, 252, 268
ICU	10, 142
ICU-AW	26, 37, 201, 287
ICUせん妄	3, 85
ICUダイアリー	66, 75
IL-1β	40
IL-6	40
ineffective triggering	163
ISS	244
IVIg	222
IV-tPA	267

J, K

JCS	19
J-PADガイドライン	55, 85
JSW Scar Scale	290
Katz index	22

L

Lambert-Eaton症候群	38
late phase(ICU-AW)	40
Life after Sepsis	34
LOS	227
lung rest	176, 177

M

major burn	285
Maslow	184
MCI	21
MHI	105
MI-E	104, 219
MIP	216
MMSE	21, 55, 62
MoCA-J	21, 63
MRC	21, 38, 45, 192
mRS	59, 273
MT	267
multiple trauma	244
MWST	121

N, O

NAD	229
NAVA	157
NICE	135
NMES	43, 142
Nohria-Stevenson分類	228, 234
NPPV	172, 221, 237
NRS	12, 88
open lung maneuver	205

P, Q

PADガイドライン	251
PaO$_2$	198
PAV	204, 207
PBI	293, 286
PCI	239
PCPS	107, 227, 240
PCV	159, 168
PCWP	228
PDE阻害薬	227, 229
PEEP	44, 162, 196
PEEPの副作用	174
PEF	171
PFIT	23
P/F ratio	44, 219
PICS	10, 26, 67, 83
PICS-F	26, 31, 68, 76
PO$_2$	178
polytrauma	244
PPV	174
PRVC	159
PS	159, 206
PSV	217
PTD	247
PTDA	244, 247
PTSD	71, 72, 75
PVI	174
QALY	24
QOL	10, 26

R

RASS	12, 20, 44, 72, 88, 201, 251
Respiratory ECMO	176
rise time	167
ROM	202, 220
ROM運動	292
RSBI	171
RSST	121

S

SAS	20, 88
SAT	3, 55
SBT	3, 171, 212
SCU	271
sepsis	52
SF-8	24
SF-36	24
SGA	116
shearing force	287
SIMV	159
SIRS	235
SOFAスコア	214
SpO$_2$	198
SVV	174
Swan-Ganzカテーテル	228

T

TAM	292
TBSA	286, 293
termination criteria	161
thermal burn	284
TMT-A,B	58
TNF-α	40
trigger delayed triggering	163
TTE	232

V, W

VAD	227
VA-ECMO	44
VAI	247
VAP	219, 242
VAS	88
VC	217
VCV	159, 168
VE	122
VF	122
VHI	105
VIDD	171
VO$_2$	179
VSS	290
VTPC	159
VV ECMO	176
Wallenberg症候群	119

早期リハビリテーションの実践
予後改善のためのアプローチ

2018年 1月 30日　第1版第1刷発行

- **■監　修**　西田　修　にしだ　おさむ
- **■編　集**　飯田有輝　いいだ　ゆうき
- **■発行者**　鳥羽清治
- **■発行所**　株式会社メジカルビュー社
  〒162-0845 東京都新宿区市谷本村町2-30
  電話　03(5228)2050(代表)
  ホームページ http://www.medicalview.co.jp/

  営業部　FAX　03(5228)2059
  E-mail　eigyo@medicalview.co.jp

  編集部　FAX　03(5228)2062
  E-mail　ed@medicalview.co.jp

- **■印刷所**　シナノ印刷　株式会社

ISBN 978-4-7583-1901-0　C3047

©MEDICAL VIEW, 2018.　Printed in Japan

- ・本書に掲載された著作物の複写・複製・転載・翻訳・データベースへの取り込みおよび送信（送信可能化権を含む）・上映・譲渡に関する許諾権は，（株）メジカルビュー社が保有しています．
- ・ JCOPY 〈出版者著作権管理機構 委託出版物〉
  本書の無断複製は著作権法上での例外を除き禁じられています．複製される場合は，そのつど事前に，出版者著作権管理機構（電話 03-3513-6969，FAX 03-3513-6979，e-mail：info@jcopy.or.jp）の許諾を得てください．

- ・本書をコピー，スキャン，デジタルデータ化するなどの複製を無許諾で行う行為は，著作権法上での限られた例外（「私的使用のための複製」など）を除き禁じられています．大学，病院，企業などにおいて，研究活動，診察を含み業務上使用する目的で上記の行為を行うことは私的使用には該当せず違法です．また私的使用のためであっても，代行業者等の第三者に依頼して上記の行為を行うことは違法となります．